现代护理技术与实践

孙庆云　司秀娟　薛娜娜　林娟娟　乔春梅　房玉辉◎主编

吉林科学技术出版社

图书在版编目（CIP）数据

现代护理技术与实践/孙庆云等主编. --长春：
吉林科学技术出版社，2024.3
ISBN 978-7-5744-1184-5

Ⅰ.①现…Ⅱ.①孙…Ⅲ.①护理学 Ⅳ.①R47

中国国家版本馆 CIP 数据核字（2024）第 064110 号

现代护理技术与实践

主　　编　孙庆云　等
出 版 人　宛　霞
责任编辑　张　楠
封面设计　长春市阴阳鱼文化传媒有限责任公司
制　　版　长春市阴阳鱼文化传媒有限责任公司
幅面尺寸　185mm×260mm
开　　本　16
字　　数　300 千字
印　　张　13
印　　数　1~1500 册
版　　次　2024 年 3 月第 1 版
印　　次　2024 年 10 月第 1 次印刷

出　　版　吉林科学技术出版社
发　　行　吉林科学技术出版社
地　　址　长春市福祉大路5788 号出版大厦A 座
邮　　编　130118
发行部电话/传真　0431-81629529 81629530 81629531
　　　　　　　　　　81629532 81629533 81629534
储运部电话　0431-86059116
编辑部电话　0431-81629510
印　　刷　廊坊市印艺阁数字科技有限公司

书　　号　ISBN 978-7-5744-1184-5
定　　价　80.00元

目　　录

第一章　医院消毒供应技术

第一节　消毒

一、器械消毒

器械消毒处理包括污染器械清洗后进行消毒的过程及方法。器械消毒应达到高水平消毒的质量，即污染器械上自然微生物数量减少90％以上，并不得检出病原微生物。根据《医疗机构卫生消毒标准》规定，中度危险性器械的菌落总数应≤20cfu/件、g 或 100cm^2，不得检出致癌性微生物。低度危险性器材的菌落数应≤200cfu/件、g 或 100cm^2，不得检出致病性微生物。

（一）常用消毒方法

常用消毒方法为物理消毒方法和化学消毒方法，物理消毒是利用物理因子杀灭或清除病原微生物的方法。消毒供应中心采用物理消毒方法为湿热消毒法。湿热消毒是利用较高温度的热水（≥90℃）或蒸汽为消毒介质，在维持相应温度和时间的调整条件下可使菌体蛋白变性或凝固。

湿热可使菌体蛋白质变性或凝固酶失去活性，代谢发生障碍，从而使微生物死亡。蛋白质的变形和凝固，需有水分子的存在。湿热处理时在热水或热蒸汽的环境下，湿度愈高蛋白质的变形和凝固愈快，对微生物的杀灭效果亦愈好。细菌繁殖体、病毒和真菌等对湿热均较敏感。因此，湿热消毒是器械消毒首选的方法，《世界卫生组织医院感染控制指南》条款中推荐，"如果一种器械经受热力和湿度并且不要求灭菌，选择热力消毒是恰当的。通过热力和一定温度的热水就能杀灭致病性繁殖病因子，这是一种非常有效的消毒方法"。另外，湿热消毒采用高温蒸气和热水作为消毒介质，具有安全、无毒性残留、环保的优点。

WS310.2 规定 4.4 条款规定耐湿、耐热的器械、器具和物品，应首选物理消毒方法。湿热消毒的温度、时间要求：消毒后直接使用的诊疗器械、器具和物品，湿热消毒方法的温度、时间计算可参照温度、时间与 A_0 值换算（表 1-1）。

表 1-1　温度时间与 A_0 值换算

温度	消毒时间	A_0 值
90℃	≥1min	600
80℃	≥10min	600

温度	消毒时间	A_0 值
75℃	≥30min	600
70℃	≥100min	600

依据 WS310.2 规定,消毒后直接使用的诊疗器械、器具和物品,湿热消毒温度应≥90℃,时间≥5min,或 A_0 值≥3000;消毒后继续灭菌处理的,其湿热消毒温度≥90℃,时间≥1min,或 A_0 值≥600。

对于不耐受湿热的器械材质,可采用化学消毒方法。化学消毒法是利用化学药物杀灭病原微生物的方法。根据消毒剂的杀菌作用,可分为高效消毒剂、中效消毒剂、低效消毒剂。

由于化学消毒对器械具有一定的腐蚀性,因此器械消毒时需要谨慎选用。选用的消毒剂应取得国务院卫生行政部门卫生许可批件的消毒药械或酸性氧化电位水。

(二)消毒的意义

器械消毒处理具有 2 方面的作用。

(1)为临床提供合格的消毒物品,确保消毒后直接用于患者使用器械安全。

(2)有效切断传播途径,阻断传染病传播流行途径,提高器械处理流程质量、保证环境及操作人员的安全,防止交叉污染。

(三)基本原则

(1)接触皮肤、黏膜的诊疗器械、器具和物品应进行消毒处理。

(2)耐湿、耐热的器械、器具和物品,应首选物理消毒方法。消毒后直接使用的诊疗器械、器具和物品,湿热消毒温度≥90℃,时间≥5min,或 A_0 值≥3000;消毒后继续灭菌处理的,其湿热消毒温度≥90℃,时间≥1min,或 A_0 值≥600。

(3)不能耐受湿热消毒的,可采用化学消毒方法。

(4)开展消毒质量的日常和定期的监测,监测及结果应符合 WS310.3 中消毒质量检测要求。

(5)应留存清洗消毒器运行参数打印资料或记录,消毒监测资料和记录的保存期应≥6 个月。消毒记录内容应有可追溯性。符合 WS310.3 有关质量追溯的要求。

二、消毒设备及方法

(一)煮沸消毒器使用

(1)煮沸消毒器主要构造。

(2)使用范围:利用煮沸消毒器进行湿热消毒的方法。可用于耐高温、耐高湿材质的器械和物品消毒,包括不锈钢等金属类、玻璃类、一些耐高温的塑胶类材质的器械。

(3)主要原理:常用设备为电热消毒煮沸器。使用时煮沸槽中加入纯化水(或蒸馏水),通过电加热待水达到 90℃或沸腾达到 100℃后,将清洗后的器械浸泡于热水中。开始计算消毒时间,消毒时间 1～5min。具有简单、方便、实用、经济、效果可靠等优点。

（4）使用注意事项

①物品应先清洁后再煮沸消毒。

②煮沸物品需用蒸馏水或纯水煮沸,避免物品上有水碱。

③中途加入物品时,应按照最后放入的器械时间,重新计算消毒时间。

④煮沸器的盖应严密关闭,以保持沸水温度。

⑤煮沸消毒的物品应及时取出,以免生锈。

⑥玻璃类冷水时放入;橡皮类水沸后放入,以免橡胶变软。

⑦所有物品必须浸在水面以下。

⑧每次所放入消毒器物品的量不应超过消毒器容量的 3/4。

（二）自动清洗消毒器消毒方法

全自动清洗消毒器可以进行湿热消毒。利用热水进行喷淋冲洗,在保持一定温度和时间的条件下实现器械消毒。

（三）酸化水消毒（氧化电位水生成机消毒）

1.使用范围

适用于包装前手术器械的消毒,内镜的消毒等。

2.主要原理

氧化电位水生成机是利用有隔膜式电解槽将混有一定比例氯化钠和经软化处理的自来水电解,在阳极侧生成具有低浓度有效氯、高氧化还原电位的酸性水溶液,同时,在阴极一侧生成负氧化还原电位的碱性水溶液的装置。由氧化电位水生成机生成的酸性氧化电位水是一种具有高氧化还原电位（ORP）,低 pH、含低浓度的有效氯的无色透明液体。它的生成原理是将适量低浓度的氯化钠溶液加入到隔膜式电解槽内,通过电解,在阳极侧氯离子生成氯气,氯气与水反应生成次氯酸和盐酸。另外,水在阳极电解,生成氧气和氢离子,使阳极一侧产生液体的 pH 2.0～3.0,氧化还原电位≥1100mV,有效氯浓度为50～70mg/L,残留氯离子<1000mg/L。

酸性氧化电位水具有较强的氧化能力,对各种微生物有较强的杀灭作用,杀菌速度快、使用范围广、安全可靠、不留残毒、对环境无污染。但酸性氧化电位水对光敏感,稳定性不高,宜现生产现使用,对铜、铝和碳钢有轻度腐蚀性,杀灭微生物作用受有机物影响较大。

3.使用方法

器械、器具和物品消毒:手工清洗后,用酸性氧化电位水流动冲洗浸泡消毒 2min,净水冲洗 30s,取出干燥后进行包装、灭菌等处理。内镜的消毒遵循国家卫生健康委员会《内镜清洗、消毒技术规范》。物体和环境表面消毒、卫生手消毒、卫生洁具和织物的消毒遵循国家卫生健康委员会《医疗机构消毒技术规范》。

4.注意事项

（1）由于酸性氧化电位水生成器在电解过程中会释放少量的氯气和氢气,故应将生成器和储水容器放置在干燥、通风良好且没有阳光直射的场所。

（2）酸性氧化电位水消毒时只能用原液，宜现用现制备，贮存时应选用避光、密闭、硬质聚氯乙烯材质制成的容器，室温下贮存超过 3d。

（3）每次使用前，应在酸性氧化电位水出水口处，分别测定 pH、有效氯浓度、氧化还原电位（ORP）值。pH 2.0～3.0，有效氯浓度 50～70mg/L，氧化还原电位值≥1100mV。

（4）对不锈钢以外的金属物品有一定的腐蚀作用，应慎用。

（5）使用酸性氧化电位水消毒前，应先清洗器械，彻底清除有机物。

（6）不得将酸性氧化电位水和其他药剂混合使用。

（7）酸性氧化电位水为外用消毒产品，不可直接饮用。

（8）碱性还原电位水不慎入眼内应立即用水冲洗。

（9）如仅排放酸性氧化电位水，长时间可造成排水管道腐蚀，故排放后应再排放少量碱性还原电位水或自来水。

（10）每半年应清理一次电解质箱和盐箱。

5.有效指标的检测

（1）有效氯含量的检测方法：应使用精密有效氯检测试纸，其有效氯范围与酸性氧化电位水的有效氯含量接近，具体使用方法见试纸使用说明书。

（2）pH 检测方法：应使用精密 pH 检测试纸，其 pH 范围与酸性氧化电位水的 pH 接近。具体使用方法见 pH 试纸使用说明书。

（3）氧化还原电位（ORP）的检测方法：取样时开启酸性氧化电位水生成器，等到出水稳定后，用 100mL 小烧杯接取酸性氧化电位水，立即进行检测。氧化还原电位检测可采用铂电极，在酸度计"mV"档上直接检测读数。具体使用方法见使用说明书。

（4）残留氯离子检测方法：取样时开启酸性氧化电位水生成器，等到出水稳定后，用 250mL 磨口瓶取酸性氧化电位水至瓶满后，立即盖好瓶盖，送实验室进行检测。采用硝酸银容量法或离子色谱法，详细方法见 GB/T5750.5。

（四）常用化学消毒剂及使用

1.含氯消毒剂

（1）作用原理：含氯消毒剂是指在水中能产生具有杀菌活性的次氯酸的消毒剂，可分为无机化合物和有机化合物类。含氯消毒剂杀菌谱广、能有效杀灭多种微生物和原虫，对金属有腐蚀作用，器械消毒时不宜选用。

（2）使用方法

①对气性坏疽、突发原因不明的传染病病原体污染的诊疗器械和器具的消毒。

②对消毒供应中心物表和环境的消毒遵循国家卫生健康委员会《医疗机构消毒技术规范》。

（3）注意事项

①粉剂应于阴凉处避光、防潮、密封保存；水剂应于阴凉处避光、密闭保存。所需溶液应现

配现用。

②配置溶液时,应戴口罩、手套。

2.醇类(乙醇)

(1)作用原理:乙醇能够吸收细菌蛋白的水分,使其脱水变性凝固,从而达到杀灭细菌的目的。75%的乙醇与细菌的渗透压相近,可以在细菌表面蛋白未变性前逐渐地向菌体内部渗入,使细菌所有蛋白脱水、变性凝固,达到杀死细菌。乙醇为中效消毒剂,能杀灭细菌繁殖体、结核杆菌及大多数真菌和病毒,但不能杀灭细菌芽孢,短时间不能灭活乙肝病毒。具有中效、速效的杀菌作用;无毒、无刺激,对金属无腐蚀性。但对病毒和真菌效果较差,不能杀死细胞芽孢;受有机物影响大;易挥发,易燃烧。

适用于皮肤、环境表面及医疗器械的消毒。可用于不耐湿热消毒器械的消毒处理。

(2)使用方法:用75%乙醇棉球擦拭器械表面。

(3)注意事项

①乙醇易燃,忌明火。

②盛装乙醇的容器,用后盖紧,密闭,置于阴凉处保存。

③对乙醇过敏者勿用。

三、消毒操作

(一)基本程序及要求

1.人员要求

(1)操作人员须经过岗位培训。

(2)操作时,符合去污区人员的职业防护要求。

2.基本方法

(1)根据 WS310.2 中 5.4.1 规定,消毒处理方法首选机械热力消毒。消毒设备主要有清洗消毒器、煮沸消毒槽等。

(2)不耐湿热器材,可采用75%乙醇、酸性氧化电位水或其他消毒剂进行消毒。

(3)应建立消毒质量记录表,湿热消毒记录温度、时间、A。值等参数;化学消毒记录消毒剂的名称、浓度、作用时间等参数。

(4)对于不能水洗或耐受高温的器材,可采用75%乙醇擦拭消毒,并在制订的操作流程中加以规定。如带电源器械。

(5)如器械厂商特别说明的器械材质接触化学消毒剂或高温水会导致材质的变性,以及功能受损,这类器械在确保清洗质量的情况下,可直接进行检查、包装、灭菌。

3.操作要点

(1)有可遵循的技术操作规程。符合先清洗后消毒的原则。

(2)评估器械材质与所采用消毒方法的兼容性,正确使用消毒方法,避免器械的损坏。

（3）消毒时间、温度或浓度等指标符合要求。

（4）填写消毒记录表，复核消毒指标，确保消毒质量。

（二）湿热（槽）消毒器操作

1.操作前准备

（1）环境准备：在消毒供应中心去污区，环境整洁、光线充足。

（2）物品准备：操作台、转运车、器械清洗篮筐、清洗架等，煮沸消毒槽，标识等物品，记录表或系统处于备用状态。

2.操作步骤

（1）操作前评估：评估器械已完成清洗过程。有可遵循的消毒技术操作规程。评估器械属于耐湿热材质，可采用湿热消毒方法。

（2）消毒槽注水：使用软水或纯化水进行湿热消毒。加水量不应超过最高水位线。

（3）配置润滑剂：按照产品说明书进行。

（4）开启设备：按照操作规程启动设备。

（5）器械消毒：消毒的器械须放在清洗篮筐内，再浸入热水中；橡胶类材质器械物品水沸后放入，以免长时间浸泡于热水中橡胶变软；玻璃类从冷水时放入。消毒的器械应全部浸没在水中；每次所放入量不应超过消毒器容量的3/4。

（6）将消毒后的器械放在清洁的台面上，及时传送到清洁区进行干燥等处理。清洁处理台面指专用于清洗消毒后器械的车或操作台面。

3.操作注意事项

（1）正确选择消毒方式。

（2）记录消毒方式及参数。

（3）消毒人员取出消毒器械时，建议使用防护手套，避免烫伤。

（三）酸化水消毒操作

1.操作前准备

（1）环境准备：在消毒供应中心去污区，环境整洁、光线充足。

（2）物品准备：操作台、转运车、器械清洗篮筐、清洗架等，标识等物品，记录表或系统处于备用状态。

2.操作前评估

（1）评估准备消毒的器械已经过清洗处理。

（2）评估器械使用酸化水消毒，有可遵循的技术操作规程。

（3）评估酸性氧化电位水有效指标合格（pH、含氯浓度）。

3.操作步骤

（1）酸化水准备：开启酸化水阀门，并将酸化水接入消毒容器，容器放在清洗池中。

（2）器械消毒：待水液量完全浸没器械后，开始器械消毒计时，始终保持酸化水阀门开启，使新鲜的酸化水不断加入容器。消毒的器械须放在清洗篮筐内,再浸入酸化水液中浸泡或直接冲洗消毒器械,消毒时间 2min。

(3)消毒结束:将消毒后的器械放在专用清洁处的台面上,即刻传送到清洁区进行干燥等处理。

(4)酸化水用后处理:消毒结束后,关闭设备,倾倒容器内酸化水消毒液,清水冲洗清洗水池,或打开酸化水碱性阀门,用碱性水冲洗。

4.操作注意事项

(1)彻底清除器械、器具、物品上的有机物,再进行消毒处理。

(2)酸性氧化电位水对光敏感,有效氯浓度随时间延长而下降,消毒液宜现制备现用。

(3)对铜、铝等非不锈钢的金属器械和物品有一定的腐蚀作用,应慎用。

(4)酸性氧化电位水日常监测。

(四)化学消毒剂使用及操作

1.操作前准备

(1)环境准备:在消毒供应中心去污区,环境整洁、光线充足。

(2)物品准备:消毒剂、消毒剂配制使用容器、量杯、清洁擦布数块、操作台、转运车、器械清洗篮筐、标识等物品,记录表或系统处于备用状态。

2.操作步骤

(1)操作前评估

①评估器械已经过清洗过程。

②评估器械材质属于不耐湿热材质,符合消毒技术操作规程。

③确认消毒剂使用效期和配比浓度。含氯消毒剂对清洗后器械、物品消毒可消毒 10min 以上,污染严重时加大消毒剂浓度。

(2)配置消毒剂:容器或水槽上标注加水线,提示加水量。按照规定的消毒剂浓度和添加量,使用量杯配置。配置后,使用化学测试卡进行浓度测试,测试合格方可使用。消毒剂配制量(放入器械后的水位)应在容器的 3/4 位置为宜;放的器械量不超过容积的 3/4。

(3)器械消毒:浸泡消毒将器械放在清洗篮筐中,然后浸泡于消毒剂中,消毒剂应浸没全部消毒的器械,盖上消毒容器的盖子。达到消毒时间后,取出篮筐,不应直接用手拿取器械避免损伤皮肤。浸泡消毒的器械使用清水漂洗或再用软水漂洗,彻底去除消毒剂的残留。

(4)消毒结束:将清洗后的器械放置于专用清洁台面,如转运平车或操作台。

3.注意事项

(1)严格掌握化学消毒方法的适用范围。

(2)准确配置消毒剂使用浓度和消毒时间。配置的含氯消毒剂应加盖保存,定时更换。

(3)消毒后应彻底清洗,去除化学消毒剂残留。

(4)记录消毒方式及参数。

第二节　干燥

干燥是指经过清洗、消毒的器械，进一步去除消毒后器械物品上残留水分的过程。

一、干燥的原则

经过清洗消毒的器械表面仍有水，是湿的状态。水是细菌滋生的基本条件，最易发生的是真菌的生长。器械上可能残留的微生物或被环境中的微生物污染，在有水和适宜的室温条件下会使细菌繁殖，从而影响器械清洗消毒后的质量。器械关节或齿槽等缝隙部位，存有水分还可以引起器械锈蚀，增加清洗难度，影响使用功能，缩短器械的使用寿命，锈蚀也是器械损坏的主要原因。器械干燥处理其意义是能够防止细菌的污染，确保消毒后直接使用物品的质量；提高器械灭菌质量，例如化学气体灭菌对干燥程度有较高的要求，器械表面过湿会降低消毒剂作用影响灭菌效果。

WS310.2 中规定器械的干燥方法，宜首选使用干燥设备。无干燥设备的或不耐热器械、器具和物品可使用低纤维絮擦布进行手工干燥处理。器械干燥操作原则应包括以下方面。

(1)清洗消毒后的器械及时进行干燥处理。

(2)不应采用晾干的自然干燥方式，避免器械和物品重新滋生细菌或被环境污染。

(3)应根据器械的材质选择适宜的干燥温度，金属类干燥温度 70℃～90℃；塑胶类干燥温度 65℃～75℃。

(4)穿刺针、手术吸引头等管腔类器械，可在干燥设备处理之后，再用压力气枪进行干燥处理。也可使用专用棉条进行干燥。

(5)应使用干燥设备对呼吸及麻醉管路进行干燥，保证消毒质量和使用安全。

(6)干燥设备应根据厂家说明进行维护和保养。应保持干燥柜或箱内的清洁，每天进行表面清洁擦拭；每月检查过滤器和密封圈；每季度进行加热装置的检测。

二、干燥方法

(一)手工干燥方法

手工干燥方法，适宜于无干燥设备的不耐热器械、器具和物品。

1.手工擦拭

操作中应使用低纤维絮类的擦布，特别注意和防止棉絮和微生物的污染因素，同时保持操作人员手的清洁。然而，手工擦布难以处理管腔器械和复杂的器械，如关节、齿牙。可在清洁区设压力气枪，专用于管腔类器械的干燥，如吸管、穿刺针、针头等。

2.压力气枪

(1)适用范围：吸管、穿刺针、针头等管腔器械辅助干燥的处理。

（2）使用方法

①设备的操作方法和步骤，必须依据产品操作手册和规程使用。

②选择适宜的接头。

③组合器械单件处理，防止混乱。

④使用气枪干燥时器械宜先烘干再吹干或先擦拭器械表面水渍再吹干，气枪吹气至少两次，每次维持 2s。

（3）注意事项

①操作时，避免压力气枪吹气口处朝向操作人员。

②穿刺针等锐器进行处理时，应防止人员刺伤。

③过长的管腔器械不宜采用压力气枪方法处理。

（4）保养与维护

①应遵循厂商的说明书进行保养和维护，并制定相应的技术规程。

②每天用后应悬挂在专用挂钩处。

③保持压力气枪的清洁。

（二）干燥设备（干燥柜）

干燥设备具有工作效率高的特点，是器械干燥首选方法。使用干燥设备可以避免手工操作或擦布脱屑使用擦布和人等因素可能造成的器械污染，保证器械消毒质量安全。

1.工作原理

医用干燥箱以电阻丝、电热管为发热源，靠风机或水循环热量，保持箱内温度，采用机械触点控温温度可设定在 40℃～90℃。具有自动控制温度和时间，数字显示并提示超电压、超电流保护指示灯的功能。并配置器械标准的不锈钢网筛和管腔干燥架。

2.使用范围

用于耐热材质的器械包括手术器械、内镜活检钳、注射针头、各式大小注射器、玻璃片、换药碗、各种盘子、呼吸机、麻醉管路等。

3.基本使用方法

（1）干燥设备的使用，应遵循产品说明书和操作规程。

（2）根据器械耐热材质的程度选择干燥温度和时间，以确保装载物不会过热（可能造成损坏）。根据 WS310.2 中 5.5.1 规定，金属类干燥温度 70℃～90℃；塑胶类干燥温度 65℃～75℃。

（3）器械放置在网篮中干燥，不要堆积，保持一定的空隙，利于干燥。管腔类器械，如呼吸管路等应使用专用管腔干燥架，悬垂在干燥柜内，使器械表面和内部彻底干燥。金属器械和橡胶类器械干燥所需的时间不同，因此宜分开进行干燥。

（4）干燥结束卸载器械物品时，操作人员应注意防止烫伤，避免用裸手直接接触器械篮筐。

（5）干燥设备运行结束后，及时关闭柜门，使柜门保持关闭状态。

4.注意事项

（1）根据器械的材质选择适宜干燥时间，一般金属器械 20min，塑胶类 40min。

(2)注意观察设备运行情况。

5.设备保养与维护

(1)遵循厂商的说明书进行保养和维护，并制定相应的技术规程。

(2)每天进行灭菌器门、仪表的表面擦拭。

(3)每天清理和擦拭柜内至少1次。

(4)每天运行前检查柜门缝是否平整、完好，无脱出和破损。

(5)根据设备厂商维护手册的建议，定期更换或清理空气过滤器，保证进入柜内的循环空气符合消毒要求。

(6)每年至少一次检查过热保护装置。每年由专业工程人员进行一次维护。

(7)设备维护情况应记录。

三、干燥技能及操作

(一)干燥柜操作

1.操作前准备

(1)环境准备：在消毒供应中心清洁区保持，环境整洁、光线充足。

(2)物品准备：干燥柜、操作台、转运车、器械清洗篮筐、清洗架等，标识等物品。

2.操作步骤

(1)操作前评估

①评估干燥方法是否适宜器械材质，有可遵循的技术操作规程。

②评估器械是否经过清洗。

③评估设备处于的备用状态。

(2)器械装载：使用篮筐装载器械；呼吸机管道、麻醉管道使用专用的干燥架。

(3)程序选择：根据标准和材料的适宜性选择干燥温度、时间。

(4)干燥结束：干燥后，卸载器械。

3.操作注意事项

(1)装载的器械不要超出器械篮筐，利于干燥彻底。

(2)装载和卸载均要防止烫伤。

(二)手工干燥

1.操作前准备

(1)环境准备：在消毒供应中心清洁区，环境整洁、光线充足。

(2)物品准备：清洁低棉絮擦布、压力气枪、操作台、转运车、器械清洗篮筐、标识等物品。

2.操作步骤

(1)操作前评估

①有可遵循制定的技术操作规程。

②评估干燥方法是否适宜器械材质。

③评估器械清洗质量合格。

(2)操作台准备:擦布擦拭器械,台面应留有适当的擦湿操作的空间和摆放干燥器械的空间。

(3)干燥擦拭:擦拭动作柔和,宜单件处理。容器类物品的擦拭宜先擦拭外面而后擦拭内面;器械擦拭应首先擦拭器械的水迹,然后再擦拭关节、齿牙等局部的水迹;管腔器械可使用压力气枪清除腔内的水分如穿刺针、妇科刮宫吸管、手术吸引管等干燥。

(4)干燥器械放置:将干燥后的器械分类、有序摆放在台面上。避免再次接触水。

(5)操作后处理:操作结束后,整理台面,物品归位。

3.操作注意事项

(1)保持擦布的清洁,擦布过湿影响干燥效果,应及时更换。

(2)操作人员注意手卫生,在洗手或手消毒后进行器械的手工干燥操作。

第三节　压力蒸汽灭菌设备

医院消毒供应中心常用灭菌设备包括压力蒸汽灭菌器、干热灭菌器、低温环氧乙烷灭菌器、过氧化氢等离子低温灭菌器、甲醛灭菌器等。

一、压力蒸汽灭菌器

压力蒸汽灭菌器属于压力容器。所谓容器,是由曲面构成用于盛装物料的空间。承受压力的密闭容器称为压力容器,或者称为受压容器。按照压力容器承受压力(P)高低,可分为低压、中压、高压、超高压四个等级,医院消毒供应中心的蒸汽灭菌器归属于低压容器($0.1 \leqslant P < 1.6Mpa$),压力容器应符合《特种设备安全监察条例》《压力容器安全技术监察规程》和GB150《钢制压力容器》的规定。

压力蒸汽灭菌器是医院消毒供应中心主要使用的灭菌设备。使用中通常根据灭菌器容积的大小分为大型灭菌器、小型台式灭菌器。根据灭菌器冷空气排除方式,又分为下排气式灭菌器和预真空式灭菌器。

二、灭菌原理及适用范围

在一定压力下产生的蒸汽、湿度高、穿透力强,能够迅速有效地杀灭微生物,使菌体蛋白质凝固代谢发生障碍,导致细菌死亡。目前,压力蒸气灭菌器仍为消毒供应中心使用的主要灭菌设备。压力蒸汽灭菌器适用于耐湿、耐热材料的器械灭菌处理,例如金属类、玻璃类、橡胶类等。

三、压力蒸汽灭菌器分类

医院消毒供应中心选用压力蒸汽灭菌器时,须考虑灭菌器的分类和分型,结合医院规模、工作任务以及建筑设施条件进行选择。正确选择灭菌设备利于提高灭菌工作,效率和质量、降低设备维护成本。

(一)单门、双门

根据灭菌器门结构可分为单门或双门,单门的灭菌设备,门设在灭菌室或清洁包装区域一端,在同一处进行灭菌前装载和灭菌后卸载操作。双门是在灭菌器两端各有一扇门,门一端用于装载,设在清洁包装区域,另一端用于卸载,设在无菌储存区域。

(二)大型、小型灭菌器

按照灭菌器容积分为大型和小型灭菌器。大型灭菌器指可以装载一个或者多个灭菌单元,灭菌包体积 300mm[(高度)×300mm(宽度)×600mm(长度)],也就是容积大于或等于60L 的灭菌器为大型灭菌器。大型灭菌器设备多为落地安装。

小型蒸汽灭菌器其灭菌室容积不超过 60L,不能装载一个灭菌单元[灭菌包 300mm(高度)×300mm(宽度)×600mm(长度)]的灭菌器,一般为台式灭菌器可放置在操作台上。

小型灭菌器根据灭菌效能分为 B、N、S 三种类型。B 代表灭菌有包装和无包装的物品;N 代表灭菌无包装物品;S 代表灭菌特定的物品。因此,使用小型灭菌器时,必须按照灭菌负载(灭菌包)范围和灭菌周期进行选用。此表是根据 YY0646,对小型灭菌器类型及负载范围的说明。

根据小型灭菌器物品灭菌分类标准要求,A 类空腔负载是指单端开孔负载其长度(L)与孔直径(D)的比率≥1,小于或等于 750(1≤L/D≤750)而且长度不大于 1500mm(L≤1500mm),或者两端开孔负载其长度与孔直径的比率≥2,小于或等于 1500 之间(2≤L/D≤1500)而且长度不大于 3000mm(L≤3000mm),而且不属 B 类空腔负载。

B 类空腔负载(hollowloadB)是指单端开孔负载,其长度(L)与孔直径(D)的比率≥1,小于或等于 5(1≤L/D≤5)而且孔径不小于 5mm(D≥5mm)或者两端开孔负载其长度与孔直径的比率≥2,小于或等于 10(2≤L/D≤10)而且孔径不小于 5mm(D≥5mm)的物品。其他在以上两者范围之外的物品属于"非空腔物"。

综上所述,不同分类的小型灭菌器,只能应用于指定类型的物品灭菌。并应对特定负载(灭菌包)的灭菌过程进行验证。小型灭菌器使用时还须注意,此类灭菌方法不宜作为常规的灭菌方法,是紧急情况下选用的方法。另外,必须根据灭菌器械的特点选用和使用小型灭菌器。

(三)预真空、下排气灭菌器

根据排除冷空气方式可将灭菌器分为预真空灭菌器、下排气灭菌菌器两类。下排气式灭菌器是利用热蒸汽与冷空气比重的原理进行冷空气置换。蒸汽从灭菌器上部通入,使灭菌柜内上部首先充满蒸汽,随着蒸汽的不断进入,冷空气被挤压到下部,从下方排气口排出。由于下排气灭菌器柜内上部物品首先加热,因此,柜内上、中、下部易出现温度不均匀的现象并由此产生灭菌失败问题。使用下排气灭菌器应严格物品包装的准备、规范灭菌装载和灭菌过程的检测。

预真空式灭菌器是利用机械的作用,在通入蒸汽前预先将灭菌器柜内和物品包内约 98% 的冷空气抽出,达到预真空状态,再进行蒸汽通入,蒸汽与灭菌器室内冷空气置换,如此反复 3 次以上或再进行正压蒸汽脉冲,使冷空气得到彻底排除,蒸汽迅速穿透灭菌的物品并达到灭菌温度。冷空气的存在是造成灭菌失败的主要因素,由于预真空式灭菌器冷空气排出比较彻底,蒸汽穿透迅速,具有灭菌快速、彻底的优点,是目前医院主要采用的蒸汽灭菌器类型。

四、基本结构、部件功能

压力蒸汽灭菌设备的基本结构与功能包括压力容器、管路系统、机械部件和仪表以及预设程序等。

(一)压力容器

压力蒸汽灭菌器的压力容器部分包括灭菌室、夹套、门和其他所有与灭菌室永久连接的相关部件。采用不锈钢材料,并有保温材料层。

灭菌室指放置被灭菌物品的空间,夹套则是环绕焊接在灭菌室外表面的不锈钢结构,实现机械加固,灭菌室温度控制的作用。目前在使用的灭菌器中还有一些是没有夹套结构,但是灭菌室是双层腔体结构,这时内外缸体间的空间叫夹层,也能起到灭菌室温度控制的作用。

(二)管路系统

管路系统包括:①进蒸汽管路,与蒸汽源直接相连,将蒸汽送到灭菌室或夹套。②蒸汽疏水管路,将蒸汽冷凝水排出的管道。③灭菌室排放管路,连接灭菌室与排放管路,是灭菌室内气体及冷凝水排出外部的通道。通常在机器排放口处设置温度传感器,作为程序的控制温度点。④给水管路,向灭菌器提供工作水源。⑤回气管路,将灭菌室和大气相连,当内室干燥时,内室形成真空,通过回气管路,使内室与外界大气压平衡。⑥自动门与灭菌室密封管路,使用压缩空气或蒸汽,实现自动门与灭菌室的密封。

(三)主要部件

1.门

灭菌器的门装有联锁装置,在工作条件下,门未锁紧时,蒸汽不能够进入灭菌室内并具有报警功能;灭菌室内压力完全被释才能打开门,否则不能打开并具报警功能;应保证灭菌器运行中门不能被打开。双门灭菌应具备以下主要功能,除设备维修原因,不能同时打开两个门;灭菌周期结束之前,不能打开卸载门;BD测试或真空泄露周期测试后,应不能打开卸载侧门;控制启动灭菌周期的装置应安装在灭菌器的装载侧。

2.安全阀

是一种超压防护装置,是压力容器应用最为普遍的安全附件之一。安全阀的功能在于当容器的压力超过某一规定值时,会自动开启迅速排放容器内的压力,并发出声响,警告操作人员采取降压措施。但压力恢复到允许值后,安全阀又自动关闭,使压力容器始终低于允许范围的上限,防止超压酿成爆炸事故,保证压力容器安全使用。

灭菌器使用的安全阀一般为弹簧式或拉杆式两类。垂直安装在输送蒸汽管路上,靠近减压阀后面的位置,以及灭菌器的夹层和灭菌室,当输送蒸汽管路压力、夹层或灭菌室压力超过设定的最高压力时,能自动开启排汽。灭菌器夹层安全阀开启压力一般设定为 0.24MPa 回启压力最小为 0.21MPa。灭菌室安全阀开启压力一般设定 0.23MPa。

安全阀的选用应符合以下原则:安全阀的制造单位必须是国家定点的厂家和取得制造许可证的单位,产品出厂应有合格证和技术文件;安全阀上应有标牌,标明主要参数,例如开启压力、回启压力等;安全阀的选用应根据压力容器的工艺条件和工作介质的特性,从工作压力范围、介质的物理化学性质等方面考虑。

安全阀的检验必须符合《压力容器安全监察规程》的规定,定期检验每年至少一次。日常使用中应加强维护检查,保持安全阀的清洁,防止阀体弹簧被油污黏滞或被锈蚀,应检查铅封是否完好,是否有蒸汽泄漏。为保证安全阀正常工作,可每月采用手工方法检查,为防止烫伤,可在安全阀柄上系一绳子每次拉动绳子,将阀柄略抬起数次,让蒸汽冲出,保证安全阀灵敏,不致阀件因长期不用而失灵。

3.真空泵

是使灭菌室形成真空的设备,一般为双极水环真空泵,应用并安装于预真空型压力蒸汽灭菌器上。真空泵工作时通过给水管路,连接外部水源,不断将水送给真空泵,用水温度越低达到的极限真空度越高,一般泵的供水温度<25℃。

4.过滤器

灭菌器过滤器包括蒸汽过滤器、空气过滤器等。安装于灭菌器夹层进汽管路,滤除蒸汽源中携带的颗粒杂质,防止进入到减压阀及夹层;真空管路上安装的过滤器,滤除空气和蒸汽中携带的颗粒杂质,防止进入真空泵;给水管路上的过滤器滤除水中的杂质,以免进入真空泵;回空气管路安装高效的空气过滤器,当灭菌周期需要将外界空气导入灭菌室,平衡室内与外界的压力,导入空气必须经过滤器滤过后进入,防止已灭菌的物品受到污染,使用的空气滤器,滤除直径>0.3μm,微粒的滤除效率应>99.5%。用于过滤水和蒸汽的过滤器每季度清洗一次,拧掉下部的旋塞,取出滤网冲洗杂质即可。空气过滤器的更换遵循厂家产品说明书或指导手册要求。

5.疏水阀

安装在灭菌器夹层、灭菌室疏水管路上,此阀门用于排出冷凝水,但不会使蒸汽外溢。

6.温度表

灭菌器夹层和灭菌室设有温度表。温度是影响灭菌质量重要的指标,使用中温度表精度至少为±0.5℃。日常维护参阅本章压力表的相关要求。表失灵或损坏,不应继续使用灭菌器。

7.压力表

蒸汽灭菌器压力表用以测量容器内的压力。压力表准确与否直接关系到压力容器的安全，因此，压力表失灵或损坏，其压力灭菌器不应使用和运行。

输送蒸汽管路应设有蒸汽源压力表，灭菌设备上设有灭菌器夹层压力表、灭菌室压力表。分别用于显示蒸汽供给情况和灭菌器夹层、灭菌室内压力。

压力表的选用应符合《压力容器安全技术监察规程》第 160 条的规定。在绝对真空或大气压力状态下的压力指示为"0"。其量程应和压力容器的工作压力相适应，表的最大量程为容器工作压力的 2 倍，最低不能＜1.5 倍，最大不能＞3 倍。压力表在测量工作压力时的精度至少在±5kPa。

操作人员应对压力表进行日常维护和检查。保持压力表表盘玻璃的清洁，能清晰观察表盘针指示的压力值，如果表盘玻璃破碎或表盘刻度模糊应停止使用。不能在表盘的玻璃上随意涂画警戒红线，避免操作人员的错觉。应每日检查压力表指针的转动是否正常。设备运行前或结束后，检查压力表指针应归在"0"位。应定期校验压力表，每年至少一次并认真填写校验记录和检验合格证，并加以铅封。如果在使用中发现压力表指示不正常或有其他问题时应立即校验。

8.其他功能

(1)压力蒸汽灭菌器应可预设多项程序，例如 BD 测试程序、蒸汽泄漏测试程序、器械敷料灭菌程序、快速灭菌程序等；不同的程序，其灭菌程序总时间、设定参数也不相同。

(2)应设有打印记录系统。记录仪器可为数字式或模拟式，记录应包括整个灭菌周期的所有压力转换点的数值。打印的数值应符合预设定值，或在允许的工差范围内。一般测量工作压力时为(工作压力±5)kPa，工作温度为(温度±1)℃。时间指示器的误差 5min 之内的精度至少为±2.5%，超过 5min 的至少为±1%。记录数据的清晰度应在(215±15)LX 的照度下，正常视力人员应能在(250±25)mm 远的距离应能容易读出计数。走纸的速度为 4mm/min。记录纸的宽度不小于 15 字符/行，记录仪记录的数据可长期保存，不可更改。不能使用热敏记录仪。根压力蒸汽灭菌的物理监测法要求：每次灭菌应连续监测并记录灭菌时的温度、压力和时间等灭菌参数。同时应记录所有临界点的时间、温度与压力值，结果应符合灭菌的要求。因此，所使用的灭菌设备必须配备打印记录系统。

(3)灭菌设备应具备报警功能。具备灵敏度较高的声音报警系统。当灭菌设备的传感器发生故障，灭菌周期的参数变量值超过规定的限度，蒸汽供应故障或者导致设备停止运行等状况，应能够报警提示，直至灭菌室门连锁装置被灭菌操作人员或有使用权限工具的人员打开为止。

(4)灭菌设备还应具备可手动选择程序等功能，以供灭菌器日常维护、测试以及紧急情况下使用。应明确指定专人负责使用手动操作权限，保证灭菌设备使用安全。

(5)应设有显示装置(指示灯)。灭菌器显示装置至少可显示以下信息；表明"门已锁定"；表明"灭菌周期运行中"；表明"周期完成"；表明"故障"；表明选择灭菌周期的指示信号；灭菌周期计数器；灭菌周期的阶段指示信号；当门打开时，提示周期完成的指示信号应消失。

第二章　内科护理

第一节　胃炎的护理

　　胃炎是指任何病因引起的胃黏膜炎症,常伴有上皮损伤和细胞再生。胃炎是最常见的消化道疾病之一。按临床发病的缓急和病程的长短,一般分为急性胃炎和慢性胃炎。

一、急性胃炎

　　急性胃炎是指不同病因引起的急性胃黏膜炎症。内镜检查可见胃黏膜充血、水肿、出血、糜烂等一过性病变。病理组织学特征为胃黏膜固有层见到以中性粒细胞为主的炎症细胞浸润。

　　急性胃炎主要包括:①急性幽门螺杆菌(Hp)感染引起的急性胃炎,常为一过性的上腹部症状,多不为患者注意。感染幽门螺杆菌后,如不予治疗,幽门螺杆菌感染可长期存在并发展为慢性胃炎。②除幽门螺杆菌之外的病原体感染及(或)其毒素对胃黏膜损害引起的急性胃炎。③急性糜烂出血性胃炎,它是由各种病因引起的、以胃黏膜多发性糜烂为特征的急性胃黏膜病变,常伴有胃黏膜出血,可伴有一过性浅溃疡形成,临床常见,需要积极治疗,是本节讨论的重点。

(一)病因与发病机制

　　引起急性糜烂出血性胃炎的常见病因有:

　　1.药物

　　最常见的是非甾体类抗炎药(NSAIDs),如阿司匹林、吲哚美辛等所致。机制可能是通过抑制环氧化酶的作用而抑制胃黏膜生理性前列腺素的产生,削弱其对胃黏膜的保护功能;其他如某些抗肿瘤药、口服氯化钾或铁剂、激素等均可直接损伤胃黏膜。

　　2.应激

　　严重创伤、大手术、大面积烧伤、败血症、多器官功能衰竭、中枢神经系统损伤等应激状态可引起急性胃黏膜病变,胃黏膜糜烂、出血,甚至发生急性溃疡并发大量出血。可能机制是应激状态下胃黏膜微循环不能正常运行而造成黏膜缺血、缺氧,由此可导致胃黏膜黏液和碳酸氢盐分泌不足、局部前列腺素合成不足、上皮再生能力减弱等改变,从而使胃黏膜屏障受损和H^+反弥散进入黏膜。

3.乙醇

具亲酯性和溶脂能力,高浓度乙醇可直接破坏胃黏膜屏障。

(二)临床表现

由于病因不同,急性胃炎的临床表现不尽一致,轻者可无明显症状。上腹痛、恶心、呕吐和食欲减退是急性胃炎的常见症状。原发病症状严重者,上述表现可为原发病所掩盖而忽视。急性糜烂出血性胃炎患者常以突然发生的呕血和(或)黑便而就诊,出血量大小不一,常呈间歇性发作,可自行停止。

(三)辅助检查

1.粪便检查

大便隐血试验可阳性。

2.内镜检查

确诊的必备条件。宜在出血发生后24～48h内进行,因病变(特别是NSAIDs或乙醇引起者)可在短期内消失,延迟内镜检查可能无法确定出血病因。

(四)诊断要点

近期服用NSAIDs等药物、严重疾病状态或大量酗酒者,如出现呕血和(或)黑便应考虑急性糜烂出血性胃炎的可能,但确诊有赖于胃镜检查。

(五)治疗要点

主要针对原发病和病因采取防治措施。对处于急性应激状态的上述严重疾病状态的患者,除积极治疗原发病外,应常规给予抑制胃酸分泌药或黏膜保护剂作为预防措施。药物引起者须立即停用该类药物。对已发生上消化道大出血者,按上消化道出血治疗原则采取综合措施进行治疗。常用H_2受体拮抗剂、质子泵抑制剂抑制胃酸分泌,硫糖铝和米索前列醇等保护胃黏膜。

(六)护理要点

1.心理护理

评估患者对疾病的认识程度;鼓励患者对其治疗、护理计划提问;了解患者对疾病的病因、治疗及护理的认识;帮助患者寻找并及时去除发病因素,控制病情发展。

2.休息与活动

患者应注意休息,减少活动,对急性应激造成者应卧床休息。同时应做好患者的心理疏导,解除其精神紧张,保证身、心两方面得以充分休息。

3.饮食护理

进食应定时、定量,不可暴饮暴食,避免辛辣刺激食物,一般进少渣、温凉半流质饮食。如有少量出血可给牛奶、米汤等流质以中和胃酸,有利于黏膜的修复。急性大出血或呕吐频繁时应禁食。

4.用药护理

指导正确使用阿司匹林、吲哚美辛等对胃黏膜有刺激的药物,必要时应用制酸剂、胃黏膜保护剂预防疾病的发生。

5.健康教育

根据患者的病因、具体情况进行指导,如避免使用对胃黏膜有刺激的药物,必须使用时应同时服用制酸剂。进食有规律,避免过冷、过热、辛辣等刺激性食物及浓茶、咖啡等饮料。嗜酒者应戒除,防止乙醇损伤胃黏膜。注意饮食卫生,生活要有规律,保持轻松愉快的心情。

二、慢性胃炎

慢性胃炎是由各种病因引起的胃黏膜慢性炎症。主要组织病理学特征是炎症、萎缩和肠化生。发病率高,且随年龄增长而增高,约占接受胃镜检查的门诊患者中的$80\%\sim90\%$。男性稍多于女性。

(一)病因与发病机制

慢性胃炎的病因目前还未完全阐明,认为与下列因素有关:

1.幽门螺杆菌感染

现认为 Hp 感染是慢性胃炎最主要的病因。Hp 在慢性胃炎的检出率高达$80\%\sim90\%$。Hp 可以造成黏膜上皮细胞的变性坏死及黏膜的炎症反应。Hp 的抗原物质还能引起宿主对于黏膜的自身免疫反应。

2.自身免疫反应

部分慢性胃炎患者血液中能检测到壁细胞抗体(PCA)和内因子抗体(IFA),说明慢性胃炎与自身免疫具有密切关系。这些自身抗体与壁细胞结合后,在补体的参与下,破坏壁细胞,壁细胞数目减少,最终造成胃酸分泌缺乏,维生素 B_{12} 吸收不良,导致恶性贫血。自身免疫性胃炎还可伴有其他自身免疫病如桥本甲状腺炎、白癜风等。

3.十二指肠液反流

幽门括约肌松弛或胃部手术胃肠吻合后,十二指肠液易发生反流,其中的胆汁和胰酶可以造成胃黏膜的损伤,产生炎症。

4.其他

研究发现慢性胃炎还与遗传、年龄、吸烟、饮酒、环境、饮食习惯等因素有关。如水土中含过多硝酸盐、微量元素比例失调等均可增加慢性胃炎发生的危险性并影响其转归。饮食中高盐和缺乏新鲜蔬菜水果与胃黏膜萎缩、肠化生以及胃癌的发生密切相关。

(二)临床表现

目前我国临床上仍将慢性胃炎分为慢性浅表性和慢性萎缩性两类。根据炎症分布部位分为 A、B 两型。病变常局限于胃窦部,而胃体黏膜基本正常,称为胃窦胃炎,又称 B 型胃炎;少数病例炎症局限于胃体或胃底,称为胃体胃炎,又称 A 型胃炎。

慢性胃炎起病隐匿,症状多无特异性。症状的轻重与病变的严重程度无密切关系,而与病变是否处于活动期有关。由幽门螺杆菌引起的慢性胃炎多数患者无症状,有症状者表现为上腹痛、饱胀不适,以餐后明显,有时伴嗳气、反酸、恶心、呕吐。少数患者可有上消化道少量出血的表现。自身免疫性胃炎患者可伴有畏食、贫血、体重减轻等症状。恶性贫血患者尚有舌炎、四肢感觉异常等表现。

慢性胃炎除了上腹可有轻压痛外,一般无明显的腹部体征。

(三)辅助检查

1.内镜及胃黏膜活组织检查

二者结合是诊断慢性胃炎的最可靠方法,可通过活检确定胃炎的病理类型,并能检测幽门螺杆菌。按悉尼标准,慢性胃炎的胃镜表现可分为充血渗出性胃炎、平坦糜烂性胃炎、隆起糜烂性胃炎、萎缩性胃炎、出血性胃炎、反流性胃炎、皱襞增生性胃炎七种。

浅表性胃炎表现为黏膜充血与水肿混杂出现,镜下呈红白相间,以红为主,表面附着灰白色分泌物,可见局限性出血点和糜烂。萎缩性胃炎黏膜多苍白或灰白色,黏膜变薄,可透见黏膜下血管纹,皱襞细平,常见糜烂出血灶;局部可见颗粒状或结节状上皮增生。

2.幽门螺杆菌检测

对活检标本检测幽门螺杆菌,可采取快速尿素酶检查和胃黏膜涂片、组织切片、培养等,以增加诊断的可靠性。根除幽门螺杆菌治疗后,可在胃镜复查时重复上述检查,亦可采用非侵入性检查,如^{13}C或^{14}C尿素呼气试验。

3.血清学检查

自身免疫性胃炎血清促胃泌素水平常明显升高,血清中可测得 PCA 和 IFA。多灶萎缩性胃炎时,血清促胃泌素水平正常或偏低。

(四)诊断要点

慢性胃炎无特异性临床表现,确诊依赖于胃镜和黏膜活检。Hp 检查、免疫学检查有助于病因学分析。消化性溃疡、胃癌、胃肠神经官能症、慢性胆囊炎都可以表现为上腹不适,胃镜和胆囊 B 超可以鉴别。

(五)治疗要点

1.抗菌治疗

绝大多数慢性活动性胃炎患者胃黏膜中可检出幽门螺杆菌,而根除幽门螺杆菌可使胃黏膜炎症消退。2006 年中国慢性胃炎共识意见,建议根除幽门螺杆菌特别适用于:①伴有胃黏膜糜烂、萎缩及肠化生、异型增生者;②有消化不良症状者;③有胃癌家族史者。

2.保护胃黏膜

氢氧化铝凝胶、复方氢氧化铝片、硫糖铝等可保护胃黏膜不受 NSAID 和胆汁的侵害;但是,A 型胃炎不宜用抗酸药,对于低胃酸分泌的 B 型胃炎,不提倡摄入醋类酸性饮食,反而要应用抗酸药以减少 H^+ 的反弥散。

3. 对症处理

对症处理是慢性胃炎药物治疗不可缺少的部分,可改善症状,树立治疗的信心。胃肠动力药如多潘立酮或西沙必利对于腹胀、恶心、呕吐、腹痛具有明显的疗效;助消化药有相似疗效,如乳酶生、多酶片、干酵母片、健胃消食片等均可选用;恶性贫血者应予维生素 B_{12} 注射。

4. 异型增生的治疗

慢性胃炎进一步发展,胃上皮或化生的肠上皮在再生过程中发生发育异常,可形成异型增生,表现为细胞异型性和腺体结构的紊乱,异型增生是胃癌的癌前病变,应予高度重视。对轻度异型增生除给予上述积极治疗外,关键在于定期随访。补充多种维生素及微量元素对于逆转黏膜肠化生和不典型增生有一定效果。重度异型增生则宜予预防性手术,目前多采用内镜下胃黏膜切除术。

(六)护理要点

1. 起居护理

慢性胃炎急性发作时应卧床休息,注意上腹部保暖。慢性胃炎恢复期,患者生活要有规律,注意劳逸结合,避免过度劳累。

2. 疼痛护理

遵医嘱给予局部热敷、按摩或给止痛药、抗酸药等缓解上腹部的疼痛,同时应安慰、陪伴患者以使其精神放松,增强对疼痛的耐受力。还可采取中医方法止痛:①熨敷:食盐适量炒热,敷熨胃痛部位,用治胃寒作痛。②推拿:用拇指在患者中脘、内关、足三里和至阳重压揉按,用力由轻至重,由重到轻,脘痛缓解后再按压 5min。适用于胃脘痛诸证。③刮痧:在患者上脘、中脘、下脘部和胸骨柄及脊椎两侧,适用于胃脘痛实证、热证。④针刺:主穴常取合谷、内关、中脘、足三里、公孙。寒邪客胃和脾胃虚寒者,加灸。⑤耳针:取穴神门、胃、交感、十二指肠、肝、脾。每次选用 3~5 个穴,毫针轻中度刺激,也可用王不留行贴压。⑥探吐:食滞胃脘胀满疼痛欲吐者,可用盐汤探吐以涌吐宿食,缓解胃痛。

3. 饮食护理

慢性胃炎患者应慎饮食。急性发作期少量多餐,一般进少渣、温热、清淡的流质或半流饮食为宜。恢复期鼓励患者进食易消化食物,定时进餐,细嚼慢咽,减轻胃部负担为原则。不暴饮暴食,避免辛辣、生冷等刺激性食物。如胃酸缺乏者食物应完全煮熟后食用,可酌情食用酸性食物如山楂、食醋等;胃酸高者应避免刺激性食物,如烟酒、浓茶、甜腻之品。可结合中医辨证选食:易食滞腹胀者平素可选食宽中和胃消食之品,如萝卜、山楂、柑橘等;喜温者可适量补充温中健脾之品,如牛奶、鸡蛋、大枣、山药、生姜、饴糖等;舌红少津者宜多食益胃生津之品,如梨、甘蔗或石斛、麦冬煎汤代茶饮。

4. 心理护理

精神因素也与慢性胃炎消化不良症状的发生密切相关。对产生焦虑不安的患者,应评估焦虑的程度,帮助患者降低现存的焦虑水平,提供安全和舒适的环境,减少对感官的刺激。表现出对患者的理解和同情,谈话时语速要缓慢,态度要和蔼,不与患者进行争辩。指导放松疗法,如深呼吸、按摩、热水浴等。如果焦虑症状明显,可遵医嘱给予对症治疗的药物。

5.健康教育

(1)介绍本病有关的病因,指导患者避免诱发因素,注意生活规律,劳逸结合,保持良好心态。

(2)保持口腔清洁,避免咽、喉、口腔病灶细菌或病毒侵入胃内,引起细菌或病毒的感染。

(3)注意饮食调理和饮食卫生,多吃新鲜蔬菜、水果,尽量少吃或不吃烟熏、腌制食物。忌浓茶、咖啡,过冷、过热、粗糙和刺激性食物。

(4)对嗜烟酒患者应向其讲明危害,可与患者及家属共同制订戒烟戒酒计划,让家属监督该计划的实施。

(5)指导患者遵医嘱服药,并介绍出院后常用药物的名称、药物作用,服用的剂量、方法及时间。服用对胃有刺激性的药物,如阿司匹林等非甾体类抗炎药物时,需餐后服用,减少药物对胃的刺激。中成药如健胃消食片、午时茶、保和丸等均有助运化,家中可常备。

(6)慢性萎缩性胃炎可有10%患者转为胃癌,患者要坚持定期复诊,特别是胃黏膜异型增生者,应定期胃镜检查。

第二节 肝硬化的护理

肝硬化是以肝组织弥漫性纤维化、假小叶和再生结节形成为特征的慢性肝病。临床以肝功能减退和门静脉高压为主要表现,晚期可出现一系列严重的并发症。肝硬化是我国常见疾病和主要死亡病因之一。

一、病因和发病机制

引起肝硬化的病因很多,目前在我国以病毒性肝炎最为常见,欧美国家则以酒精中毒居多。

1.病毒性肝炎

主要是乙型、丙型和丁型肝炎病毒感染。乙型和丙型或丁型肝炎病毒的重叠感染可加速病情进展,其发病机制主要与肝炎病毒所造成的免疫损伤有关,经慢性肝炎尤其是慢性活动性肝炎演变而来,故称为肝炎后性肝硬化;甲型和戊型病毒性肝炎不发展为肝硬化。

2.血吸虫病

对于反复或长期感染血吸虫的患者,由于虫卵及其毒性产物在肝脏汇管区的刺激,引起汇管区纤维结缔组织增生,导致窦前性门静脉高压,但由于再生结节不明显,故严格来说应称为血吸虫性肝纤维化。

3.酒精中毒

对于长期大量饮酒者(一般为每日摄入酒精80g达10年以上),乙醇及其中间代谢产物(乙醛)直接损害肝细胞,引起酒精性肝炎,并发展为肝硬化,长期酗酒所致的营养失调也对肝脏有一定的损害作用。

4.药物及化学毒物

长期反复接触某些化学性毒物如磷、砷、四氯化碳等,或长期服用某些药物如异烟肼、双醋酚丁、甲基多巴等,可引起中毒性肝炎,最终发展成为肝硬化。

5.胆汁淤积

不论是肝内胆管还是肝外胆管发生的持续性胆汁淤积,由于高浓度的胆红素及胆汁酸对肝细胞的化学性损害,可致肝细胞变性坏死和结缔组织增生,最终发生肝硬化,称为胆汁性肝硬化。

6.循环障碍

慢性右心功能不全、心包填塞征以及肝静脉或下腔静脉回流障碍导致肝脏长期淤血,肝细胞因缺氧而发生变性坏死和结缔组织增生,导致肝硬化,称为心源性肝硬化。

7.其他

造成肝硬化直接和间接的原因还有很多,如代谢障碍、营养失调、遗传和代谢性疾病等。少数患者病因不明,称为隐匿性肝硬化。

二、临床表现

肝硬化的病程进展多较缓慢,但少数因短期大片肝坏死,可在数月后发展为肝硬化。临床上根据患者肝脏功能的代偿状况,将肝硬化分为肝功能代偿期和肝功能失代偿期。

(一)代偿期

部分患者可无任何不适。多数患者早期以乏力、食欲不振较为突出,可伴有恶心、厌油腻、腹胀、腹泻及上腹不适等症状。症状多呈间歇性,常与劳累有关,休息和治疗后可缓解。患者多消瘦,肝脏可轻度肿大,质中等硬度,伴轻度压痛。脾脏亦可有轻、中度肿大。肝功能正常或轻度异常。

(二)失代偿期

失代偿期主要表现为肝功能减退和门静脉高压所致的症状和体征。

1.肝功能减退的临床表现

(1)全身症状与体征:一般情况和营养状况均较差,不规则低热,面色灰暗黝黑(肝病面容)等。

(2)消化道症状:食欲不振甚至厌食、腹胀不适、恶心呕吐,稍进油腻肉食即易引起腹泻。

(3)出血倾向和贫血:患者常可发生鼻衄、牙龈出血、皮肤紫癜和胃肠出血等,女性常有月经过多。

(4)内分泌失调:男性有性欲减退、睾丸萎缩、毛发脱落及乳房发育,女性出现月经失调、闭经、不孕等,患者常有肝掌和蜘蛛痣。颜面部及其他暴露部位皮肤出现色素沉着,严重者出现低血糖。

2.门静脉高压的表现

脾大、侧支循环的建立与开放、腹水是门静脉高压的三大临床表现。

(1)脾大：门静脉高压可致脾脏淤血性肿大，多为轻、中度肿大。后期脾功能亢进后可出现红细胞、白细胞和血小板均减少。

(2)侧支循环的建立与开放：临床上重要的侧支循环有：食管和胃底静脉曲张，腹壁静脉曲张，痔核形成。原因是门静脉高压时，来自消化器官和脾脏的回心血液流经肝脏受阻，使门、腔静脉交通支扩张，建立起侧支循环。

(3)腹水：是失代偿期最突出的表现。早期腹胀，以饭后明显；大量时出现呼吸困难、心悸，患者腹部膨隆，可见脐外翻或脐疝，皮肤紧绷发亮。

腹水形成的因素有：①门静脉高压使腹腔脏器毛细血管床静水压增高，组织间液回流减少而漏入腹腔；②低蛋白质血症使血浆胶体渗透压降低，血管内液外渗；③肝静脉回流受阻，使肝淋巴液生成增多，超过胸导管引流能力而渗入腹腔；④继发性醛固酮、抗利尿激素增多引起水钠潴留；⑤有效循环血容量不足，导致肾血流量、排钠和排尿量减少。

（三）并发症

1.上消化道出血

此为最常见的并发症，多系食管下段和胃底静脉曲张破裂所致，表现为突发的大量呕血和黑便。

2.感染

易合并肺炎、胆道感染、大肠杆菌性败血症、自发性细菌性腹膜炎（SBP）等。

3.肝性脑病

这是晚期肝硬化最严重的并发症，也是最常见的死亡原因。

4.其他并发症

原发性肝癌、肝肾综合征（功能性肾衰）、电解质和酸碱平衡紊乱（低钠血症、低钾血症与代谢性碱中毒）。

三、实验室和其他检查

1.血常规

失代偿期时，可有不同程度贫血。脾功能亢进时，全血细胞减少。

2.尿常规

失代偿期时，尿内可有蛋白、管型、红细胞。有黄疸时，尿胆红素阳性、尿胆原增加。

3.肝功能检查

代偿期肝功能正常或轻度异常，失代偿期则多有异常。重症患者可有血清胆红素增高。转氨酶轻、中度增高，一般以 ALT 增高较显著，当肝细胞广泛大量坏死时，则可能有谷草转氨酶（AST）升高。血清白蛋白下降，球蛋白增高，白蛋白/球蛋白比值降低或倒置。凝血酶原时间有不同程度的延长。

4.腹水检查

一般应为漏出液,患者并发自发性腹膜炎、结核性腹膜炎或癌变时,腹水性质可发生改变。

5.影像检查

超声可见肝脏的大小、外形改变和脾大。门脉高压时,门静脉主干内径＞13mm,脾静脉内径＞8mm。食管 X 线钡餐检查可见食管下段虫蚀样或蚯蚓样改变,胃底静脉曲张,可见菊花样充盈缺损。

6.内镜检查可直观静脉曲张的部位和程度

7.肝穿刺活组织检查

若有假小叶形成,可确诊为肝硬化。

四、诊断要点

诊断肝硬化的主要依据有:有病毒性肝炎、长期酗酒等病史,有肝功能减退和门静脉高压症的临床表现,肝脏质硬有结节感,肝功能试验有阳性发现,活组织检查有假小叶形成。

五、治疗要点

目前尚无特效治疗方法。失代偿期的治疗主要是对症处理、改善肝功能及抢救并发症,有手术适应证者慎重选择时机进行手术治疗。

(一)抗纤维化

无特效药,平日可用维生素(如 B 族维生素、维生素 C、维生素 E)、保肝(如熊去氧胆酸、强力宁等)、抗纤维化(如秋水仙碱、肾上腺糖皮质激素等)或活血化瘀中药。

(二)腹水治疗

1.限水、限钠

限钠比限水更重要。

2.增加水钠排出

(1)使用利尿剂是最广泛的治疗腹水的方法。主张排钾和保钾利尿剂合用,加强疗效,减少不良反应。过猛的利尿会导致水、电解质紊乱,严重者可诱发肝性脑病和肝肾综合征。

(2)腹腔穿刺放液:大量腹水出现明显压迫症状时,可穿刺放液以减轻症状,但应严格控制每次放液量,一次放 5000mL。

3.提高血浆胶体渗透压

定期输注血浆、新鲜血液或白蛋白,有利于促进腹水的消退,也可改善患者的一般状况。

4.自身腹水浓缩回输

放出的 5000mL 腹水浓缩至 500mL 后,回输至患者静脉内,可提高血浆白蛋白浓度和血浆胶体渗透压,增加血容量,改善肾血流灌注,从而起到利尿、减少腹水的作用,多用于难治性腹水患者的治疗。

5.增加腹水去路

例如腹腔-颈静脉引流,是将腹水引入上腔静脉;胸导管-颈内静脉吻合术可使肝淋巴液顺利进入颈内静脉,从而减少肝淋巴液漏入腹腔,使腹水的来源减少。

(三)并发症的治疗

(1)上消化道出血、肝性脑病、原发性肝癌治疗见本章相关内容,肝肾综合征参考急性肾衰竭。

(2)自发性腹膜炎常迅速加重肝损害,诱发肝肾综合征、肝性脑病等严重并发症,所以应早诊断、早治疗。应选择对肠道革兰氏阴性菌有效、腹水浓度高、肾毒性小的广谱抗生素,以头孢噻肟等第三代头孢菌素为首选,可联合半合成广谱青霉素与 β-内酰胺酶抑制药的混合物,静脉足量、足疗程给药。

(四)手术治疗

通过各种分流、断流和脾切除术等,降低门静脉压力和消除脾功能亢进。肝移植是近年来最新的治疗肝硬化的方法。

六、常用护理诊断/问题

1.营养失调,低于机体需要量

与严重肝功能损害、摄入量不足有关。

2.体液过多

与门静脉高压、血浆胶体渗透压下降等导致腹水有关。

3.有感染的危险

与营养障碍、白细胞减少等致机体抵抗力下降有关。

4.焦虑

与疾病需要漫长的治疗和复杂的自我照顾方式有关。

5.活动无耐力

与肝功能减退有关。

6.潜在并发症

上消化道出血、电解质紊乱。

七、护理措施

1.休息和体位

休息可减轻患者能量消耗,减轻肝脏负担,有助于肝细胞修复。代偿期患者可参加轻体力工作,减少活动量;失代偿期患者应多卧床休息,卧床时尽量取平卧位,以增加肝、肾血流量。大量腹水者可取半卧位,以使膈下降,有利于呼吸运动,减轻呼吸困难和心悸。

2.饮食

(1)饮食注意事项:肝硬化患者饮食原则为高热量、高蛋白、高维生素、易消化饮食,并随病情变化及时调整。对食欲不振、恶心呕吐的患者,应于进食前给予口腔护理以促进食欲。在允许范围内尽量照顾患者的饮食习惯和口味,以促进食欲。①蛋白质:是肝细胞修复和维持血清清蛋白正常水平的重要物质基础,应保证其摄入量为 $1.0\sim1.5g/(kg \cdot d)$。蛋白质应以豆制品、鸡蛋、牛奶、鱼、鸡肉、猪瘦肉为主。肝功能显著损害或有肝性脑病先兆者应限制蛋白质,待病情好转后再逐渐增加蛋白质的摄入量,并应以植物蛋白为主,如豆制品,因其含蛋氨酸、芳香氨基酸和产氨氨基酸较少。②维生素:多食新鲜蔬菜和水果,如西红柿、柑橘等,日常食用可保证维生素需求。③限制水钠:有腹水者应低盐或无盐饮食,钠限制在 $500\sim800mg/d$(NaCl $1.2\sim2g/d$),限制液体入量,进水量应限制在 $1000mL/d$ 左右。含钠较多食物,如咸肉、酱菜、酱油、罐头食品、含钠味精等应少用。含钠较少食物有粮谷类、瓜茄类、水果等。含钾多的食物有水果、硬壳果、马铃薯、干豆、肉类等。④避免损伤曲张静脉:患者进餐时应细嚼慢咽,避免进食刺激性强、粗纤维多和较硬、油炸食物,戒烟酒。

(2)营养支持:必要时遵医嘱静脉补充足够的营养,如高渗葡萄糖、复方氨基酸、清蛋白或新鲜血。

(3)营养状况监测:评估患者的饮食和营养状况、体重和血白蛋白水平。

3.维持体液平衡

准确记录每日出入液量,定期测量腹围和体重,以观察腹水消长情况。使用利尿剂时,剂量不宜过大,利尿速度不宜过猛,每周体重减轻以不超过 2kg 为宜。应用利尿剂时应监测体重变化及血钾、钠、氯化物,防止电解质紊乱发生,可口服或静脉补充电解质,饮食也可起协助作用,低钾患者可补充香蕉、橘子、橙子等高钾水果。

4.病情观察

观察患者症状、体征的变化,注意有无并发症发生。如有无各种出血征兆,如呕血、黑便、鼻出血、牙龈出血、皮肤黏膜出血点、瘀斑等出血表现;有无行为和性格改变,如智力定向力障碍、烦躁不安、嗜睡、扑翼样震颤等肝性脑病表现;有无尿量减少等肾功能衰竭表现;有无发热、腹痛等自发性腹膜炎发生。对进食量不足、呕吐、腹泻、长期用利尿剂、大量放腹水的患者,密切监测电解质和酸碱度的变化。

5.腹水患者的护理

(1)体位:多卧床休息,尽量取平卧位,以增加肝肾血流量,改善肝细胞的营养,提高肾小球滤过率。大量腹水患者取半卧位,使横膈下降,增加肺活量,以减轻呼吸困难。

(2)大量腹水时,应避免腹内压突然剧增的因素,例如剧烈咳嗽、打喷嚏、用力排便等。

(3)控制钠和水的摄入量:见饮食护理。

(4)药物护理:观察利尿剂的效果和不良反应,过猛的利尿会导致水、电解质紊乱,严重者诱发肝性脑病和肝肾综合征,应注意了解电解质水平,观察患者有无意识神志改变、有无尿量减少。

(5)观察腹水和下肢水肿的消长；准确记录出入量，测腹围、体重。测腹围时应注意于同一时间、同一体位、同一部位上进行。

(6)加强皮肤护理，防止褥疮发生：保持床铺平整、干燥，定时更换体位、按摩等。

(7)对腹腔穿刺放腹水者，术前说明注意事项，测量体重、腹围、生命体征，排空膀胱以免误伤；术中及术后监测生命体征，观察有无不适反应；术毕用无菌敷料覆盖穿刺部位，如有溢液可用明胶海绵处置，缚紧腹带，以免腹内压骤然下降；记录抽出腹水的量、性质和颜色，将标本及时送检。

6.心理支持

应鼓励患者说出其内心感受和忧虑，增加与患者交谈的时间，与患者一起讨论其可能面对的问题，在精神上给予患者安慰和支持。充分利用来自他人的情感支持，鼓励患者同那些经受同样事件以及理解患者处境的人多交流。引导患者家属在情感上多关心患者，使之能从情感宣泄中减轻沉重的心理压力。

八、健康指导

1.休息指导

保证身心两方面的休息，增强活动耐力。生活起居有规律，保证足够的休息和睡眠。在安排好治疗和身体调理的同时，勿过多考虑病情，遇事豁达开朗。

2.饮食指导

指导患者根据病情制订合理的饮食计划和营养搭配，使患者充分认识到饮食治疗对肝硬化患者的重要性以及饮食应注意的事项。除应加强营养外，要避免粗糙食物，戒除烟酒等，切实落实饮食计划。

3.用药指导

嘱患者遵医嘱用药，指导其认识常用的对肝脏有害药物，勿滥用药，以免服药不当而加重肝脏负担和损害肝功能，介绍患者所用药物的不良反应，如服用利尿剂者出现软弱无力、心悸等症状时，提示低钠、低钾血症，应及时就诊。

4.心理指导

帮助患者和家属掌握本病的有关知识和自我护理方法，帮助患者树立战胜疾病的信心，使心情保持愉快，把治疗计划落实到日常生活中。

5.家庭指导

让患者家属关心患者，了解各种并发症的主要诱发因素及其基本表现，发现并发症时，及时就医，疾病恢复期应定时复诊和检查肝功能。

第三节　急性肾衰竭的护理

急性肾衰竭（ARF）简称急肾衰，属临床危重症。该病是一种由多种病因引起的急性肾损害，可在数小时至数天内使肾单位调节功能急剧减退，以致不能维持体液电解质平衡和排泄代谢产物,而导致高血钾、代谢性酸中毒及急性尿毒症综合征,此综合征临床称为急性肾衰竭。住院患者急性肾衰竭的发病率约为 5%,至今其病死率仍高达 50%左右。

一、常见病因

传统的病因分类将急肾衰竭分为肾前性、肾实质性和肾后性三大类。

1.肾前性急性肾衰竭

肾前性急性肾衰竭也被称作肾前性氮质血症。发生率占急性肾衰竭的 55%~50%。产生肾前性急性肾衰竭的根本原因是由于各种因素引起的有效循环血量减少,造成肾脏灌注压下降,使肾小球不能保持足够的滤过率,而肾实质的组织完整性却没有损害。

2.肾性急性肾衰竭

肾性急性肾衰竭是由肾实质病变所致,包括肾小球、肾小管间质及肾血管性病变,发生率占急性肾衰竭的 35%~40%。根据病因和病理变化不同,引起肾性急性肾衰竭的原因可分为肾中毒型和肾缺血型两类。

3.肾后性急性肾衰竭

尿流的梗阻可能发生在从肾脏到尿道途中的任何部位,而且应该是双侧性的尿流突然受阻,它包括肾盂、输尿管、膀胱、尿道的梗阻,如双侧输尿管结石、前列腺增生、膀胱功能失调等,最终必然导致肾小球滤过率的降低,其发生率在急性肾衰竭中约占 5%。这里要强调的是,对所有急性肾衰竭的患者都应该想到有梗阻的可能,特别是尿液常规检查没有异常发现的患者,因为,一旦梗阻解除,大部分患者可完全恢复。

二、临床表现

根据尿量减少与否,急性肾衰竭可分为少尿型和非少尿型。急性肾衰竭伴少尿或无尿表现者称为少尿型。非少尿型系指血尿素氮、血肌酐迅速升高,肌酐清除率迅速降低,而不伴有少尿表现。临床常见少尿型急性肾衰竭,临床过程分为 3 期。

1.少尿期

少尿期一般持续 1~2 周,长者可达 4~6 周,持续时间越长,肾损害越重,持续少尿>5 天,或无尿>10 天者,预后不良。少尿期的系统症状如下。

(1)水钠潴留,水中毒。

(2)电解质紊乱:常见高钾、高镁、高磷、低钙、低钠和低氯血症。

(3)代谢性酸中毒:表现为恶心、呕吐、疲乏、嗜睡、呼吸深快、食欲缺乏,甚至昏迷、血 pH 降低。

(4)尿毒症:因肾排泄障碍使各种毒性物质在体内积聚,可出现全身各系统中毒症状。其严重程度与血中尿素氮及肌酐增高的浓度相一致。

(5)感染:感染是 ARF 最为常见的并发症,以呼吸道和尿路感染多见,致病菌以金黄色葡萄球菌和革兰阴性杆菌最多见。

2.多尿期

当 ARF 患者尿量逐渐增多,全身水肿减轻,24h 尿量达 $250mL/m^2$ 以上时,即为利尿期,一般持续 1~2 周(长者可达 1 个月)此期由于大量排尿,可出现脱水、低钠和低钾血症。早期氮质血症持续甚至加重,后期肾功能逐渐恢复。

3.恢复期

利尿期后,肾供血改善,尿量恢复正常,血尿素氮和肌酐逐渐恢复正常,而肾浓缩功能需要数月才能恢复正常,少数患者遗留部分不可逆性的肾功能损害。此期患者可表现为虚弱无力、消瘦、营养不良、贫血和免疫功能低下。

三、辅助检查

1.尿液检查

尿液检查有助于鉴别肾前性 ARF 和肾实质性 ARF。

2.血生化检查

应注意监测电解质浓度变化及血肌酐和尿素氮。

3.肾影像学检查

多采用腹部 X 线片、超声波、CT、磁共振等检查,有助于了解肾脏的大小、形态、血管及输尿管、膀胱有无梗阻,也可了解肾血流量、肾小球和肾小管的功能,使用造影剂可能加重肾损害,须慎用。

4.肾活检

对原因不明的 ARF,肾活检是可靠的诊断手段,可帮助诊断和评估预后。

四、治疗原则

治疗原则是去除病因,积极治疗原发病、减轻症状,改善肾功能,防止并发症的发生。

1.少尿期的治疗

(1)去除病因和治疗原发病:肾前性 ARF 应注意及时纠正全身循环血流动力障碍,包括补液、输注血浆和人血白蛋白、控制感染等,接触肾毒素物质,严格掌握肾毒性抗生素的用药指征,并根据肾功能调节外药剂量,密切监测尿量和肾功能变化。

(2)饮食和营养:应选择高糖、低蛋白质、富含维生素的食物,尽可能供给足够的能量。供给热量每日 210~250J/kg,蛋白质 0.5g/kg。应选择优质动物蛋白,脂肪占总热量 30%~40%。

(3)控制水和钠摄入:坚持量出为入的原则,严格限制水、钠摄入,有透析支持则可适当放宽液体入量,每日液体量:尿量+显性失水(呕吐、大便、引流量)+不显性失水-内生水。无发热患者每日不显性失水为 $300mL/m^2$,体温每升高 1℃,不显性失水增加 $75mL/m^2$,内生水在非高分解代谢状态为 $250\sim350\mathrm{mL/m^2}$，所用液体均为非电解质液，髓祥利尿药（呋塞米）对少尿型 ARF 可短期使用。

（4）纠正代谢性酸中毒：轻、中度代谢性酸中毒一般无须处理。当血浆 $HCO_3^-<12\mathrm{mmol/}$ L 或动脉血 pH<7.2，可补充 5％碳酸氢钠 $5\mathrm{mL/kg}$，提高 CO_2CP $5\mathrm{mmol/L}$，纠酸时宜注意防止低钙性抽搐。

（5）纠正电解质紊乱：包括高钾血症、低钠血症、低钙血症和高磷血症的处理。

（6）透析治疗：凡上述保守治疗无效者，均应尽早进行透析。

2.多尿期的治疗

多尿期早期，肾小管功能和 GFR 尚未恢复，血肌酐、血钾和酸中毒仍继续升高，伴随着多尿，还可出现低钾和低钠血症等电解质紊乱，故应注意监测尿量、电解质和血压变化，及时纠正水、电解质紊乱，当血浆肌酐接近正常水平时，应增加饮食中蛋白质摄入量。

3.恢复期的治疗

此期肾供血日趋恢复正常，但可遗留营养不良、贫血和免疫力低下，少数患者遗留不可逆性肾损害应注意休息和加强营养，防止感染。

五、护理

1.护理评估

（1）病史评估：发病经过，有无诱因，目前的主要不适及疾病特点。

（2）水肿的评估：皮肤水肿的部位、程度、特点，有无出现胸腹腔积液，腹水征，有何伴随症状，即有无出现尿量减少、头晕、乏力、呼吸困难、心搏加快、腹胀等。

（3）营养状况的评估

①人体测量法：人体测量指标，包括体重、身高、骨架大小、皮褶厚度（标志身体脂肪）、中臂肌围（标志肌肉含量）、中臂肌直径和面积，以及身体脂肪百分比、标准体重百分比和体积指数。人体测量指标受体内容量状态的影响较大，不过其在评估营养状态的动态变化时有一定价值。

②主观综合性营养评估（SGA）：SGA 是一个可重复的、有效评价患者营养状态的指标。SGA 包括最近体重和营养摄入的变化、胃肠道症状、水肿情况、皮下脂肪和肌肉消耗程度、功能活动情况等。根据 SGA 可将患者的营养状况分为营养正常（A）、轻度（B）和中重度（C）营养不良 3 种情况。

（4）生活自理程度评估：生活自理障碍分为 3 个等级：生活完全不能自理、生活大部分不能自理和生活部分不能自理。其中，生活完全不能自理是指生活不能自理，进食、翻身、大小便、穿衣洗漱、自我移动等五项均不能自理的情形；生活大部分不能自理，是指进食、翻身、大小便、穿衣洗漱、自我移动五项中的三项不能自理的情形；生活部分不能自理，是指进食、翻身、大小便、穿衣洗漱、自我移动五项中的一项不能自理的情形。判断患者处于哪种情况。

（5）知识缺乏程度评估：患者的理解力，知识水平，对急性肾衰竭知识的了解程度，患者是否能主动配合诊断性检查、治疗、护理。

2.护理要点及措施

(1)病情观察:①注意体温、呼吸、脉搏、心率、心律、血压等变化;②有无心力衰竭、心律失常、感染、DIC 发生;③自理能力和需要,有无焦虑等异常心理。

(2)一般护理

①保证患者卧床休息:休息时期视病情而定,一般少尿期、多尿期均应卧床休息,恢复期逐渐增加活动。

②营养护理:少尿期应限制水、盐、钾、磷和蛋白质入量,供给足够的热量,以减少组织蛋白的分解。不能进食者从静脉中补充葡萄糖、氨基酸、脂肪乳等。透析治疗时患者丢失大量蛋白,所以不需限制蛋白质入量,长期透析时可输血浆、水解蛋白、氨基酸等。

③精确地记录出入液量:口服和静脉进入的液量要逐项记录,尿量和异常丢失量如呕吐物、胃肠引流液、腹泻时粪便内水分等都需要准确测量,每日定时测体重以检查有无水肿加重。

④严格执行静脉输液计划:输液过程中严密观察有无输液过多、过快引起肺水肿症状,并观察其他不良反应。

⑤预防感染:严格执行无菌操作,加强皮肤护理及口腔护理,定时翻身,拍背。病室每日紫外线消毒。

⑥做好家长及患者思想工作、稳定情绪,解释病情及治疗方案,以取得合作。

3.预防

(1)任何原因的血容量不足均应及时纠正,保持每小时尿量在 30mL 以上。

(2)及时有效地处理感染与创伤,防止毒素和坏死组织进入血液,引起肾小管强烈收缩或休克。

(3)对接触毒性物质的人员,要用安全有效的防护措施。

(4)慎重使用具有潜在肾毒性的药物,如造影剂、氨基糖苷类抗生素。

(5)对有肾脏疾病患者,一切治疗和护理均应注意保护肾脏。

(6)定期开展健康宣教,加强全民医学常识的教育,人人做到自我保护,及时就医。

4.健康教育

(1)卧床休息,减轻体力消耗,以保持肾脏足够的血液供应。

(2)情绪稳定,保持良好的心态。

(3)调节饮食,保持适当足够的营养摄入,量出为入,保持体液平衡;定时复查各项指标,防止电解质及酸碱平衡失调。

(4)定期复查:肾小管上皮细胞功能的恢复较慢,常数个月后才能恢复,此期间还应注意休息,定期复查肾功能。

(5)提供图文资料,向患者介绍疾病的发生、发展规律及自我监测的注意事项。

第四节 慢性肾衰竭的护理

慢性肾衰竭(CRF)是由各种原发性肾脏疾病或继发于其他疾病引起的肾脏进行性损伤和肾功能的逐渐恶化。当肾脏功能损害发展到不能维持机体的内环境平衡时，便会导致身体内毒性代谢产物的积蓄、水及电解质和酸碱平衡紊乱，而出现一系列的临床综合症状。

一、常见病因

1.慢性肾小球肾炎

如 IgA 肾病、膜增殖性肾小球肾炎、局灶阶段性硬化性肾小球肾炎和系膜增生性肾小球肾炎等。

2.代谢异常所致的肾脏损害

如糖尿病肾病、痛风性肾病及淀粉样变性肾病等。

3.血管性肾病变

如高血压病、肾血管性高血压、肾小动脉硬化症等。

4.遗传性肾病

如多囊肾、Alport 综合征等。

5.感染性肾病

如慢性肾盂肾炎、肾结核等。

6.全身系统性疾病

如狼疮性肾炎、血管炎肾脏损害、多发性骨髓瘤等。

7.中毒性肾病

如镇痛药性肾病、重金属中毒性肾病等。

8.梗阻性肾病

如输尿管梗阻、反流性肾病、尿路结石等。

二、临床表现

1.胃肠道

是最早、最常见症状。厌食(食欲缺乏最早)、恶心、呕吐、腹胀，舌、口腔溃疡，口腔有氨臭味，上消化道出血等。

2.血液系统

贫血、出血倾向、白细胞异常。

3.心血管系统

是肾衰竭最常见的死因。高血压、心力衰竭、心包炎、动脉粥样硬化

4.神经、肌肉系统表现

早期:疲乏、失眠、注意力不集中等,性格改度,神经肌肉兴奋性增加(如肌颤、呃逆等),精神异常(谵妄、惊厥、幻觉、昏迷等);晚期:周围神经病变,感觉神经较运动神经显著,感觉异常:肢端袜套样分布的感觉丧失,肌无力(近端肌受累较常见);透析失衡综合征:(尿素氮降低过快,细胞内外渗透压失衡,引起颅内压增加和脑水肿所致,表现恶心、呕吐、头痛,严重者出现惊厥)。

5.肾性骨病

是指尿毒症时骨骼改变的总称。可引起自发性骨折、骨酸痛、行走不便等。

6.呼吸系统表现

酸中毒时呼吸深而长,尿毒症性支气管炎、肺炎(蝴蝶翼)、胸膜炎等。

7.皮肤症状

皮肤瘙痒、尿素霜沉积、尿毒症面容。

8.内分泌失调

由肾生成的激素下降、在肾降解的激素可上升。

9.易于并发严重感染

感染时发热没正常人明显。

10.代谢失调及其他

体温过低、糖代谢异常、脂代谢异常、高尿酸血症。

三、辅助检查

1.尿常规

尿比重下降或固定尿蛋白阳性有不同程度血尿和管型。

2.血常规

血红蛋白和红细胞计数减少血细胞比容和网织红细胞计数减少部分患者血三系细胞减少。

3.生化检查

GFR 每分钟 50～80mL,血尿素氮、肌酐正常为肾功能不全代偿期;GFR 每分钟 50～20mL,血肌酐 186～442μmol/L,尿素氮超过 7.1mmol/L,为肾功能不全失代偿期;GFR 每分钟 20～10mL,血肌酐 451～707μmol/L,尿素氮 17.9～28.6mmol/L,为肾衰竭期;GFR 每分钟<10mL,血肌酐高于 707μmol/L,尿素氮 28.6mmol/L 以上,为肾衰竭终末期。肾衰竭时常伴有低钙高磷血症、代谢性酸中毒等。

4.影像学检查

B超示双肾体积缩小肾皮质回声增强;核素肾动态显像示肾小球滤过率下降及肾脏排泄功能障碍;核素骨扫描示肾性骨营养不良征;胸部 X 线可见肺淤血、肺水肿、心胸比例增大或心包积液胸腔积液等。

5.肾活检

可能有助于早期慢性肾功能不全原发病的诊断。

四、治疗原则

1.一般治疗

一般治疗包括饮食调养、营养治疗、机体内环境稳定的维持及对症治疗等。其中低蛋白饮食及饮食调养,是最基本、最有效的措施,应根据情况调节应用。中药大黄及其制剂,具有改善健康肾组织的高代谢状态、减轻残余肾单位肥大、抑制系膜细胞增殖等作用,故应用后能够延缓慢性肾衰竭的进程。

2.血管紧张素转化酶抑制药的作用

血管紧张素转化酶抑制药如卡托普利、依那普利等的使用,能降低血压、减轻肾小球硬化、降低蛋白尿等;长期使用硫酸氢钠,可纠正酸中毒、减少氨的形成、改善蛋白质及尿酸代谢等;应用磷结合剂及低磷饮食等,均有利于减缓慢性肾衰竭的发展进程。

3.替代疗法

替代疗法,包括血液透析、腹膜透析、胃肠外透析等。根据病情及适应指征选用。近年来,有主张早期开始预防透析的,可能对防治病情更有利。

4.肾移植治疗

肾移植治疗,是治疗慢性肾衰竭终末期的最有效方法之一,要根据适应证应用。

5.饮食治疗

①摄入质优的蛋白质;②摄取足够的热量;③小心水分的控制;④注意盐分的控制;⑤提防钾离子过高;⑥维持钙磷的平衡;⑦必需氨基酸疗法。

6.其他

对症处理。

五、护理

1.护理评估

(1)水代谢障碍综合征:慢性肾衰竭患者由于健存肾单位减少,因而每个肾单位平均排出的容量负荷必然增加,引起溶质性利尿。加之肾的浓缩功能差而致夜尿增多。若有厌食、呕吐或酸中毒使呼吸幅度增大,呼吸道失水增多,易致脱水。患者可出现口渴、烦躁、乏力、尿量减少。晚期 CRF 极度下降,尿量日趋减少,血尿素氮、肌酐迅速上升,患者烦渴多饮,易出现严重的水潴留。如此时补液不当或摄盐过多,可致水中毒及急性左侧心力衰竭。

(2)电解质紊乱综合征

①低钠血症:慢性肾衰竭患者对钠的调节功能差。失钠导致肾功能迅速变坏。故低钠常可使一个原来病情比较稳定的患者出现尿毒症状。患者常感疲乏无力、头晕、直立性低血压、

肌肉抽搐、脉细而速,严重者可发生休克。反之,如钠摄入过多,则会潴留体内,引起水肿、高血压,严重者可发生心力衰竭。

②低钙和高磷:由于患者尿磷排出减少,血磷升高。肾衰退时 $1,25(OH)_2D_3$ 生成减少加之厌食等原因,肠道吸收钙减少,血钙降低。高血磷、低血钙刺激甲状旁腺素,可致继发性甲状旁腺功能亢进。

③低钾血症和高钾血症:由于厌食、呕吐、腹泻及利尿药的使用,可致低钾血症。其临床表现为:四肢无力、腹胀、心律失常和腱反射迟钝等。当尿毒症患者并发感染、酸中毒或长期服保钾利尿药、输含钾多的库存血或严重少尿时均可致高钾血症。其临床表现是心律失常,甚至心搏骤停,以及四肢肌肉无力、手足感觉异常等。

④代谢性酸中毒:酸中毒是慢性肾衰竭患者的常见症状。由于肾小管生成氨、排泌氢离子及重吸收碳酸盐的能力降低,加之腹泻失碱等因素,几乎所有的尿毒症患者都有轻重不同的代谢性酸中毒。轻度代谢性酸中毒一般无明显症状。当 $CO_2CP<13mmol/L$ 时,才会出现明显症状,如呼吸深大而长、食欲缺乏、恶心、呕吐、疲乏、头痛、躁动不安,严重者可发生昏迷。严重的酸中毒可导致呼吸中枢和血管运动中枢麻痹,是尿毒症最常见的死因之一。

(3)贫血:贫血是尿毒症患者必有的症状。主要原因是肾脏分泌刺激红细胞生成素减少以及血液中存在抑制红细胞生成素所致,表现为血红蛋白缓慢地进行性下降。

(4)皮肤症状:皮肤瘙痒、尿素霜沉积、尿毒症面容。

2.护理要点及措施

(1)水肿患者:准确记录24h出入量,指导患者限制液体摄入量,控制水入量每日<1500mL;给予低盐(每日<2g)饮食,每天测体重严密观察病情变化;定时测量生命体征及血清电解质。

(2)透析患者:注意腹膜透析、血液透析等应用后的反应。出现意识混乱、肌肉无力、机体发麻、恶心、腹泻和腹痛、心搏过缓等症状,应警惕高钾血症的发生。严格执行无菌操作,向患者讲解保持敷料清洁干燥的重要性,动静脉内瘘的观察与维护方法等,防止感染。

(3)电解质紊乱患者:协助改善血中钙低磷高的不平衡现象,减少身体的损害。观察患者骨头疼痛的症状,协助做全关节运动,按医嘱给予磷结合性药物,遵医嘱补钙,采取安全措施,避免骨折,定期监测钙磷水平等。协助维持体内的酸碱平衡状态。平时注意观察患者呼吸速率、节律和深度(有无快速而深的阵发性呼吸),神志状态,有无嗜睡、头痛、健忘,是否失去定向力、谵妄等现象。

(4)有皮肤完整性受损患者:指导水肿患者穿宽松衣服、鞋子;当患者使用加热或制冷的设施时,告知患者注意事项。

(5)知识缺乏患者:指导患者识别体液过多的症状,以便自己进行饮食水的调整;根据肾衰竭程度指导患者适当限制饮食及运动;指导患者观察低钙、高钾的症状和体征;讨论遵医嘱用药的重要性,及正确的服药时间、方法;指导患者注意保暖、预防感冒、定期复查等。

3.健康教育

(1)强调合理饮食对本病的重要性,严格遵守饮食治疗的原则,尤其是蛋白质的摄入和水钠的限制。

(2)教会水肿患者自我检测方法,如自测体重、严格控制液体摄入、限制饮食中盐的入量。

(3)根据病情和活动耐力进行适当的活动,以增强机体抵抗力,避免劳累和重体力活动。

(4)定期复查肾功能、血清电解质等,准确记录每日的尿量、血压、体重。

(5)遵医嘱用药,避免使用肾毒性较大的药物。

(6)注意个人卫生,皮肤瘙痒时切勿用力搔抓,以免破损引起感染,注意口腔及会阴部的清洁卫生,教导患者尽量避免去公共场所。观察有无尿路刺激征的出现。

(7)注意保暖,避免受凉,以免引起上呼吸道感染。

(8)应注意保护和有计划地使用血管,尽量使用前臂、肘部等大静脉,以备用于血液透析治疗。已行血液透析治疗者应注意保护好动静脉内瘘管或大静脉置管,腹膜透析者保护好腹透管道。

(9)有病情变化及时到医院就诊。

(10)做好心理护理,带动家庭成员及社会支持系统,增强患者治疗疾病的信心,减轻思想负担。

第五节　蛛网膜下腔出血的护理

蛛网膜下腔出血(SAH)指脑底部或脑表面的病变血管破裂,血液直接流入蛛网膜下腔引起的一种临床综合征,约占急性脑卒中的10%。其最常见的病因为颅内动脉瘤。SAH以中青年常见,女性多于男性;起病突然,最典型的表现是异常剧烈的全头痛,个别重症患者很快进入昏迷,因脑疝而迅速死亡,此类患者最主要的急性并发症是再出血。

一、专科护理

(一)护理要点

急性期绝对卧床4～6周,谢绝探视,加强病情观察,根据出血的部位和量考虑是否外科手术治疗;头痛剧烈可遵医嘱给予脱水药和止痛药;保持情绪稳定和二便通畅,恢复期的活动应循序渐进,不能操之过急,防止再次出血。

(二)主要护理问题

1.急性疼痛:头痛

与脑水肿、颅内压高、血液刺激脑膜或继发性脑血管痉挛有关。

2.潜在并发症

再出血。

(三)护理措施

1.心理护理

指导患者了解疾病的过程与预后,头痛是因为出血、脑水肿致颅内压增高,血液刺激脑膜或脑血管痉挛所致,随着出血停止、血肿吸收,头痛会慢慢缓解。必要时给予止痛和脱水降颅压药物。

2.用药护理

遵医嘱使用甘露醇时应快速静滴,必要时记录 24h 尿量,定期查肾功能;使用排钾利尿药时要注意防止离子紊乱,可静脉补钾或口服补钾;使用尼莫地平等缓解脑血管痉挛的药物时可能出现皮肤发红、多汗、心动过缓或过速、胃肠不适等反应,应适当控制输液速度,密切观察是否有不良反应发生。

3.活动与休息

绝对卧床休息 4～6 周,向患者和家属讲解绝对卧床的重要性,为患者提供安静、安全、舒适的休养环境,控制探视,避免不良的声、光刺激,治疗护理活动也应集中进行。如经一个月左右治疗,患者症状好转,经头部 CT 检查证实血液基本吸收,可遵医嘱逐渐抬高床头、床上坐位、下床站立和适当活动。

4.避免再出血诱因

告诉患者和家属容易诱发再出血的各种因素,指导患者与医护人员密切配合,避免精神紧张、情绪波动、用力排便、屏气、剧烈咳嗽及血压过高等。

5.病情监测

蛛网膜下腔出血再发率较高,以 5～11 天为高峰,81％发生在首次出血后 1 个月内。表现为:首次出血后病情好转的情况下,突然再次出现剧烈头痛、恶心、呕吐、意识障碍加重、原有症状和体征重新出现等。

二、健康指导

(一)疾病知识指导

1.概念

指脑底部或脑表面的病变血管破裂,血液直接流入蛛网膜下腔引起的一种临床综合征,约占急性脑卒中的 10％。

2.形成的主要原因

其最常见的病因为颅内动脉瘤,约占 50％～80％,其次是动静脉畸形和高血压性动脉粥样硬化,还可见于烟雾病、颅内肿瘤、血液系统疾病、颅内静脉系统血栓和抗凝治疗并发症等。

3.主要症状

出现异常剧烈的全头痛,伴一过性意识障碍和恶心、呕吐;发病数小时后出现脑膜刺激征(颈项强直、Kernig 征和 Brudzinski 征);25％的患者可出现精神症状。

4.常用检查项目

首选 CT 检查,其次脑脊液检查、脑血管影像学检查、TCD 检查。

5.治疗

一般治疗与高血压性脑出血相同;安静休息;脱水降颅压;防止再出血常用氨甲苯酸注射

液;预防血管痉挛常用尼莫地平注射液;放脑脊液疗法;外科手术治疗。

6.预后

与病因、出血部位、出血量、有无并发症及是否得到适当的治疗有关。动脉瘤性 SAH 死亡率高,未经外科治疗者约 20% 死于再出血,90% 的颅内 AVM 破裂患者可以恢复,再出血风险较小。

(二)饮食指导

给予高蛋白、高维生素、清淡、易消化、营养丰富的流食或半流食,指导患者多进食新鲜的水果和蔬菜,如米粥、蛋羹、面条、芹菜、韭菜、香蕉等,保证水分摄入,少量多餐,防止便秘。

(三)避免诱因

向患者和家属普及保健知识,提高其自我管理理念,定期体检,及时发现颅内血管异常,立即就医;已发病的患者应控制血压在理想范围,避免情绪激动,保持大便通畅,必要时遵医嘱使用镇静剂和缓泻剂等药物。

(四)检查指导

SAH 患者一般在首次出血 3 周后进行 DSA 检查,应告知脑血管造影的相关知识,指导患者积极配合,以明确病因,尽早手术,解除隐患和危险。

(五)照顾者指导

家属应关心、体贴患者,为其创造良好的休养环境,督促其尽早检查和手术,发现再出血征象及时就诊。

三、循证护理

SAH 最常见的病因为颅内动脉瘤,多项研究中指出动脉瘤性 SAH 患者发生再出血的原因,是由于血压波动引起颅内压增高,如剧烈活动、用力排便、咳嗽、情绪激动等,对动脉瘤产生刺激,从而诱发动脉瘤再次破裂。多表现为突然发病,头痛难忍,心理负担较重,易产生惊恐心理,使患者焦虑不安。这些因素如不及时控制,会导致恶性循环,不利于疾病的治疗和机体的康复。有学者研究指出 SAH 患者的典型症状是剧烈头痛,给予脱水和降颅压治疗,减轻脑水肿,这是治疗的关键。患者必须绝对卧床休息 4 周,过早下床活动可引发再次出血。对于再出血的患者来说,发生脑血管痉挛的时间越长、发作次数越多,预后就会越差,因此,应该采取综合性的预防和护理方法,进行及时的观察和治疗。

近年来,临床上对于 SAH 的治疗有很多新进展,有学者研究中显示持续腰池外引流是一种安全、有效、微创治疗 SAH 的方法,能不断将有害物质排出体外,减小蛛网膜粘连和脑水肿反应,从而减轻对脑血管的不良刺激,而新分泌出来的 CSF 又起着稀释和冲洗的作用,阻止了恶性循环。通过持续的腰池外引流并给予护理配合后,可明显缩短头痛时间、减轻头痛程度、减少脑疝及再出血的发生。该方法治愈率高,创伤小,充分体现了临床应用的价值。

第三章　外科护理

第一节　甲状腺手术的护理

一、概述

(一)甲状腺相关解剖知识和生理知识

甲状腺位于颈前部,舌骨下肌群深面。它呈 H 形或 U 形,由左、右两个侧叶和甲状腺峡构成。侧叶位于喉下部与气管上部的两侧,一般分为前、后缘,上、下端以及前外侧面与内侧面。上端可达甲状软骨中部,下端至第 5 或 6 气管软骨环水平。前缘薄,后缘钝圆。甲状腺峡位于第 2～4 气管软骨前方(图 3-1)。

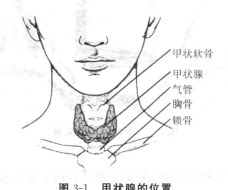

　　甲状软骨
　　甲状腺
　　气管
　　胸骨
　　锁骨

图 3-1　甲状腺的位置

(二)甲状腺血管、神经和淋巴管

甲状腺血管、神经和淋巴管各部分见图 3-2。

1.甲状腺血管

(1)甲状腺的动脉:供应主要来自两侧的甲状腺上动脉和甲状腺下动脉。甲状腺上动脉沿喉侧下行,到达甲状腺上极时,分成前、后分支进入腺体的前、背面。甲状腺下动脉呈弓形横过颈总动脉的后方,再分支进入甲状腺的背面。

(2)甲状腺的静脉:甲状腺表面丰富的静脉网汇成上、中、下静脉干;上干伴行甲状腺上动脉,导至颈内静脉;中干常单行,横过颈总动脉的前方,亦导至颈内静脉;下干数目较多,在气管前导至无名静脉。

2.甲状腺的淋巴循环

甲状腺的淋巴管行于叶间结缔组织内,常常围绕其伴行动脉,并且与腺被膜的淋巴管交通,管内可能包含胶状质。甲状腺的淋巴汇合流入沿颈内静脉排列的颈深淋巴结。气管前、甲状腺峡上的淋巴结和气管旁、喉返神经周围的淋巴结也收集来自甲状腺的淋巴。

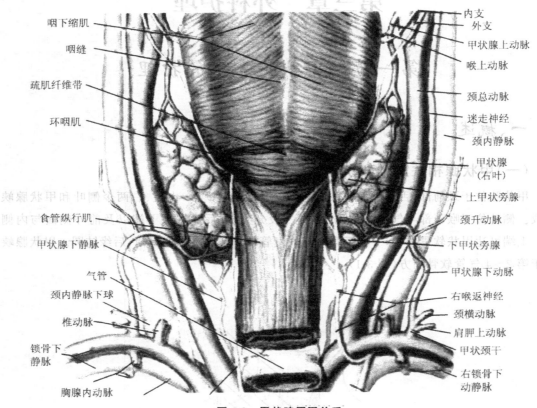

图 3-2　甲状腺周围关系

3.甲状腺的神经

有交感神经纤维和副交感神经纤维,主要是颈上和颈下交感神经节的节后纤维,沿动脉而行,形成甲状腺上丛和下丛。自神经丛发出的分支进入腺体实质后分布于毛细血管周围及滤泡周围,亦有分支达上皮基部而形成突触终末。此外,还有来自迷走神经、舌咽神经及舌下神经的分支。喉返神经:位于环甲关节后方,进入喉部。

(三)甲状腺生理

合成、储存和分泌甲状腺激素,结构单位为滤泡,内含胶体,主要成分为甲状腺球蛋白。甲状腺激素是甲状腺球蛋白分解出来的有机结合碘。甲状腺激素与血清蛋白结合,其中 90% 为 T_4,10% 为 T_3。甲状腺激素的主要作用:增加全身组织的氧消耗及热量产生;促进蛋白质、糖类和脂肪的分解;促进人体的生长发育,主要在出生后影响脑与长骨的发育。甲状腺滤泡旁细胞(C 细胞)可分泌降钙素,参与调节血钙浓度。

(四)甲状旁腺

1.甲状旁腺相关解剖知识和生理知识

为扁椭圆形的小体,又称上皮小体,呈淡黄棕色。在幼儿期,呈淡红色而较透明,并随着年龄增长而色加深。通常位于甲状腺侧叶的后面和甲状腺囊之间。平均长 6cm,宽 3～4cm,厚 1～2mm,每个甲状旁腺的重量约为 50mg。通常甲状旁腺的数量是 4 个,每侧有 2 个。根据其位置分别称为上甲状旁腺和下甲状旁腺。

2.甲状旁腺血管、神经和淋巴管

甲状旁腺从甲状腺下动脉或从甲状腺上、下动脉之间的吻合支接受丰富的血液供给。动脉支主要有腺门进入实质内。甲状旁腺的静脉回流入甲状腺静脉。甲状旁腺的淋巴管是很丰富的,并且与甲状腺和胸腺的淋巴管相联系。甲状旁腺的神经由交感神经分布。直接从颈上或颈中交感神经节,或者间接通过位于甲状腺侧叶后面筋膜内的神经丛获得神经支配。

3.甲状旁腺生理

甲状旁腺是较小的内分泌器官,分泌的激素(甲状旁腺素)的功能为调节钙的代谢,维持血钙平衡,主要使骨钙释出入血,再由肾排出进行调节血钙平衡,故甲状旁腺的靶器官是骨与肾。分泌不足时可引起血钙下降,出现手足搐搦症;功能亢进时则引起骨质过度吸收,容易发生骨折。故有些人出现上述症状时应考虑是不是与甲状旁腺功能失调有关。

二、甲状腺大部切除术

甲状腺大部切除术是治疗甲状腺疾病的一种手术方式。甲状腺瘤,结节性甲状腺肿为常见疾病,患者多为青壮年,常伴有甲状腺功能亢进(简称甲亢)。甲状腺瘤患者及结节性甲状腺肿的癌变率很高,分别为 20% 和 7%,故一旦发现应行甲状腺大部切除或甲状腺次全切除术。

(一)适应证

(1)单纯性甲状腺肿引起临床症状者。

(2)青春期后单纯性甲状腺明显增大。

(3)结节性甲状腺肿伴有甲亢或有恶变可能者。

(4)甲状腺囊肿,压迫气管引起呼吸困难者。

(5)较严重的甲亢经药物治疗 1 年无明显疗效。

(二)麻醉方式

颈丛神经阻滞、全麻。

(三)手术体位与切口

患者仰卧,头后仰,肩下垫一长方枕,头高脚低。于颈静脉切迹上方 2 横指处沿皮纹做弧形切口。

(四)手术物品准备

1.器械

甲状腺器械。

2.敷料

剖腹包,剖腹外加,剖腹盆,甲状腺外加。

3.物品

一次性无菌手术用品(手套、手术贴膜、吸引器皮管、引流管),体位垫,标本盆。

4.特殊用物

3-0 Dexon、皮片引流、显纱、布带子、扣线。

(五)手术步骤及配合

(1)一般于颈部按皮纹做弧形切口。

(2)分离颈前肌群,充分暴露两侧甲状腺包膜。

(3)两侧甲状腺上、下动脉分别结扎,避免术中出血,影响手术进行。

(4)甲状腺周围血管结扎处理后,切除大部分甲状腺,彻底止血后,缝合保留的甲状腺组织。一侧甲状腺处理完毕,另一侧按同法切除。

(5)术前有呼吸困难者,如术中发现气管软骨软化,应做气管悬吊术,以免术后发生呼吸困难。

(6)缝合切口时,将肩垫枕移于枕部使颈部肌肉松弛,便于缝合。常规放置橡皮片引流24~48h,引流出切口内血液和积液。术后包扎切口不宜过紧。

(六)手术护理要点

(1)密切观察患者呼吸情况,出现声嘶或呼吸困难,为损伤喉返神经所致。应详细检查喉返神经,需要时行吻合或松解术。

(2)术前已有呼吸困难者,更应注意患者呼吸情况,常规准备好气管切开包备用。

(3)多数患者不采用全身麻醉,巡回护士要注意术中的心理护理,减轻患者的心理压力。

三、甲状腺次全切除术

甲状腺次全切除术是治疗甲状腺功能亢进、单纯性甲状腺肿、多发性甲状腺腺瘤、巨大甲状腺腺瘤或巨大囊肿而进行的手术。凡符合适应证者,应积极早期手术。但术后也有复发者,复发率在4%~6%,多为40岁以下患者。

(一)适应证

(1)单纯甲状腺肿压迫气管、食管、喉返神经或颈部大静脉而引起临床症状者,X线检查发现气管已变形或移位,喉镜检查有声带麻痹现象者。

(2)巨大的单纯甲状腺肿影响患者参加生产劳动者。

(3)青春期后单纯甲状腺肿明显增大。

(4)结节性甲状腺肿伴有甲状腺功能亢进症或有恶性变的可能（4%～7%）者。

(5)甲状腺囊肿，继续长大，压迫气管引起呼吸困难，有囊内出血，体积明显增大，引起急性气管压迫，难与腺瘤鉴别，不能排除癌性变者。

(6)较严重的甲状腺功能亢进症其基础代谢率在30%以上，经抗甲状腺药物治疗一年左右无明显疗效者。

(7)结节性甲状腺肿继发甲状腺功能亢进症，或有恶性变的可能，手术治疗的效果优于甲状腺药物和放射性[131]I治疗者。

(8)并发心功能紊乱的甲状腺功能亢进症者。

（二）麻醉方式

气管插管全身麻醉。

（三）手术切口

在胸骨切迹上二横指沿颈部皮肤横纹做正中弧形切口。

（四）手术体位

头颈过伸位。

（五）手术用物

1.敷料包

敷料包，中单。

2.器械

基础器械。

3.特殊用物

23#刀片、10#刀片、电刀、超声刀、3-0圆针可吸收缝合线、3-0扣线、引流球。

4.仪器设备

高频电刀主机、超声刀主机。

（六）护理评估

(1)患者情况

①一般情况：年龄、身高、体重、皮肤完整性。

②既往史，有无高血压、心脏病、过敏史、手术史、植入物、特殊感染及其他疾病史。

③焦虑、恐惧：多数患者伴有呼吸困难，对陌生环境，手术创伤、疼痛、手术意外的不确定性；对术后切口的美观有一定顾虑。

(2)手术方式：确定手术部位、手术方式，根据手术方式准备用物。

(3)手术体位：颈椎活动度及体型。脊柱有无畸形。肢体功能情况是否良好。

(4)甲状腺功能亢进患者关注其心率、肿瘤的大小及位置、突眼症状。腺瘤是否影响呼吸。

（5）核查手术部位及标识。

（6）认真核实患者有无义齿，牙齿有无松动。

（7）术中是否送检快速病理切片。

（七）手术步骤与配合

1.常规消毒铺单

递海绵钳夹持 2％碘酒纱球、75％乙醇纱球消毒皮肤，颈部常规手术铺单。

2.切开皮肤、皮下组织、颈阔肌

递 23#刀、组织镊，在胸骨切迹上两横指处切开皮下组织及颈阔肌。

3.分离皮瓣：上至甲状软骨，下至胸骨颈静脉切迹，两侧达胸锁乳突肌缘

递组织镊提起皮缘，电刀游离上下皮瓣，血管钳止血，1#丝线结扎或电凝止血。

4.暴露甲状腺

递 10#刀、电刀或超声刀纵形打开颈白线，递甲状腺拉钩牵开两侧颈前带状肌群，暴露甲状腺。

5.处理甲状腺上极、下极，以及周围血管

递蚊式钳、超声刀分离上、下极组织，处理甲状腺上动静脉、下动静脉和甲状腺中静脉，近心端双重 4#丝线结扎。

6.处理甲状腺峡部

递电刀或超声刀贴气管壁前分离甲状腺峡部并切除。

7.切下甲状腺组织

递血管钳或蚊式钳数把，沿预定切线依次钳夹，递 10#刀切除，取下标本，切除时避免损伤喉返神经。递 1#丝线结扎残留甲状腺腺体，3-0 圆针可吸收缝合线间断缝合甲状腺被膜。

8.冲洗切口

递生理盐水冲洗，吸引器头吸引，更换干净纱布。清点器械、敷料等用物，除去肩部垫枕。

9.放置引流，缝合切口，加压覆盖切口

递 11×28 角针 4#丝线固定引流管，3-0 圆针可吸收缝合线缝合颈阔肌、皮下组织，3-0 扣线进行皮内缝合。递干纱布、敷料贴加压覆盖切口

（八）护理评价

（1）皮肤完好，无压疮。

（2）引流管顺畅，固定牢固。

（3）护理文书记录清楚，详细，工整。

（4）手术进展顺利，配合默契。

（5）术中体位摆放合理，未造成神经损伤，肢体过度牵拉。

（6）术中各种标本标记明确，保管妥善。

（7）手术用物清点准确无误。

（8）转运过程安全,注意事项交代清楚。

（九）注意事项

（1）术前一日访视患者,了解患者病情及基本身体状况。

（2）严格执行核查制度。

（3）术中若行局部麻醉,正确配比和使用局麻药物。

（4）注意患者角膜的保护。眼突症状严重,麻醉后任闭合困难的患者,涂抹红霉素眼药膏,然后用胶布或敷料粘贴上下眼睑,避免眼角膜损伤。

（5）注意保护好患者颈椎,颈下垫软枕。

（6）保障患者安全,合理约束固定。

（7）根据手术需要正确放置特殊仪器,仪器设备确保性能良好。

（8）手术过程中密切观察患者气管插管有无脱落。

（9）护理记录文书完整,无遗漏。

（10）术中病理标本应妥善保管。送检快速病理切片时,交接清楚。

（11）密切观察患者生命体征,如遇到术中大出血、出现呼吸困难情况时,反应迅速,及时配合抢救。

（12）甲状腺瘤侵犯到胸骨后的,术前准备好开胸器械。

（13）甲状腺血运、神经丰富,转运患者时,轻抬轻放。

四、甲状腺囊肿摘除术

（一）适应证

甲状腺囊肿较大或出现压迫症状;非手术疗法未能治愈。

（二）麻醉方式

局部麻醉＋神经安定麻醉或颈丛麻醉。

（三）手术体位

垂头仰卧位。

（四）手术切口

在胸骨颈静脉切迹上 2 横指相应的皮肤皱纹处做横形切口。

（五）手术步骤与手术配合

1.常规消毒皮肤

递海绵钳夹持碘伏纱球消毒皮肤两遍。

2.胸骨切迹上 2 横指沿颈部皮肤横纹做弧形切口切开皮肤、皮下组织、颈阔肌

递给主刀医生 1 根浸湿的 4 号丝线做切口标志,递 22 号刀切开,干纱布拭血,电凝器止血,更换刀片。

3.分离皮瓣

递组织钳提起皮缘,递 22 号刀或电刀分离颈阔肌、中弯钳止血、1 号丝线结扎或电凝器止血。

4.牵引颈阔肌

递干纱垫 2 块、6×17 角针 4 号丝线将纱垫分别间断缝合在上、下颈阔肌边缘,递 4 把组织钳牵开,递纱布 2 块放置切口两侧。

5.纵行切开颈白线

递组织钳两把提夹、电刀纵行切开。

6.钝性分离颈前肌与甲状腺包膜间隙直至基底部,并切断

递甲状腺拉钩牵开一侧肌肉显露囊肿,递 KD 钳钳夹 KD 粒将囊肿壁与正常甲状腺组织之间做钝性分离,递中弯钳夹住基底部,递 22 号刀或组织(剪)切断、1 号丝线结扎或 6×17 圆针缝扎。

7.缝合甲状腺及其包膜

递无齿镊,递 6×17 圆针 1 号丝线缝合。

8.冲洗切口

递生理盐水冲洗、吸引器头吸引,更换干净纱布,清点器械、敷料等数目,除去肩部长枕。

9.放置引流胶片或引流管引流

递引流胶片或胶管、中弯钳协助置管,递 6×17 角针 4 号线将引流管固定在皮肤上。

10.缝合颈阔肌

递有齿镊、6×17 圆针 1 号丝线缝合。

11.缝合皮下组织

递乙醇纱球擦拭切口周围皮肤,递无齿镊、6×17 圆针 1 号丝线间断缝合;再次清点物品数目。

12.缝合皮肤或皮内缝合

递 6×17 角针 1 号丝线缝合皮肤或 5-0 号可吸收线行皮内缝合。

13.覆盖切口

递海绵钳夹持乙醇纱球消毒皮肤,递纱布、棉垫或敷贴覆盖切口。

五、甲状腺癌根治术

(一)适应证

甲状腺癌。

(二)麻醉方式

静脉复合麻醉+气管插管。

（三）手术体位

垂头仰卧位。

（四）手术切口

"X"形或"L"形切口。

（五）特殊用物

"Y"形引流管、超声刀。

（六）手术步骤与手术配合

1.常规消毒皮肤

递海绵钳夹持碘伏纱球消毒皮肤两遍。

2.切开皮肤、皮下组织、颈阔肌

递22号刀切开、干纱布拭血、蚊式钳止血、1号丝线结扎或电凝器止血。

3.分离皮瓣：上至下颌骨下缘，下至锁骨，内至颈中线，外至斜方肌前缘

递组织钳提起皮缘，递22号刀或电刀上下分离皮瓣、中弯钳止血、1号丝线结扎或电凝器止血、干纱布拭血。

4.结扎颈外静脉

递小弯钳、小直角钳、梅氏剪分离出颈外静脉，递15号刀切断，递4号丝线及1号丝线双重结扎。

5.切断胸锁乳突肌，肩胛舌骨肌，气管前及颈前肌群

递中弯钳、小直角钳分离、有齿直钳钳夹、电刀——切断，递8×24圆针4号丝线贯穿缝扎。

6.标本内翻，解剖颈外侧区

递15号刀切断颈丛4、3、2神经根，递弯蚊式钳钳夹出血点、0号丝线结扎。

7.切开颈动脉鞘，确认颈内静脉、迷走神经和颈总动脉

递15号刀或梅氏剪切开，递KD钳夹KD粒分离。若癌肿浸润颈内静脉，则递小弯钳钳夹静脉、15号刀切断、4号线结扎、5×14圆针1号丝线缝扎。

8.解剖颌下区，分离颌下腺周围包膜连同附近淋巴结脂肪组织

递甲状腺拉钩牵开下颌舌骨肌，递中弯钳、梅氏剪分离。

9.解剖颏下三角区

递梅氏剪、中弯钳，递KD钳钳夹KD粒钝性剥离、暴露颏下三角区，递小弯钳钳夹出血点、1号丝线结扎或电凝器止血。

10.清除迷走神经和颈动脉周围的脂肪淋巴组织

递中弯钳、直角钳分离、钳夹，递梅氏剪逐个清除。

11.切断带状肌，结扎甲状腺上、下动脉

递中弯钳分离、钳夹，递15号刀切断带状肌、4号丝线结扎血管。

12.切除肿瘤及周围组织

递电刀沿气管前壁切下标本。

13.冲洗切口

递生理盐水冲洗、吸引器头吸引,更换干净纱布,清点器械、敷料等数目,去除肩长枕。

14.于颌下锁骨内、上侧置引流管

递引流管两根,递 6×17 角针 4 号线将引流管固定于皮肤。

15.缝合颈阔肌

递无齿镊、6×17 圆针 1 号丝线缝合。

16.缝合皮肤

递有齿镊、6×17 角针 1 号丝线缝合;再次清点物品数目。

17.覆盖切口

递海绵钳夹持乙醇纱球消毒皮肤,递纱布、棉垫或敷贴覆盖切口。

六、腔镜下甲状腺切除术

(一)概述

1996 年 Gagner 等报道了世界上首例腔镜甲状旁腺大部切除术,1997 年 Huscher 等完成了首例腔镜甲状腺腺叶切除术,效果满意。随后开始了腔镜甲状腺手术方法的探索,由于颈部间隙狭窄,手术空间小,手术操作和止血均较困难,中转开放手术比例高,当时在美国和意大利等国仅为少数病例施行了此手术,尚不具备推广价值。2001 年 6 月仇明等完成了国内第一例腔镜甲状腺切除术。此后腔镜甲状腺手术在我国迅速发展。

(二)适应证

(1)甲状腺腺瘤、囊性腺瘤、囊性增生性良性病变(瘤体直径<6cm)。

(2)甲状腺囊肿、结节性甲状腺肿(单个或多个,直径<5cm)。

(3)孤立性甲状腺结节。

(4)甲状腺微小癌。

(5)桥本甲状腺炎伴气管受压。

(三)用物准备

1.基础用物准备

基础器械、敷料包、11# 手术刀片、吸引器、腔镜套、丝线(1#、4#、7#)、8×24“○”针、8×24 “△”针、10×34“△”针、无菌液状石蜡、负压吸引球。

2.腔镜仪器准备

腹腔镜仪器 1 套(显示器、视频机、光源机、气腹机、分屏显示器、超声刀主机、高频电刀)。

3.腔镜器械准备

10mm 30°镜头 1 个、10mm Trocar 1 个、5mm Trocar 2 个、摄像头、光源线、气腹管、冲吸

器、分离钳(直弯各 1 把)、腔镜剪刀(直弯各 1 把)、直角分离钳 1 把、针持 2 把(直弯各一)、超声刀手柄、甲状腺剥离器、橄榄头分离棒。

4.一次性耗材

超声刀刀头、一次性标本袋、3-0 圆可吸收线、3-0 角可吸收线。

(四)麻醉方式与体位

1.麻醉方式

全身麻醉。

2.体位

颈仰卧位(肩下垫薄枕、颈部垫小圆棍、头部垫头圈)。

(五)入路

经乳晕或腋下或前胸壁等。

(六)护理要点和注意事项

(1)护士在医生指导下摆放体位,经主刀医生确认后开台。

(2)术中巡回护士根据医嘱调节体位,注意患者安全。

(3)巡回护士注意观察液路,防止液路脱出。

(4)巡回护士准确控制气体压力,防止压力过大。

七、专科手术护理

1.护理评估

(1)评估患者辅助检查阳性结果:如血钙浓度、气管软化实验等。

(2)预评估患者音色、音量。

(3)评估患者颈椎、寰椎关节活动状况。

2.常见护理诊断/问题

(1)低效型呼吸形态:与手术创伤、疼痛有关。

(2)有窒息的危险:与麻醉、气管软化有关。

(3)有误吸的危险:与气管软化、周围血管神经功能障碍有关。

(4)有颈椎损伤的危险:与安置手术体位有关。

(5)有声音嘶哑的危险:与周围血管神经功能障碍有关。

(6)有心律失常、手足抽搐的危险:与手术损伤甲状旁腺有关。

3.护理措施

(1)准备气管切开包,以便紧急救治窒息、误吸、呼吸形态改变的患者。

(2)保证两条通畅的负压吸引。

(3)甲状腺手术体位护理:患者仰卧位,肩下放软枕,头部自然后仰,颈部伸直,枕后放置圆形硅胶头垫,颈下平塞支撑软垫,防止颈椎空悬,以免损伤颈椎;头部不能过度伸仰以免患者手术后颈部疼痛。患者眼部涂入四环素眼膏,协助双眼自然闭合。

(4)比较患者术前术后发音状况,及早发现问题、及时处理。

第二节 急性乳腺炎的护理

急性乳腺炎是乳腺的急性化脓性感染,患者多是产后哺乳期的初产妇,往往发生在产后3~4周。

一、病因与发病机制

(一)乳汁淤积

乳头发育不良、乳汁过多或婴儿吸乳过少、乳管不通畅等原因都可引起乳汁的淤积。

(二)细菌侵入

致病菌主要为金黄色葡萄球菌。乳头破损或皲裂是使细菌沿淋巴管入侵感染的主要途径。细菌还可直接侵入乳管而致感染。6个月以后的婴儿牙齿已萌出,易致乳头损伤而感染。

二、护理评估

(一)健康史

评估患者是否为初产妇,有无乳头发育异常的情况,哺乳是否正常。

(二)身体状况

1.局部表现

患侧乳房体积增大,局部红、肿、热、痛,触及压痛性包块。数天后形成脓肿,脓肿可以是单房或者多房,脓肿向外破溃,可见脓液自乳头或皮肤排出,深部脓肿可穿至乳房与胸肌间的疏松结缔组织中,形成乳房后脓肿。患侧腋窝淋巴结肿大、压痛。

2.全身表现

患者可有寒战、高热、脉率加快、食欲下降等症状。感染严重者可并发脓毒症。

(三)心理-社会状况

在发病期间因不能正常进行母乳喂养、疼痛、担心乳房的功能或形态的改变而产生焦虑、紧张的心理变化。

(四)辅助检查

1.实验室检查

血常规检查示白细胞计数及中性粒细胞比例升高。

2.诊断性穿刺

在乳房肿块压痛最明显的或波动最明显的部位穿刺,抽出脓液表示脓肿已形成,并将脓液做细菌培养及药物敏感试验。

（五）治疗与反应

1.非手术治疗

脓肿未形成时应用抗生素,患侧乳房暂停哺乳并排空乳汁,局部理疗,药物外敷或热敷等。

2.手术治疗

乳房脓肿形成后及时行切开引流术。切口的选择因脓肿所在的部位不同而不同,乳房浅脓肿选放射状切口,乳晕脓肿沿乳晕周围弧形切口,乳房深部及乳房后脓肿乳房下缘弧形切口。脓肿切开后分离脓肿的多房间隔膜以利引流,为保证引流充分,引流条应放在脓腔最低部位,必要时切口可做对口引流。

三、护理诊断及合作性问题

1.体温过高

与乳房炎症反应有关。

2.急性疼痛

与乳房炎症、肿胀、脓肿切开引流有关。

3.知识缺乏

缺乏围产期乳房保健的有关知识。

四、护理目标

感染得到控制,体温降至正常;疼痛缓解或消失;了解围产期乳房保健的有关知识。

五、护理措施

1.一般护理

给予患者高蛋白、高维生素、高热量、低脂肪、易消化的食物,保证充足水分的摄入,注意休息,适当运动。加强哺乳期乳房的清洁护理。

2.病情观察

观察局部肿块有无变化,定时检测生命体征,并定时查血常规,了解白细胞计数及中性粒细胞比例的变化情况。

3.防止乳汁淤积

患侧乳房停止哺乳,用吸乳器吸净乳汁;健侧乳房不停止哺乳,应注意保持乳头清洁,观察乳汁的颜色。

4.促进局部血液循环

用宽松的乳罩托起乳房,局部热敷或理疗减轻疼痛,局部水肿明显者,用50%硫酸镁溶液外敷。

5.用药护理

按医嘱早期、足量应用抗菌药；局部金黄散或鱼石脂软膏外敷。

6.对症护理

高热者给予物理降温，必要时按医嘱用解热镇痛药。

7.切口护理

脓肿切开引流后，每天换药，保持引流通畅。

8.心理护理

解释不能进行母乳喂养和疼痛的原因，让患者了解，炎症消退后，乳房的功能及形态均不会受到明显影响，消除患者的思想顾虑，保持心情舒畅。

六、护理评价

患者的乳房疼痛是否缓解；体温是否降至正常；是否掌握了排空乳汁和正确哺乳的方法。

七、健康指导

1.纠正乳头内陷

乳头内陷者可在分娩前 3～4 个月开始每天挤、捏、提拉乳头，使内陷得到纠正。

2.保持乳房清洁

妊娠期经常用温水、肥皂水清洗两侧乳头，后期每日清洗 1 次；产后每次哺乳前后均需清洁乳头。

3.治疗乳头破损

有乳头破损或皲裂者，暂停哺乳，用吸乳器吸出乳汁；局部用温水清洗后涂抗生素软膏，待痊愈后再哺乳。

4.养成良好哺乳习惯

每次哺乳时尽量吸净乳汁，如有乳汁淤积，可用吸乳器或手法按摩帮助排空乳汁。勿让婴儿含乳头睡觉，预防和治疗婴儿口腔炎症。

第三节　乳房良性肿瘤的护理

一、乳腺纤维腺瘤患者的护理

乳腺纤维腺瘤是乳腺较为常见的良性肿瘤，为乳腺小叶内纤维细胞的良性增生。

（一）病因与发病机制

由于小叶内纤维细胞对雌激素的敏感性异常增高，体内雌激素活跃是本病发生的刺激因素，因此，本病好发于卵巢功能旺盛期的妇女。

（二）护理评估

乳腺纤维腺瘤多见于 20～25 岁青年妇女，主要表现为乳房肿块，无自觉症状，生长缓慢。好发于乳房外上象限，多为单发，肿块呈圆形或椭圆形，表面光滑，质地坚韧，边界清楚，易于推动，无触痛。月经周期对肿块大小无影响，在妊娠期、哺乳期因雌激素水平增高，可刺激其迅速生长。

乳房纤维腺瘤虽属良性，但有恶变可能，一旦确诊，应尽早手术，将肿瘤连同其包膜整块切除，并常规做病理检查。

（三）护理诊断及合作性问题

疼痛：与手术有关。

（四）护理措施

教会患者乳房自检的方法，尽早发现病变。注意观察肿块的变化，指导患者尽早手术。患者多在门诊手术治疗，手术后早期局部有肿痛，可进行物理疗法治疗。

二、乳腺囊性增生病患者的护理

乳腺囊性增生病又称为慢性囊性乳腺病（简称乳腺病），是乳腺实质的良性增生，常见于 30～50 岁的妇女。

（一）病因与发病机制

该病的发生与内分泌障碍有关。雌激素分泌过多而黄体素分泌减少，使乳腺实质过度增生。增生可发生于腺管周围并伴有大小不等的囊肿形成，或腺管内表现为不同程度的乳头状增生，伴乳管囊性扩张。发生于小叶实质者，主要为乳管及腺泡上皮增生。

（二）护理评估

一侧或两侧乳房胀痛、有肿块。部分患者的疼痛具有周期性，在月经前疼痛加重，月经来潮后疼痛减轻或消失。检查可见乳腺肿块呈颗粒状、结节状或片状，质地韧而不硬，与周边组织界限不清，与皮肤和基底组织不粘连，腋窝淋巴结不肿大。病程较长，发展缓慢。

对症治疗为主，缓解疼痛以减轻症状，可用中医中药进行调理。乳腺囊性增生病有无恶变的可能尚有争议，可隔 2～3 个月进行复查。可能恶变的患者，可作单纯乳房切除术并做病理检查。

（三）护理诊断及合作性问题

知识缺乏：缺乏乳房自检知识。

（四）护理措施

按医嘱用药。指导患者用宽松乳罩托起乳房以减轻疼痛。教会患者乳房自检方法，注意乳房的变化，发现异常尽早治疗。

第四节 胸部肿瘤的护理

一、食管癌患者的护理

食管癌是消化道常见的恶性肿瘤,多见于男性,发病年龄多在 40 岁以上。我国是世界上食管癌高发地区之一。

(一)病因与发病机制

1.病因与发病机制

病因尚不清楚。可能的致病因素如下。①不良生活习惯:长期饮烈性酒、吸烟,进食过快,吃的食物过热、过硬等。②化学因素:亚硝胺致癌性强,在高发区的膳食、饮水、酸菜中亚硝胺的含量高。③微量元素及维生素缺乏:食管癌高发区的调查显示,饮水、食物中的钼、锰、铁等微量元素含量低,维生素 A、B_2、C 等缺乏。④食管癌具有遗传易感性。⑤癌前病变:慢性食管炎、食管狭窄、食管白斑等。⑥生物因素:在某些高发区的粮食中、食管癌患者的上消化道中或切除的食管癌标本上,均能分离出多种真菌,其中某些真菌有致癌作用。

2.病理

食管癌胸中段较多见,下段次之,上段较少。大多为鳞癌,食管癌的大体病理分型包括髓质型、蕈伞型、溃疡型、缩窄型,髓质型最常见,恶性程度高。食管癌转移主要经淋巴途径,血行转移发生较晚。

(二)护理评估

1.健康史

评估患者的家族史、饮食习惯、有无长期酗酒、吸烟史等。

2.身体状况

患者早期症状不明显.在吞咽粗硬食物时有不适感,包括进食时有轻微的哽噎感,吞咽时食管内刺痛或隐痛感,胸骨后闷胀、隐痛、烧灼感。食物通过缓慢,并有停滞感或异物感。

中晚期食管癌的典型症状是进行性咽下困难,先是难咽干硬食物,继而半流质,最后水和唾液也不能咽下。患者逐渐出现消瘦、贫血、营养不良、脱水、声音嘶哑、呕血、食管气管瘘、进食时呛咳及肺部感染。肿瘤可压迫气管,造成咳嗽、呼吸困难、发热、咯血及肺部感染等。当癌肿侵蚀气管形成食管气管瘘;侵犯胸壁的肋间神经,引起持续性胸背部疼痛;侵犯喉返神经造成声嘶。此外,还可出现锁骨上淋巴结肿大、肝大、胸腔积液等转移表现。

3.心理-社会状况

食管癌是恶性肿瘤,患者对疾病的预后产生恐惧、焦虑心理;食管癌患者治疗效果不好,预后很差,也会出现悲哀、绝望等情绪反应。

4.辅助检查

(1)食管吞钡 X 线检查:了解食管黏膜的改变、充盈的缺损、龛影的形成、管腔的狭窄等改变。

(2)脱落细胞学检查:用带网气囊食管细胞采集器,做食管拉网检查脱落细胞,阳性率可达90%以上。

(3)纤维食管镜检查:在直视下钳取活组织做病理组织学检查。

5.治疗与反应

食管癌首选手术治疗。早、中期的患者做食管癌根治术,切除癌肿和上下5cm范围的食管及所属区域的淋巴结,以胃、结肠或空肠代食管。晚期患者,可做姑息性手术,如食管胃转流吻合术、食管腔内置管术、胃造瘘术置支架等。手术前后辅以放疗和化疗。

食管癌手术后可出现吻合口瘘、乳糜胸等并发症。

吻合口瘘是由于吻合口破裂所致,是最严重的并发症,也是引起死亡的主要原因。多发生于术后5~10天。患者出现呼吸困难、胸腔积液、全身中毒症状、休克、脓毒症。

乳糜胸是胸导管损伤所致。多发生于术后2~10天,少数病例发生于术后2~3周。早期胸膜腔内为淡血性或淡黄色液,进食后为白色乳状液体或小米饭汤样。患者出现胸闷、气急、心悸、血压下降,若不及时处理,患者可在短时间内由于水、电解质、脂肪、蛋白质、酶、抗体等的丢失而引起全身消耗、衰竭而死亡。

(三)护理诊断及合作性问题

1.营养失调:低于机体需要量

与进食不足、呕吐及消耗增加有关。

2.体液不足

与吞咽困难、呕吐、水分摄入不足等有关。

3.潜在并发症

吻合口瘘、乳糜胸等。

(四)护理目标

患者营养状况得到改善;体液维持平衡;及时预防和护理术后并发症。

(五)护理措施

1.手术前护理

术前常规做好营养支持、口腔护理、呼吸道准备及心理护理,并重点做好消化道准备。①餐后饮水,术前1周按医嘱口服抗生素溶液。②术前3天进流质饮食,术前1天禁食。③食管梗阻者,术前3天每晚用生理盐水100mL加抗生素经鼻胃管冲洗食管。④拟结肠或空肠代食管者,术前做好肠道准备。⑤手术日晨常规置胃管或十二指肠营养管。

2.手术后护理

术后常规做好病情观察、呼吸道护理、胸膜腔闭式引流的护理、心理护理、胃肠减压护理、放疗和化疗护理,并重点做好饮食护理。①术后3~4天内,严格禁饮食。②术后3~4天,肛门排气,拔除胃管。拔管24h后,少量饮水。术后5~6天,给予少量流质饮食,每2h给

100mL,每天 6 次,如无异常,渐至全量。术后 10 天左右进半流质饮食,3 周试进普食。③注意少食多餐,防止进食过多、过快,避免生、冷、硬食物。④留置十二指肠营养管者,在拔除胃管后,经营养管注入 40℃左右的营养液,术后 7～10 天拔除营养管,经口进流质饮食。

3.手术后并发症的护理

(1)吻合口瘘:术后 5～10 天严密观察患者有无吻合口瘘的症状。一旦出现,应立即报告医生并做好护理措施。①禁饮食;②行胸膜腔闭式引流;③遵医嘱应用抗菌药及肠外营养支持;④必要时做好术前准备。

(2)乳糜胸:一旦出现乳糜胸的表现,立即报告医生,做好以下护理措施。①胸膜腔闭式引流;②禁饮食,肠外营养支持;③输血及白蛋白;④行胸导管结扎术。

(六)护理评价

患者营养状况是否得到改善;体液能否维持平衡;术后并发症能否及时得到预防和护理。

(七)健康指导

(1)嘱患者术后由少到多、由于到稀,逐渐增加食量,防止进食过多、过快,避免生、冷、硬、刺激性食物,质硬的药片碾碎后服用。

(2)告知食管胃吻合术的患者,由于术后胃部上提入胸腔,肺部受压,因此进食后可能有胸闷、呼吸困难,应少食多餐,进食后 2h 勿平卧,睡眠时将枕头垫高。一般经 1～2 个月可缓解。

(3)告知患者定期到医院复查。术后 3 周有咽下困难时,可能为吻合口狭窄,应及时复诊。

二、肺癌患者的护理

肺癌大多数起源于支气管黏膜上皮,故亦称为支气管肺癌。发病年龄多在 40 岁以上,男女之比为(3～5):1。在欧美某些国家和我国大城市中,肺癌已处于男性恶性肿瘤的首位。

(一)病因与发病机制

1.病因与发病机制

病因不完全明确。长期大量吸烟是肺癌的一个重要致病因素。某些工业部门和矿区职工,长期接触石棉、铬、镍、铜、锡、砷、放射性物质等致癌物质,肺癌的发病率较高。大气污染与肺癌的发病密切相关。人体内在因素如免疫状态、代谢活动、遗传因素、肺部慢性感染等对肺癌的发病有影响。

2.病理

肺癌的分布是右肺多于左肺,上叶多于下叶。起源于主支气管、肺叶支气管,位置靠近肺门者称中心型肺癌。起源于肺段支气管以下,位置在肺的周围的称周围型肺癌。1998 年 7 月国际肺癌研究协会与世界卫生组织对肺癌的病理类型作了修订,按细胞类型将肺癌分为 9 种,临床上常见的有鳞状细胞癌、小细胞癌、大细胞癌、腺癌。其中鳞癌最常见,小细胞癌恶性程度最高。肺癌的转移有直接扩散、淋巴转移、血行转移 3 条途径,淋巴转移是最常见的途径。

(二)护理评估

1.健康史

评估患者的个人生活史、职业史、其他相关病史。

2.身体状况

肺癌症状取决于发生部位、大小、是否压迫邻近器官及有无转移。早期可无明显症状。癌肿增大后,常出现刺激性咳嗽(干咳),并有痰中带血,大量咯血很少见。癌肿引起支气管阻塞时,出现胸闷、气促、发热、胸痛、脓痰等症状。

晚期肺癌除了消瘦、贫血、营养不良、乏力等全身症状外,还可出现压迫、侵犯邻近器官、组织或转移症状,如膈肌麻痹、声音嘶哑、上腔静脉综合征、胸腔积液、气促、呼吸困难、剧烈胸痛、颈交感神经综合征(Horner 征)。此外,由于癌肿产生内分泌物质,出现非转移性肺外症状.如关节病综合征(杵状指、骨关节痛、骨膜增生)、男性乳腺增大、库欣综合征、重症肌无力、高钙血症等。

3.心理-社会状况

肺癌是恶性肿瘤,患者对疾病的预后会产生恐惧、焦虑心理;同时,由于手术及其他治疗带来的不良反应和高额费用会使患者产生悲哀、绝望等情绪反应。

4.辅助检查

(1)X 线:块影轮廓不规则、边缘不清或呈分叶状、周围有毛刺,肿瘤中心液化坏死,可见偏心性空洞。如果有支气管梗阻,可出现肺不张。

(2)CT、MRI:可发现微小病变,还可显示淋巴结转移情况和邻近器官受侵犯情况。

(3)痰细胞学检查:肺癌表面脱落的癌细胞可随痰液咳出。伴有血痰的中心型肺癌,痰中找到癌细胞的机会更多。痰检查的准确率为 80% 以上。

(4)支气管镜检查:中心型肺癌诊断阳性率较高。可直视肿瘤,并可取活组织做病理切片检查,也可刷取肿瘤表面细胞或吸取支气管内分泌物进行检查。

5.治疗与反应

手术治疗仍是肺癌最重要和最有效的治疗手段,但必须辅以放疗、化疗、中医中药治疗及免疫治疗等进行综合治疗以提高治疗效果。

(1)手术治疗:肺切除术的范围,决定于病变的大小、部位。可根据病情施行肺叶切除术或一侧肺切除术。肺切除术后并发症有肺炎、肺不张、胸腔内出血、支气管胸膜瘘、心律失常等。

支气管胸膜瘘是肺切除术后较严重的并发症,多发生于术后 1 周。患者突然出现发热、呼吸急促、刺激性咳嗽,伴血痰或痰中带血,患侧出现液气胸的体征。若将亚甲蓝溶液注入胸膜腔,患者咳出带有蓝色的痰液即可确诊。

(2)放射治疗:在各种类型的肺癌中,小细胞癌对放射治疗最敏感,鳞癌次之,腺癌对放疗敏感性最低。临床上常采用的是术后放疗,多在术后 1 个月进行。有些病例术前放疗可提高肺癌病灶的切除率。晚期肺癌可行姑息性放疗,以缓解症状。

(3)化学治疗:与手术、放疗联合应用,可防止癌肿转移复发,提高治愈率。它也可单独应用于晚期肺癌,以缓解症状。对小细胞癌,疗效较好。

(4)中医中药治疗及免疫治疗:可改善症状,激发和增强人体的免疫功能,延长寿命。

(三)护理诊断及合作性问题

1.气体交换受损

与肺部病变、手术切除肺组织有关。

2.恐惧

与担心手术、预后等因素有关。

3.潜在并发症

肺炎、肺不张、胸腔内出血.支气管胸膜瘘、心律失常。

(四)护理目标

恢复至正常的气体交换;减轻或消除恐惧;及时预防和护理术后并发症。

(五)护理措施

1.手术前护理

术前做好常规准备、营养支持及心理护理,并重点做好呼吸道管理。①术前 2 周戒烟。②注意口腔卫生,有口腔慢性感染、口腔溃疡应给予治疗。③指导患者进行腹式深呼吸、有效咳嗽排痰练习。④伴有慢性支气管炎、肺内感染、肺气肿的患者,按医嘱用抗菌药、支气管扩张剂、祛痰剂,必要时吸痰、吸氧。呼吸功能失常的患者,根据病情应用机械通气。

2.手术后护理

(1)一般护理:患者全麻清醒、血压平稳后取半坐卧位,肺叶切除后可取侧卧位,全肺切除应避免完全侧卧位,防止纵隔移位和压迫健侧肺,可采取 1/4 侧卧位。按医嘱静脉输液,严格掌握输液速度和输液量,全肺切除者,24h 补液量不超过 2000mL,速度以每分钟 20~30 滴为宜。加强营养,给予高蛋白、高热量、丰富维生素饮食,必要时肠内或肠外营养。

(2)观察病情:术后每 15min 测 1 次体温、脉搏、心率、呼吸、血压,病情稳定后改为 0.5~1h 测 1 次。同时观察患者的神志、面色、末梢循环情况。

(3)呼吸道护理:这是术后护理的重点。保持呼吸道通畅,常规给予吸氧。术后 24~48h 内,每隔 1~2h 叫醒患者做深呼吸 5~10 次。同时鼓励并协助患者有效咳嗽、排痰,必要时行叩背排痰。痰液黏稠不易咳出者,可行雾化吸入,咳痰无力者可行鼻导管吸痰,必要时协助医生行支气管镜下吸痰或气管切开术。

(4)胸膜腔闭式引流护理:按胸腔闭式引流常规护理。全肺切除后胸膜腔引流管一般呈钳闭状态,使术侧胸膜腔有一定量的积气积液,防止纵隔移位。根据胸膜腔内的压力酌情间断开放引流管,每次放液量不超过 100mL,速度宜慢,以维持气管、纵隔居于中间位置。

(5)指导功能锻炼:指导患者早期活动并进行患侧上肢功能锻炼。

(6)手术后并发症的护理:一旦发生支气管胸膜瘘应立即报告医生,并协助进行胸膜腔闭式引流,按医嘱用抗菌药,必要时做好手术修补瘘口的准备。

(7)心理护理:关心体贴患者,取得患者的信任,启发引导患者说出产生心理问题的原因,有针对性地进行心理护理,帮助患者树立战胜疾病的信心,积极配合治疗与护理。

(六)护理评价

气体交换能否恢复正常;能否减轻或消除恐惧;术后并发症能否及时得到预防和护理。

(七)健康指导

(1)让患者认识到吸烟的危害,劝其戒烟。

(2)改善工作环境,防止空气污染。

(3)告知上肢康复锻炼的意义,让患者出院后继续坚持。

(4)告知患者预防呼吸道感染的重要性。术后一段时间内避免出入公共场所或与呼吸道感染者接触,避免与烟雾、化学刺激物接触。

(5)出院后定期复查。若出现伤口疼痛、剧烈咳嗽、咯血等症状,应及时返院复诊。

第五节 胃、十二指肠疾病的护理

胃位于上腹部,为囊性器官。胃有两个口,入口为贲门,出口为幽门。胃分上、下二缘,上缘偏右,凹而短,称胃小弯;下缘偏左,凸而长,称胃大弯。临床上将胃分为胃底部、胃体部和胃窦部。胃壁由内向外分别为黏膜层、黏膜下层、肌层、浆膜层。胃的血运丰富,胃的静脉汇集到门静脉系统。

十二指肠连续于胃幽门,下接空肠,呈"C"形紧紧围绕胰腺头部。十二指肠分球部、降部、横部、升部。球部是溃疡好发部位;降部的中部内侧壁有一个黏膜隆起,叫十二指肠乳头,为胆总管及胰管的开口部。

一、胃、十二指肠溃疡外科治疗患者护理

胃、十二指肠溃疡是指发生于胃、十二指肠的局限性圆形或椭圆形的全层黏膜缺损,好发于胃窦及十二指肠球部。多见于男性青壮年。大部分患者经内科治疗可以痊愈,仅少部分患者需要外科治疗。胃、十二指肠溃疡外科治疗的适应证为:①胃、十二指肠溃疡急性穿孔;②胃、十二指肠溃疡大出血;③胃、十二指肠溃疡瘢痕性幽门梗阻;④胃溃疡癌变;⑤内科治疗无效的顽固性溃疡。

(一)护理评估

1.健康史

大多数患者有慢性和反复发作病史,引起胃、十二指肠溃疡的常见病因有:胃酸分泌过多,胃酶的消化作用,幽门螺杆菌(Hp)感染,非甾体类抗炎药与胃黏膜屏障损害等其他因素。常有暴食、进刺激性食物、情绪激动、过度疲劳等诱发因素。

2.身体状况

(1)临床表现:胃、十二指肠溃疡主要有慢性病程、周期性发作和节律性上腹部疼痛三大特

点。十二指肠溃疡主要表现为餐后延迟痛、饥饿痛或夜间痛,进食后腹痛可暂时缓解,服用抗酸药物能止痛。胃溃疡特点为进餐后上腹部疼痛,持续 1~2h,服用抗酸药物疗效不明显。十二指肠溃疡几乎不发生癌变,胃溃疡约有 5%癌变。

（2）并发症

①急性穿孔:急性穿孔是胃、十二指肠溃疡常见的严重并发症。多数患者穿孔前溃疡症状加重。患者突然出现上腹部刀割样剧痛,并迅速波及全腹,甚至出现休克症状。6~8h 后,由于腹膜大量渗出,强酸或强碱性胃十二指肠内容物被稀释,腹痛稍减,继发细菌感染后腹痛可再次加重。全腹有压痛、反跳痛,以上腹部明显,腹肌紧张呈板状强直。约 75%的患者肝浊音界不清楚或消失,移动性浊音可阳性。立位腹部 X 线检查约 80%的患者见膈下游离气体。腹腔穿刺抽出液可含胆汁或食物残渣。

②急性大出血:出血部位常为胃小弯或十二指肠后壁,主要病变是胃酸和胃蛋白酶腐蚀消化胃壁和十二指肠壁,使营养血管破裂,血液进入胃肠道。主要表现为急性呕血,当出血量达50~80mL 即可出现柏油样便。呕血前常有恶心,便血前突感便意,出血后软弱无力、头晕,甚至昏厥或休克。失血量超过 400mL 时,多有休克前期症状;出血量超过 800mL 则有明显的休克表现。

③瘢痕性幽门梗阻:瘢痕性幽门梗阻是幽门附近的溃疡反复发作,愈合后形成的瘢痕挛缩所致。患者有上腹胀满与沉重感,进食后加重。呕吐为突出症状,呕吐量较大,一次可达1000~2000mL,多为不含胆汁带有酸臭味的宿食。上腹膨隆,可见胃型及胃蠕动波,有振水音。患者多有不同程度的营养不良及水、电解质紊乱和酸碱平衡失衡,可发生低氯低钾性碱中毒。

3.心理-社会状况

患者溃疡可反复发作,若四处求医无效,发生并发症,患者表现出极度焦虑、紧张,因惧怕癌变产生担忧心理。

4.辅助检查

（1）X 线检查:钡餐龛影可提示有溃疡。急性穿孔患者,站立位 X 线检查时,80%可见膈下新月状游离气体。

（2）胃镜检查:这是确诊胃、十二指肠溃疡的首选检查方法。可直接观察到溃疡的位置及大小,必要时取活组织作病理学检查,是鉴别胃溃疡良恶性的可靠方法。

（3）大便隐血试验:可辅助诊断,隐血试验阳性提示溃疡有活动性。

（4）胃液分析:胃酸测定前必须停服抗酸药。迷走神经切断术前后测定胃酸对评估迷走神经切断是否完整有帮助。

5.治疗要点与反应

胃、十二指肠溃疡以制酸、保护胃黏膜、抗炎等内科治疗为主。内科治疗无效的顽固性溃疡或出现严重并发症采取外科治疗。

（1）外科治疗手术方式

①胃大部切除术:这是治疗胃、十二指肠溃疡的首选术式。切除范围是:胃远侧 2/3~

3/4,包括胃体的远侧部分、胃窦部、幽门和十二指肠球部的近胃部分。胃大部切除术治疗溃疡的原理:a.切除了溃疡本身及溃疡的好发部位。b.切除大部分胃体,减少了分泌胃酸、胃蛋白酶的壁细胞和主细胞数量。c.切除胃窦部,减少 G 细胞分泌的胃泌素所引起的体液性胃酸分泌。

胃大部切除术分两种术式。a.毕Ⅰ式胃大部切除术:在胃大部切除后将残胃与十二指肠吻合。优点是重建后的胃肠道接近正常解剖生理状态,多适用于胃溃疡。b.毕Ⅱ式胃大部切除术:胃大部切除后残胃与空肠吻合,十二指肠残端关闭。其优点是即使胃切除较多,胃空肠吻合也不致张力过大,术后溃疡复发率低,适用于各种胃、十二指肠溃疡,尤其是十二指肠溃疡。

②胃迷走神经切断术:主要用于治疗十二指肠溃疡。其理论根据是切断了迷走神经,消除了神经性胃酸分泌,消除了迷走神经引起的胃泌素分泌,减少体液性胃酸的分泌。此手术方法临床少用。胃迷走神经切断术有 3 种类型:a.迷走神经切断术。b.选择性迷走神经切断术。c.高选择性迷走神经切断术。

(2)并发症的治疗

①急性穿孔:对于症状轻、一般情况良好的空腹较小穿孔可施行非手术疗法。主要措施:取半卧位、禁食、胃肠减压、输液、抗生素治疗等。非手术治疗 6~8h 后不见好转、饱食后穿孔、顽固性溃疡穿孔和伴有幽门梗阻、大出血、恶变等并发症者施行胃大部切除术。

②急性大出血:大多数患者可用非手术疗法止血,包括卧床休息、补液输血、遵医嘱用止血药物或给予冰盐水洗胃;在胃镜直视下,局部注射去甲肾上腺素、电凝等可取得满意疗效。但对年龄在 60 岁以上,或有动脉硬化、反复出血及输血后血压仍不稳定者,及早施行包含出血病灶在内的胃大部切除术。

③瘢痕性幽门梗阻:手术治疗为主。经充分术前准备后行胃大部切除术。

(二)护理诊断及合作性问题

1.急性疼痛

与穿孔胃肠内容物刺激及手术创伤有关。

2.体液不足

与急性大出血及急性穿孔后大量腹腔渗出液有关。

3.营养失调:低于机体需要量

与幽门梗阻致摄入不足、消化液丢失有关。

4.潜在并发症

出血、感染、吻合口破裂或瘘、术后梗阻、倾倒综合征等。

(三)护理目标

使患者疼痛缓解或减轻;体液不足得到补充;营养不良得到纠正;并发症得到有效预防。

（四）护理措施

1.术前护理

（1）心理护理：消除紧张、恐惧情绪，解释手术方式及有关注意事项，安慰患者，使之保持良好的心理状态，增强患者对手术的了解和信心。

（2）择期手术前护理：等待手术期间继续内科药物治疗，以缓解疼痛。改善营养状况，采用高热量、高蛋白、高维生素、易消化无刺激性饮食。拟行迷走神经切断术的患者，术前应作基础胃酸分泌量和最大胃酸分泌量的测定。其他同腹部外科手术前护理。

（3）急性穿孔患者的术前护理：取半卧位，休克患者取平卧位，禁食、胃肠减压、输液、应用抗菌药物、观察病情变化。做好急症手术前的准备。

（4）急性大出血患者的术前护理：患者取平卧位，暂禁食，情绪紧张者给予镇静剂，补液、输血，使用止血药物。严密观察血压、脉搏、呕血、便血和周围循环情况，并记录每小时尿量。血压宜维持在稍低于正常水平，有利于减轻局部出血。同时，做好急症手术的准备。

（5）瘢痕性幽门梗阻患者的术前护理：静脉补液纠正脱水、低氯低钾性碱中毒。根据病情给予流质饮食或暂禁食，同时由静脉补给营养以改善营养状况，提高手术耐受力。术前3天，每晚用温生理盐水洗胃，以减轻胃黏膜水肿，避免术后愈合不良。

2.术后护理

（1）一般护理

①体位与活动：患者回病房后，取平卧位，血压平稳后取半卧位。鼓励患者及早起床活动，促进肠蠕动的恢复，防止肠粘连。

②饮食护理：胃肠减压期间禁食，胃管必须在肛门排气后才可拔除。拔管后当日可给少量饮水，每次4～5汤匙，1～2h一次；第2天给少量流质饮食，每次100～150mL；拔管后第4天，可改半流质饮食。术后1月内，少量多餐，避免生、冷、硬、辣及不易消化的食物。

（2）病情观察：观察生命体征，尤其是脉搏、呼吸、血压。观察神志、尿量、切口、胃管引流液的情况等。如有异常发现，立即报告医生。

（3）配合治疗

①补液：遵医嘱静脉输液，维持水、电解质及酸碱平衡，给予营养支持。

②引流管的护理：妥善固定各种引流管（如胃肠减压管、腹腔引流管），并保持各种管道的通畅。观察并记录引流液的颜色、性状和量。

③其他护理：遵医嘱应用抗菌药物控制感染。术后疼痛排除并发症者，遵医嘱使用止痛剂。

3.术后并发症护理

（1）吻合口出血：手术后24h内可以从胃管内流出少量暗红或咖啡色胃液，一般不超过300mL，量逐渐减少颜色变淡，这是手术后正常的现象。吻合口出血表现为术后短期内从胃管内流出大量鲜血，甚至呕血或黑便。采取禁食、应用止血剂、输新鲜血等措施，出血多可停止；经非手术处理效果不佳，甚至血压逐渐下降，或发生出血休克者，立即再次手术止血。

(2)十二指肠残端瘘：这是毕Ⅱ式术后早期最严重的并发症，多发生于术后3～6日。它是由于十二指肠内压力过高或残端缺血坏死，引起残端破裂，十二指肠液进入腹腔，引起腹膜炎。主要表现为右上腹突然发生剧烈疼痛和腹膜刺激征，腹腔穿刺可有胆汁样液体。一旦发生，须立即进行手术。通常做十二指肠残端造口和腹腔引流。

(3)术后梗阻：根据梗阻部位可分为吻合口梗阻、输入段肠襻梗阻、输出段肠襻梗阻，后两者见于毕Ⅱ式胃大部切除后。

①吻合口梗阻：多为吻合口水肿或手术缝合过多，引起吻合口狭窄。表现为进食后上腹部饱胀和呕吐，呕吐物为食物且不含胆汁。一般经禁食、胃肠减压、补液等处理后，可使梗阻缓解。

②输入端梗阻：分为急、慢性两类。慢性不全性输入段梗阻，食后数分钟至30min即发生上腹胀痛和绞痛，伴呕吐，呕吐物主要为胆汁，多数可用非手术疗法使症状改善和消失，少数需再次手术。急性完全性梗阻，突发剧烈腹痛，呕吐频繁，呕吐物量少，不含胆汁，上腹偏右有压痛及包块，严重时出现烦躁、脉速和血压下降，及早手术治疗。

③输出端梗阻：表现为进食后上腹饱胀、呕吐食物和胆汁，非手术疗法如不能自行缓解应立即手术。

(4)倾倒综合征：胃大部切除后，吻合口过大，失去对胃排空的控制，胃排空过速所产生的一系列综合征。表现为进食后，特别是进甜的流质饮食后10～20min，患者感到上腹胀痛不适、心悸、乏力、出汗、头晕、恶心、呕吐甚至虚脱，并有腹泻等，平卧几分钟后可缓解。术后早期指导患者少量多餐，饭后平卧20～30min，饮食避免过甜、过热的流质，1年内多能自愈。如经长期治疗护理未能改善者，应手术治疗，可将毕Ⅱ式改为毕Ⅰ式吻合。

(五)护理评价

患者的疼痛是否缓解或减轻；失液和失血是否得到纠正；营养是否得到支持；并发症是否得到预防。

(六)健康指导

保持心情舒畅，劳逸结合，戒烟酒。6周内不能负重。多进高蛋白、高热量饮食，有利于伤口愈合。行胃大部切除的患者应少量多餐，避免刺激性食物，餐后平卧片刻。定期门诊复查，如出现剑突下持续性疼痛、呕吐、腹泻、贫血等，及时到医院诊治。

二、胃癌患者护理

胃癌是起源于胃黏膜上皮细胞的恶性肿瘤，是最常见的消化道肿瘤。胃癌好发于50岁以上人群，男女发病率为2∶1。胃癌常见于胃窦部，其次为贲门部，胃体少见。普遍认为与地域环境、饮食生活（如长期食用熏烤、腌制食品等）、遗传因素有关，幽门螺杆菌感染是引发胃癌的主要原因之一。此外，萎缩性胃炎、胃溃疡、胃息肉、残胃炎可能发生癌变。

胃癌按大体形态分为早期胃癌和进展期胃癌。早期胃癌指胃癌仅限于黏膜或黏膜下层，不论病灶大小或有无淋巴结转移,分为隆起型、浅表型、凹陷型。进展期胃癌又称中、晚期胃癌,癌组织超出黏膜下层侵入胃壁肌层或浆膜层,分为肿块型、溃疡型、弥漫型。胃癌转移途径有直接浸润、淋巴转移、血行转移、腹腔种植,其中淋巴转移是主要转移途径,最早转移到胃周围淋巴结,最后汇集到腹腔淋巴结;恶性程度高或较晚期的胃癌,可通过胸导管转移到左锁骨上淋巴结;血行转移是晚期转移方式。

(一)护理评估

1.健康史

评估患者的饮食喜好、生活习惯;家族中有无胃癌或其他肿瘤病史;有无萎缩性胃炎、胃溃疡、胃息肉等病史。

2.身体状况

早期胃癌多数患者无明显症状,少数有恶心、呕吐或类似溃疡病的上消化道症状,无特异性。进展期胃癌疼痛与体重减轻是最常见的临床症状,表现为上腹不适,进食后饱胀,上腹疼痛加重,食欲下降,消瘦,乏力。还可有胸骨后疼痛、进行性吞咽困难、幽门梗阻、呕血、黑便等消化道出血症状。晚期胃癌可出现贫血、消瘦甚至恶病质表现。

3.心理-社会状况

患者对疾病的恐惧;家属、患者对疾病治疗效果及预后的期望;家属对患者的关心和支持及家庭经济承受能力。

4.辅助检查

(1)胃镜检查:这是诊断胃癌的有效方法。直接观察病变部位和范围,并可取病变组织作病理学检查。

(2)影像学检查

①X线气钡双重造影:可发现较小而表浅的病变。

②CT:有助于胃癌的诊断和术前临床分期。

(3)实验室检查:粪便隐血试验常持续呈阳性。胃游离酸测定多显示胃酸缺乏或减少。

5.治疗要点与反应

早期发现、早期诊断、早期治疗是提高胃癌疗效的关键。手术治疗是首选方法。对中、晚期胃癌积极辅以化疗、放疗及免疫治疗等综合治疗提高疗效。

(二)护理诊断及合作性问题

1.焦虑、恐惧

与患者对癌症的恐惧、担心治疗的效果和预后有关。

2.营养失调:低于机体需要量

与消化吸收不良及癌肿消耗增加有关。

3.潜在并发症

出血、倾倒综合征、消化道梗阻等。

（三）护理目标

使患者的焦虑和恐惧心情减轻或消失；营养失调得到纠正；并发症得到有效预防和治疗。

（四）护理措施

1.心理护理

消除患者的顾虑和消极心理，增强其对治疗的信心，积极配合治疗和护理。

2.营养护理

加强营养，纠正负氮平衡，提高手术耐受力，有利于术后恢复。能进食者给予高蛋白、高热量、高维生素易消化饮食；对于不能进食或禁食患者，静脉补给足够能量、氨基酸、电解质和维生素，必要时可实施全胃肠外营养；对化疗患者适当减少脂肪、蛋白质含量高的食物，多食绿色蔬菜和水果，以利于消化吸收。

3.手术前后的护理

原则上与胃大部切除术前后的护理相同，放疗及化疗后的护理与肿瘤患者的护理相同。

（五）护理评价

患者的焦虑和恐惧情绪是否减轻或消失；营养失调是否得到纠正；并发症得是否到有效预防和治疗。

（六）健康教育

保持良好的心理状态，适当运动。饮食少量多餐，摄入富含营养易消化饮食，忌生、冷、硬、油煎、浓茶等刺激性食物，戒烟、酒。出院后定期复查，术后初期每3个月复查一次，以后每半年复查一次，至少复查5年。若有腹部不适、肝区肿胀、锁骨上淋巴结肿大等表现时，应随时复查。

第四章 妇产科护理

第一节 子宫内膜异位症的护理

子宫内膜异位症是指具有生长功能的子宫内膜组织(腺体和间质)出现在子宫腔被覆内膜及宫体肌层以外的其他部位。该病临床表现多种多样,组织学上虽然是良性,但却有增生、浸润、转移及复发等恶性行为,是育龄妇女最常见的疾病之一。异位子宫内膜可以侵犯全身任何部位,但大多数位于盆腔内。多见于 25～45 岁的育龄妇女,发病率为 10％～15％。近年来,其发病率有明显上升趋势。子宫内膜异位症患者不孕率高达 50％,其受孕者约 40％发生自然流产。

一、病因及发病机制

异位子宫内膜来源至今尚未完全阐明。目前比较一致的意见是用多因子的发病理论来解释其发病机制。

1.种植学说

经血逆流、医源性种植、淋巴及静脉播散。

2.体腔上皮生化学说

3.诱导学说

子宫内膜发生异位后,能否形成内异症可能还与遗传因素、免疫因素、炎症和在位内膜的特性有关。

二、临床表现

子宫内膜异位症的临床表现因人和病变部位的不同而多种多样,症状特质与月经周期密切相关。约 25％的患者无任何症状。

1.症状

(1)痛经和慢性盆腔痛:疼痛是本病的主要症状,继发性痛经、进行性加重是子宫内膜异位症的典型症状。也有腹痛时间与月经不同步,少数患者长期下腹痛,形成慢性盆腔痛,于经期加剧。

(2)性交痛:约 30％患者可出现性交痛。多见于直肠子宫陷凹有异位病灶或因局部粘连使子宫后倾固定者。性交时碰撞或子宫收缩上提而引起疼痛,一般表现为深部性交痛,月经来潮前性交痛最明显。

（3）月经异常:15%～30%患者有经量增多、经期延长或月经淋漓不尽。

（4）不孕:子宫内膜异位症患者常伴有不孕,不孕率高达 50%,其中 20%患者有中度以上病变。

（5）急腹痛:卵巢子宫内膜异位囊肿出现小的破裂会造成一过性的下腹部或盆腔深部疼痛。如出现大破裂时,可引起突发性剧烈腹痛,伴恶心、呕吐和肛门坠胀。

（6）其他特殊症状:盆腔外任何部位有异位内膜种植生长时均可在局部出现周期性疼痛、出血和肿块。

①肠道子宫内膜异位症:腹痛、腹泻、便秘或周期性少量便血,严重者可因肿块压迫肠腔而出现肠梗阻症状。

②膀胱子宫内膜异位症:常在经期出现尿痛、尿频和血尿,但多被痛经症状所掩盖而被忽视。

③输尿管子宫内膜异位症:引起输尿管狭窄、阻塞,出现腰痛和血尿,甚至形成肾盂积水和继发性肾萎缩。

④呼吸道子宫内膜异位症:出现经期咯血及气胸。

⑤瘢痕子宫内膜异位症:瘢痕处出现疼痛性结节,于经期增大,疼痛加重。

2.体征

随着病变部位、范围及病变程度而有所不同。

3.临床分期

子宫内膜异位症的分期方法甚多,现多采用 1985 年美国生育学会(AFS)提出的"修正子宫内膜异位症分期法"(表 4-1)。此分期法用于评估疾病严重程度及选择治疗方案,在比较和评价不同疗法的疗效等方面有一定作用。

表 4-1 子宫内膜异位症的分期（修正的 AFS 分期法）

	病灶大小			粘连范围		
	<1cm	1～3cm	>3cm	<1/3	1/3～2/3	>2/3
腹膜						
浅	1	2	4			
深	2	4	6			
卵巢						
右浅	1	2	4	薄膜1	2	4
深	4	16	20	致密4	8	16
左浅	1	2	4	薄膜1	2	4

	病灶大小			粘连范围		
深	4	16	20	致密4	8	16
输卵管						
右				薄膜1	2	4
				致密4	8	16
左				薄膜1	2	4
				致密4	8	16
直肠子宫陷凹封闭				部分4	全部	40

注:1.若输卵管完全堵塞计16分;2.Ⅰ期(微型)1～5分;Ⅱ期(轻型)6～15分;Ⅲ期(中型)16～40分;Ⅳ期(重型)≥41分。

三、辅助检查

1.妇科检查

除双合诊检查外,进行三合诊检查。评估子宫位置、活动度及是否有压痛、肿物等。

2.腹腔镜检查

是目前诊断内异症的最佳方法。

3.实验室检查

(1)血清CA125(卵巢癌相关抗原)值测定:中、重度子宫内膜异位症患者血清CA125值可能会升高,但多低于100IU/L。对于血清CA125值升高者,监测血清CA125水平主要用于反映异位内膜病变的活动情况,即用于疗效和是否复发的监测,治疗有效时CA125降低,复发时又增高。

(2)抗子宫内膜抗体:是子宫内膜异位症的标志抗体,但测定方法较烦琐,敏感性不高。子宫内膜异位症患者60%以上抗子宫内膜抗体呈阳性。

4.影像学检查

(1)B型超声检查:阴道或腹部B型超声检查是鉴别卵巢子宫内膜异位囊肿和直肠阴道膈内异位症的重要方法,其诊断敏感性和特异性均在96%以上。

(2)盆腔CT、磁共振成像(MRI):对盆腔子宫内膜异位症的诊断价值与B型超声相同,但费用较昂贵。

四、治疗

可采用药物和(或)手术治疗(保守性或根治性手术)。除根治性手术外,尚无一种理想的根治方法。无论是药物治疗,还是保守性手术治疗,均有相当高的复发率。

1.期待治疗

包括定期随访及对症处理,如病变引起轻微经期腹痛,给予非甾体类抗炎药(吲哚美辛、奈普生、布洛芬等)。

2.药物治疗

(1)假孕治疗:应用口服避孕药、孕激素类药。

(2)假绝经治疗:应用促性腺激素释放激素激动剂(GnRH-a)、孕三烯酮、达那唑。

(3)其他疗法:应用孕激素受体水平拮抗剂。

3.手术治疗

腹腔镜是本病的首选治疗方法。

(1)保留生育功能的手术:适用于年轻患者和有生育要求的患者。术后复发率约40%。术后尽早妊娠或加用药物治疗有助于降低复发率。

(2)保留卵巢功能的手术:指去除盆腔内病灶,切除子宫,保留至少一侧或部分卵巢的手术,又称为半根治手术。适用于Ⅲ、Ⅳ期,症状明显且无生育要求的45岁以下患者。手术后复发率约5%。

(3)根治性手术:包括去势手术及全子宫、双附件切除术。

①去势手术:适用于近绝经期、症状明显而子宫和宫颈正常的患者。

②全子宫、双附件及子宫内膜异位病灶切除术:适用于重症患者,特别是盆腔粘连严重和45岁以上的患者。

(4)缓解疼痛的手术。

4.联合治疗

即手术＋药物或药物＋手术＋药物治疗。手术前给予3～6个月的药物治疗,使异位病灶缩小、软化,有利于缩小手术范围和简化手术操作。对手术不彻底或术后疼痛不缓解者,术后给予6个月的药物治疗,推迟复发。

五、护理评估

1.术前评估

(1)健康史及相关因素

①详细询问患者既往月经史、生育史、家族史,注意收集与发病有关的高危因素。

②评估有无盆腔疼痛、疼痛部位和程度;有无性交痛,是否继发性疼痛,有无进行性加重;有无月经异常和不孕。曾接受的治疗经过、疗效以及用药后的机体反应。

(2)诊断检查

①即借助腹腔镜或剖腹探查,根据内膜异位病灶的部位、数目、大小、深浅、粘连的范围和程度以及直肠子宫陷凹的封闭程度进行评分。目前采用美国生育医学协会1997年第三次修订的ASRM分期标准。

②辅助检查:影像学、腹腔镜检查、血清CA125测定、抗子宫内膜抗体测定、静脉肾盂造

影、膀胱镜、结肠镜、活检等。

2.术后评估评

评估意识、生命体征、腹部体征、尿量、伤口、引流量情况，警惕腹腔内脏器损伤、腹腔大出血、感染、肠梗阻、下肢深静脉血栓形成等并发症。

六、护理问题

1.疼痛

与手术、治疗后疼痛改善不明显等有关。

2.大出血的可能

与卵巢子宫内膜异位症囊肿破裂、手术等有关。

3.有感染的危险

与月经异常导致继发贫血、机体抵抗力下降、手术有关。

4.焦虑

与住院、需接受的诊治方案、疾病的预后有关。

七、照护要点

(一)保守治疗护理

1.心理支持

理解并尊重患者，耐心解答患者提出的问题，缓解其压力。

2.定期随访

轻度子宫内膜异位症且无严重症状的患者可定期随访，耐心说明定期随访的意义，使患者明确随访的具体时间和内容，以取得主动配合。随访期间根据病情发展情况选择相应的处理方法。

3.用药护理

对子宫内膜异位症不伴卵巢囊肿或囊肿较小、有生育要求的患者可采用药物治疗，目的是减轻疼痛等症状、抑制卵巢功能。药物治疗对改善生育状况帮助不大。采用药物治疗的患者需了解用药目的，掌握药物的剂量、具体方法及可能出现的不良反应与应对方法。

(1)对症药物治疗：多采用非甾体抗炎药(吲哚美辛、萘普生、布洛芬等)治疗子宫内膜异位病变引起的轻微腹痛或痛经，缓解慢性盆腔疼痛及明显痛经。对症治疗不能阻止病情进展。

(2)性激素抑制治疗：造成体内低雌激素环境，阻止异位子宫内膜的生长，使异位内膜萎缩、退化、坏死而达到治疗目的。包括口服避孕药、高效孕激素、雄激素衍生物、GnRH-a 等。

①口服避孕药：可降低垂体促性腺激素水平，抑制排卵，并直接作用于子宫内膜和异位内膜，导致异位内膜萎缩。长期连续服用可造成类似妊娠的人工闭经，故称假孕疗法。目前常用低剂量高效孕激素和炔雌醇的复合片，可缓解痛经和减少经量。可连续应用或周期应用，连续

应用的疗效比较肯定。一般用法是每日 1 片,连续或周期应用至少 6 个月。副作用相对较轻,常见的有恶心、乳房胀痛、体重增加、情绪改变和阴道点滴出血等,应警惕血栓形成风险。

②孕激素:直接作用于子宫内膜和异位内膜,引起子宫内膜组织的蜕膜化,继而导致内膜萎缩,同时可负反馈抑制垂体促性腺激素释放。临床上常采用人工合成高效孕激素,如醋酸甲羟孕酮、甲地孕酮或炔诺酮等,所用剂量较大,为避孕剂量的 3～4 倍(如醋酸甲羟孕酮每日口服 30mg),一般连续应用 6 个月。副作用较小,包括恶心、乳房胀痛、水钠潴留、体重增加、血清脂蛋白水平异常、阴道不规则点滴出血等。停药后数月恢复。

③雄激素衍生物:主要有达那唑和孕三烯酮。达那唑为合成的 17α 乙炔睾酮衍生物,能抑制 FSH、LH 峰值,从而抑制卵巢甾体激素生成并增加雌、孕激素代谢,还可直接与子宫内膜的雌、孕激素受体结合,抑制内膜细胞增生,导致子宫内膜萎缩,出现闭经。用法:200mg/次,每日 2～3 次,月经第 1 天服用,持续用药 6 个月,疗程结束后约 90% 症状消失。停药 4～6 周恢复月经即排卵。副作用是卵巢功能抑制症状及雄性化作用,如多毛、痤疮、皮脂增加、头痛、潮热、性欲减退、体重增加、肝功损害等。近年来研究表明该药可引起高密度脂蛋白降低,长期应用有引起动脉粥样硬化性心脏病的危险。孕三烯酮为 19-去甲睾酮甾体类药物,可拮抗孕激素和雌激素,能增加游离睾酮含量,减少性激素结合球蛋白水平,抑制 FSH、LH 峰值并减少 LH 均值,使体内雌激素水平下降,导致内膜萎缩、吸收。该药在血浆中半衰期长达 28h,每周仅需用药 2 次,每次 2.5mg,月经第 1 天开始口服,连续用药 6 个月。治疗后 50%～100% 的患者发生闭经,症状缓解率达 95% 以上。副作用表现为雄激素样作用,还可能影响脂蛋白代谢、肝功能损害以及体重增加等。

④促性腺激素释放激素类似物(GnRH-a):为人工合成的 10 肽类化合物,作用与体内 GnRH 相似,稳定性好,半衰期长,效价约是体内 GnRH 的 100 倍,对 GnRH 受体的亲和力更强。主要是通过抑制垂体促性腺激素的分泌,导致卵巢分泌的性激素减少,造成体内低雌激素状态,出现暂时性闭经,此疗法又称假绝经疗法,或"药物性卵巢切除"。目前我国常用的 GnRH-a 类药物有:亮丙瑞林 3.75mg、戈舍瑞林 3.6mg、曲普瑞林 3.75mg,月经第 1 天皮下或肌内注射第一针后,每隔 28 天注射一次,共 3～6 次;一般用药后 3～6 周血清雌激素水平达到去势状态并出现闭经,可使痛经缓解。主要副作用为低雌激素状态导致的潮热、阴道干涩、性欲降低、乳房胀痛,失眠、抑郁、易激惹和疲倦等绝经症状和骨质丢失。停药后大部分症状可以在短期内消失,并恢复排卵,但骨质丢失需要 1 年甚至更长时间才能恢复。因此,应用 GnRH-a 3 个月时应给予反向添加治疗,即适量补充雌激素,预防低雌激素状态相关的血管症状和骨质丢失的发生。

⑤其他:米非司酮,为孕激素受体拮抗剂,与孕激素受体的亲和力是孕酮的 5 倍,具有抗孕激素作用,每日口服 25～100mg,造成闭经使病灶萎缩。副作用轻,无雌激素样影响,亦无骨质丢失危险性,但长期疗效有待证实;芳香化酶是雌激素合成的关键酶,目前正在尝试芳香化酶抑制剂治疗子宫内膜异位症。

(二)手术治疗护理

对需要手术治疗的患者,应根据手术要求,配合医师认真做好术前准备。由于腹腔镜手术具有创伤小、恢复快和术后粘连少等优点,目前首选腹腔镜手术治疗子宫内膜异位症。

1.术前护理

(1)全面评估患者的身心状况,积极处理术前合并症,例如贫血等内科合并症的治疗。

(2)向患者讲解腹腔镜手术的目的、操作步骤及注意事项,消除患者因知识缺乏而产生的顾虑。

(3)按医嘱完成各项术前准备。在进行腹部皮肤准备时应特别注意脐孔的清洁。根据医嘱进行消化道准备,囊肿较大、粘连严重或考虑深部浸润型子宫内膜异位症患者,除术前 $1\sim$ 2 天起进无渣半流质饮食,术前 1 天口服全胃肠灌洗液 $2000\sim4000$ mL 外,术日晨予以清洁灌肠,以利术中手术视野的暴露。

2.术后护理

(1)病情观察:严密观察生命体征,发现异常及时汇报医师并配合处理。

(2)体位:病情平稳者,可改低半卧位,以利腹腔引流。

(3)饮食:一般手术后 6 小时进流食,肛门排气后可进半流食,术后大便后可进软食。

(4)活动:术后早期,鼓励患者在床上多翻身、活动四肢;病情许可及早下床活动,以促进肠蠕动的恢复,减轻腹胀,避免肠粘连,同时也可以减轻因腹腔残留气体所致的肩痛及上肢不适等症状。一般术后 24 小时内,可以按医嘱给予各种止痛药物以缓解患者的不适感。

(5)引流管护理

①腹腔引流管:保持腹腔引流管通畅,避免受压、扭曲、堵塞,观察并记录引流液的量、色、性状等。保持引流口周围皮肤清洁、干燥,每日更换敷料、引流袋,一般术后 $2\sim3$ 天待引流液量减少拔除引流管。

②留置导尿管:子宫次全切除术者留置 2 天;行全子宫切除者留置 $2\sim3$ 天;输尿管内放置双 J 管者一般留置 $5\sim7$ 天。留置导尿管期间应保持尿管通畅,准确记录尿量,观察尿色、性状,每日进行外阴清洗。如拔除尿管,观察患者排尿有无尿频、尿急、尿痛及尿不尽感,如膀胱残余尿 >50 mL、$\leqslant100$ mL 者应嘱患者多饮水并加强观察;膀胱残余尿 >100 mL 或尿潴留诱尿无效者可重置尿管。

八、健康教育

(1)由于该病病因还不完全清楚,预防困难,但注意以下几点可以起到一定的预防作用。

①防止经血逆流:及时发现并治疗引起经血逆流的疾病,如先天性生殖道畸形、闭锁、狭窄和继发性宫颈粘连、阴道狭窄等。

②药物避孕:口服药物避孕者子宫内膜异位症发病风险低,与避孕药抑制排卵、促使子宫内膜萎缩等有关。因此对有高发家族史、容易带器妊娠者可口服药物避孕。

③防止医源性异位内膜种植:月经期避免妇科检查。妇科或计划生育手术时尽量避免宫腔内容物、内膜碎片溢入腹腔或腹壁切口。同时避免造成宫腔或宫颈损伤导致宫腔或宫颈粘连。

④妊娠可以延缓此病的发生和发展,因此,鼓励适婚女性或婚后痛经的妇女及时婚育。

(2)采用药物治疗或术后需补充药物治疗的患者,需在门诊定期随访,监测的内容包括治疗期间患者症状的变化、月经的改变、有无因雌激素低落而引起的不适等,如有异常及时与医师联系,以便修正治疗方案。并告知患者随访的目的、意义和随访时间,取得配合。

(3)行全子宫切除术者,术后3个月内禁止性生活、盆浴,出院后按期返院复查;行单纯卵巢或附件切除者,术后1个月内禁止性生活、盆浴,术后4周返院复查,复查时应避开月经期。

(4)定期门诊复查,了解术后康复情况,并给予妊娠、自我保健和健康指导。告知患者疾病相关知识,强调随访的重要性,除根治性手术外,子宫内膜异位症复发率较高:重症患者复发率高于轻症患者,年复发率5%～20%,5年累计复发率为40%。用 GnRH-a 治疗后,轻症患者复发率为37%,重症患者为74%。单纯性药物治疗后复发率高于手术治疗,术后应用孕激素并不减少复发率,根治手术后雌激素替代治疗不会明显增加复发危险。异位内膜极少发生恶变,恶变率低于1%。

九、风险与急救

子宫内膜异位囊肿破裂的急救与护理:

(1)平卧、保暖、给氧,立即建立两路有效静脉通道,选择近心端的大血管、18G 或以下的留置针,快速备血,积极输液、输血等抗休克治疗。

(2)心电监护,密切观察、动态记录患者生命体征、意识、皮肤黏膜、尿量等循环状况。

(3)关注患者及家属的心理状态,配合医生做好沟通解释工作,以缓解紧张焦虑的情绪,积极配合抢救。

(4)按急诊手术要求迅速做好术前准备,保证转运安全与畅通,尽快手术。

(5)术后做好口腔、导管、会阴等护理,指导患者饮食及早期活动以促进康复,减少肠粘连的发生。

(6)根据患者年龄、子宫内膜异位严重程度及对生育的要求,个性化选择治疗方案,遵医嘱规范使用性激素抑制治疗,预防和减少子宫内膜异位症的复发。

十、拓展

深部浸润型子宫内膜异位症(DIE)患者的护理:

1.术前准备

详细评估 DIE 患者症状和体征,术前完成 MRI、经直肠超声检查、静脉肾盂造影(IVP)、肠镜等检查,进行多学科会诊,并备齐术中所用材料,如吻合器、输尿管支架、一次性造瘘袋等物品,做好充分的肠道准备。

2.术后饮食

术后早期禁食,必要时胃肠减压,经静脉补充水、电解质及营养物质。术后48～72小时肛门排气或结肠造口开放后,若无腹胀、恶心、呕吐等不良反应,即可进清淡流质饮食,再逐步过渡到半流食软食、普食,早期切忌进食易引起胀气的食物,注意补充高热量、高蛋白、低脂、维生素丰富的少渣食品,如豆制品、蛋、鱼类等,以使大便干燥成形;避免食用过多的粗纤维食物以及洋葱、大蒜等可产生刺激性气味的食物;少吃辛辣刺激食物,多饮水。

3.双J管护理

①术前输尿管内放置双J管可起到内引流、内支架的作用,还可扩张输尿管,有利于手术的进行,减少或避免并发症的发生;②术后指导患者尽早取半卧位,多饮水、勤排尿,勿使膀胱过度充盈引起尿液反流;③鼓励患者早期下床活动,避免活动不当(如剧烈活动、过度弯腰、突然下蹲等)引起双J管滑脱或上下移位;④双J管一般留置4～6周,经B超或腹部摄片复查无异常,膀胱镜下取出双J管。

4.造口护理

(1)术中若行肠段切除加造口者,术后需严密观察造口肠段的血液循环和张力情况,若发现有出血、坏死和回缩等异常,应及时报告医师并协助处理。

(2)肠造口者术后2～3天内取造口侧卧位,以防止流出稀薄的粪便污染腹部切口。

(3)适当活动,避免增加腹压,引起肠黏膜脱出。

(4)用温水清洗造口周围皮肤,避免用消毒液刺激皮肤。

(5)造口底盘大小剪贴合适,如皮肤有溃烂,以复方氧化锌软膏或造口护肤粉涂抹保护。

(6)正确使用人工造口袋,暂时性造口术后初期宜选择一件式造口袋,出院后为便于清洁也可选择两件式造口袋,根据造口大小选择合适造口袋3～4个备用,造口袋内充满1/3排泄物时应及时清理,避免感染和发臭,也可以通过防漏膏、防臭粉等来提高防漏、防臭效果。

(7)注意观察和预防并发症的发生,常见的造口及其周围并发症有:造口出血、造口缺血坏死、皮肤黏膜分离、造口狭窄、造口回缩、造口脱垂、粪水性皮炎、造口旁疝等,要注意观察粪便数量及形体、造口形态、颜色及变化,发现异常及时处理。

(8)出院前指导患者做好人工肛门术后的自我护理,并教会其正确使用肠造口的护理用品,肠道暂时性造口者术后3～6个月可行二期还纳手术。

5.药物治疗

遵医嘱使用治疗子宫内膜异位症的药物,观察药物疗效及副反应,密切做好随访。

第二节　正常产褥的护理

产褥期是指产妇全身各器官(除乳腺外)从胎盘娩出至恢复或接近正常未孕状态的一段时期,一般需6周。

一、产褥期产妇的生理变化

(一)生殖系统

1.子宫复旧

妊娠子宫自胎盘娩出后逐渐恢复至未妊娠状态的过程称为子宫复旧。

(1)宫体肌纤维缩复:由于子宫肌纤维不断缩复,肌细胞胞质蛋白被分解排出,使肌细胞体积缩小,子宫体逐渐缩小,于产后10日子宫降至骨盆腔内,产后6周恢复到正常非孕期大小。子宫重量也逐渐减少,分娩结束时约为1000g,产后1周时约为500g,产后2周时约为300g,直至产后6~8周逐渐恢复到未孕时的50~60g。

(2)宫内膜再生:胎盘胎膜娩出后,剩余蜕膜坏死脱落,随恶露排出。子宫内膜基底层逐渐再生新的功能层,约在产后3周除胎盘剥离面外的宫腔表面内膜已再生修复,胎盘附着部位内膜完全修复约需6周。

(3)子宫颈复原及子宫下段变化:胎盘娩出后,宫颈松软,壁薄皱起,外口呈环状。产后1周子宫颈外形恢复,内口关闭。产后4周子宫颈恢复至正常形态。因分娩时宫颈外口多在宫颈3点及9点处有轻度裂伤,使初产妇的宫颈外口由产前圆形(未产型),变为产后"一"字形横裂(已产型)。产后由于子宫下段收缩,逐渐恢复至非孕时的子宫峡部。

(4)子宫血管变化:产后子宫血供减少,随子宫复旧,子宫壁间的血管逐渐受压闭塞,为新生的小血管代替。

2.阴道及外阴

分娩后扩大的阴道腔逐渐缩小,松弛的阴道壁肌张力逐渐恢复,黏膜皱襞约在产后3周重新出现,但阴道于产褥期结束时不能完全恢复至未孕时的紧张度。分娩后外阴常有轻度水肿,产后2~3日可自行消退。会阴部轻度裂伤或会阴切口缝合后3~5日可愈合。处女膜在分娩时撕裂形成残缺痕迹,称处女膜痕。

3.盆底组织

盆底肌及其筋膜在分娩时过度扩张致弹性降低,且常伴有肌纤维部分断裂。产褥期坚持做产后健身操,盆底肌有可能恢复至接近未孕状态。若盆底组织损伤严重或产褥期过早参加体力劳动,可导致阴道膨出,甚至子宫脱垂。

(二)乳房

乳房的主要变化是泌乳。产后体内雌、孕激素水平急剧下降,解除了对腺垂体催乳激素的抑制,因而乳汁开始分泌。新生儿吸吮乳头,可反射性地引起神经垂体释放缩宫素,刺激乳腺腺泡周围的肌上皮细胞收缩排出乳汁,促进宫缩,减少产后出血。

产后7日内分泌的乳汁称初乳,浑浊呈淡黄色,含丰富的蛋白质、β胡萝卜素、矿物质及分泌型IgA,脂肪及糖类较少,极易消化,是新生儿早期理想的天然食物。产后7~14日分泌的乳汁为过渡乳,蛋白含量逐渐减少,脂肪和乳糖逐渐增多。产后14日以后分泌的乳汁为成熟乳,蛋白质约占 2%～3%,脂肪约占 4%,糖类约占 8%～9%,无机盐约占 0.4%～0.5%,还有维生素等。初乳及成熟乳均含有大量免疫球蛋白,可保护新生儿的肠胃系统,由于大多数药物可经母血渗入到乳汁,哺乳期用药应考虑对婴儿的不良影响。

(三)血液循环系统

妊娠期血容量增加约 35%,产后 2～3 周恢复至未孕状态。产后 3 日内,由于子宫胎盘的血液回到体循环中,过多组织间液回吸收,使血容量再次增加 15%～25%,心脏负担过重。产褥早期血液处于高凝状态,有利于减少产后出血量。纤维蛋白、凝血酶、凝血酶原于产后 2～3 周降至正常。红细胞计数及血红蛋白值逐渐增多,生理性贫血于产后 2～6 周得到纠正。白细胞总数在产褥早期仍较高,2 周后恢复正常。红细胞沉降率于产后 3～4 周恢复正常。

(四)消化系统

由于产时体力消耗及失血,产妇常感口渴、食欲缺乏,1～2 日恢复。产后胃肠肌张力及蠕动力减弱,腹肌及盆底组织松弛,加之卧床时间长,易发生便秘和肠胀气。

(五)泌尿系统

妊娠期体内潴留的大量水分在产褥期经肾脏排出,故产后最初 1 周尿量增多。妊娠期肾盂及输尿管生理性扩张恢复正常约需 4～6 周。因分娩过程中膀胱受压肌张力降低,会阴刀口疼痛等,产妇易发生尿潴留。

(六)内分泌系统

产后雌、孕激素水平急剧下降,产后 1 周后降至未孕水平。胎盘生乳素于产后 6 小时已测不出。垂体催乳激素高于非孕水平,不哺乳者产后 2 周降至非孕水平。

(七)腹壁

产后腹壁松弛,其紧张度约需 6～8 周恢复。妊娠期下腹正中色素沉着逐渐消退,腹壁紫红色妊娠纹逐渐变成银白色。

二、护理评估

1.健康史及相关因素

既往妊娠分娩史;本次妊娠过程,有无妊娠并发症或合并症;本次分娩是否顺利、产后出血量、会阴撕裂程度、用药及处理、新生儿出生状况等。

2.症状体征

①体温、心率、呼吸、血压等生命体征情况;②产科检查:子宫复旧情况,恶露量、颜色及气味,会阴伤口及疼痛;③产后活动及大小便情况。

3.母乳喂养评估

(1)有无不能母乳喂养的因素:①产妇因素:HIV 阳性、传染病活动期如结核、肝炎活动期、严重的心脏病、子痫等;②新生儿因素:患不能母乳喂养的疾病如半乳糖血症;③药物:因病情需要使用某种特殊药物,如化疗药物对新生儿的健康构成危害者。

(2)母乳喂养知识及技巧掌握情况:①孕期是否接受过母乳喂养教育或学习过相关母乳喂养知识。产妇对母乳喂养的态度和信心以及是否得到家庭成员的支持;②是否了解母乳喂养对母婴的益处及配方奶喂养的风险;③能否采用正确的喂奶及含接姿势、新生儿能否进行有效吸吮、是否按需哺乳;④是否了解特殊情况的处理,如奶胀、奶量不足、乳头疼痛、母婴分离如何保持泌乳等;⑤母乳是否满足新生儿需要:大小便次数、量;出生头几日体重下降幅度,体重回升后体重增长情况;每次喂奶后是否安静入睡;哺乳后乳房是否由充盈变为松软等。

(3)乳房:①乳房的类型:评估乳房有无异常或手术史,乳头有无扁平、凹陷;②生理性奶胀及乳头皲裂:产后3～4天,因乳房血管、淋巴充盈,乳房水肿,乳汁产生增多,会出现乳房胀痛,触之坚硬感,新生儿频繁有效吸吮,很快会缓解产妇的奶胀。产妇乳头条件欠佳、新生儿含接姿势不正确,会造成乳头红、裂开,甚至出血,哺乳时疼痛。

4.辅助检查

可疑会阴阴道壁血肿者,肛门指检或相应检查。深静脉血栓高风险者,检查相关血化验及B超。对可能胎盘、胎膜残留者出院前复查B超,了解子宫腔情况。

5.心理-社会状况

评估产妇对分娩经历的感受;评估母亲的行为是否属于适应性还是不适应,情绪是否稳定,是否有异常心理反应;评估家庭氛围及家人支持情况。

三、护理问题

1.有体液不足的危险

与分娩时体液摄取少及产后失血有关。

2.尿潴留

与产时损伤、伤口疼痛、不习惯床上排尿有关。

3.深静脉血栓的风险

与血液高凝状态、卧床时间长有关。

4.舒适改变

与疲乏、宫缩痛、伤口疼痛有关。

5.焦虑、抑郁

与产时不良刺激、产后激素的改变、母亲角色适应不良有关。

6.母乳喂养困难或无效

与母乳喂养知识、技能缺乏有关。

四、照护要点

1.一般护理

病室环境应保持清洁,通风良好,为产妇提供一个舒适、安静、安全的休息环境,护理活动应不打扰产妇的休息。减少家属探视,保证产妇休息睡眠。

(1)生命体征:每日测体温、脉搏、呼吸、血压。若体温升高应加强观察,查找原因,及时汇报医生。

(2)饮食:产妇胃肠道恢复需要一定时间,产后建议少量多餐,以清淡、优质蛋白质、热量丰富的食物为宜,同时注意补充水分。

(3)活动:分娩后尽早下床活动,促进血液循环,预防下肢静脉血栓形成,亦可增强食欲,增加肠蠕动及腹肌收缩。起床活动前应进行跌倒风险评估,做好宣教,防止产后晕厥、跌倒。

(4)排尿与排便:保持大小便通畅,特别是产后 4～6 小时要鼓励产妇及时排尿,防止尿潴留。鼓励产妇多食蔬菜瓜果及尽早下床活动。如发生便秘,则应采取缓泻剂口服、开塞露塞肛或肥皂水灌肠处理,以保持大便通畅。

2.子宫复旧护理

产后观察子宫收缩情况及阴道流血量,注意子宫底高度及膀胱是否充盈。每日应在同一时间用手测量宫底高度、子宫质地,了解子宫复旧情况。测量前嘱咐产妇排空膀胱,双腿稍屈,观察宫底高度、子宫质地,按摩子宫,观察阴道排出恶露量、颜色、气味、性状等,如发现子宫底升高或不清,子宫体大而软,阴道流血量多,则是子宫收缩不良的表现。立即按摩子宫,促进子宫收缩变硬,排出宫腔内积血。汇报医生,遵医嘱使用宫缩剂。特别注意:来势凶猛的出血固然危险,但小量持续不止的出血,即"细水长流"式的出血潜在危害更大,临床易忽视而导致体内血量大量丢失,应正确评估出血量。恶露如有异味且有子宫压痛,常提示有感染可能,报告医生,做进一步检查和治疗。

3.会阴护理

保持会阴部清洁,观察会阴伤口有无渗血、红肿、硬结及分泌物等,如有异常及时报告医生。会阴侧方切开者,多取切口对侧卧位。产后会阴有轻度水肿,一般 2～3 天自行消退。早期可采用冰敷减轻会阴疼痛及水肿。水肿明显者,可用 50% 硫酸镁湿敷。由于妊娠子宫压迫下腔静脉,影响盆腔静脉血液回流,加之分娩时的用力,常诱发或加重痔疮的发作,产后可局部外涂痔疮药膏,严重者需手术治疗。

4.产褥期并发症的护理

(1)尿潴留:因产时膀胱受压,黏膜充血水肿、会阴伤口疼痛等易致产后排尿困难,发生产后尿潴留。尿潴留影响子宫收缩,易导致阴道出血量增多及尿路感染,增加产妇痛苦。产后 4～6 小时内督促产妇自行排尿,若排尿困难,应解除产妇因害怕排尿引起疼痛而不敢用力的顾虑,鼓励产妇坐起排尿,可使用以下方法:①热敷腹部、按摩膀胱、温水冲洗尿道口诱导排尿;②针刺关元、气海、三阴交、阴陵泉等穴位;③尿潴留辅助电生理治疗;④肌内注射新斯的明 1mg,兴奋膀胱逼尿肌促进排尿。若上述方法处理无效时应予以导尿,留置导尿管 1～2 天。产妇排尿后,应关注排出尿量的多少及膀胱内是否有残余尿。在耻骨联合上能否触及膀胱作为临床常用的评估方法,必要时 B 超检查,了解膀胱内残余尿量。

(2)预防产后便秘:根据产妇个体状况,鼓励尽早活动,逐步增加活动量,特殊情况暂缓。

多饮水,多吃蔬菜和含纤维素食物,必要时口服缓泻剂,保持大便通畅。

(3)会阴、阴道壁血肿:会阴及阴道壁有丰富的血管,血运丰富,皮下组织疏松,分娩时胎头通过软产道,易损伤小血管,破裂形成血肿。表现为产后即刻或数小时后出现会阴剧烈胀痛,局部迅速增大,触痛明显,表面呈紫色肿块。血肿增大压迫直肠、尿道时,可出现大便坠胀和尿路刺激症状。症状出现的时间与血肿大小及部位有关,血肿小时症状不明显。阴道侧壁上段受损时,血液可沿盆筋膜向上蔓延,因该处组织疏松,症状常不明显,阴道穹窿深部血肿常沿骨盆侧壁上延,必要时需经彩超或 CT 确诊。对产后主诉会阴及肛门坠胀,阴道内胀痛,有尿意,排尿困难,或出现贫血、休克症状者,及时汇报医生,尽早做肛门指检及必要的辅助检查,尽早诊断和处理。血肿的处理根据血肿的部位及大小不同,而采取保守或手术治疗。

(4)疼痛护理:产后常伴有宫缩痛及伤口疼痛。尤其是剖宫产术后 24~48 小时内,剧烈的切口疼痛及宫缩痛,影响产妇的休息和睡眠,不利于早期活动,影响肠蠕动恢复,增加深静脉血栓发生的风险;疲乏、情绪波动抑制催乳素分泌,减少乳汁分泌量;母婴接触及哺乳活动的减少,影响母乳喂养成功。因此,疼痛应作为产后评估的重要内容之一。使用疼痛评分工具评估疼痛程度,常用的疼痛评估工具有:数字评分法、视觉模拟评分法等,分值越大,疼痛程度越重。术前应与产妇做好沟通教育,了解可能出现的疼痛及镇痛的方法和药物的副反应。非药物镇痛如深呼吸、听音乐、按摩等,药物镇痛有口服对乙酰氨基酚和非甾体抗炎药、PCA 镇痛泵和多模式镇痛。排除其他异常情况引起的疼痛,根据病情及疼痛程度,选择适合的镇痛方法。

(5)深静脉血栓:产褥期因血液高凝状态及活动减少、卧床时间长易致静脉血栓形成,尤其是剖宫产手术、出血等增加了血栓发生的风险。产后应鼓励产妇尽早下床活动,剖宫产后术后双下肢知觉恢复后即开始双下肢主动活动,尽早开始下床活动。深静脉血栓的高危产妇,产后可选择穿戴减压弹力袜、预防性应用间歇性充气装置、补充水分、皮下注射低分子肝素等措施预防静脉血栓形成。对于产后主诉下肢疼痛,行走时加剧时,应考虑深静脉血栓可能,B 超检查排除深静脉血栓。

(6)心理护理:建立良好的护患关系,了解产妇的基本心理状态,注意运用倾听技巧,发挥专业优势引导产妇走出心理误区,介绍缓解心理压力的方法,取得家庭的支持和配合。

五、健康教育

1.环境和卫生

产褥期应创造一个舒适、安静的休养环境。保持室内空气新鲜,温度适宜。产后 1 周内,褥汗多,应勤换衣裤、洗漱,保持清洁。产后头几日恶露多,会阴部有伤口,因此要保持会阴清洁、透气,勤换会阴垫及内衣裤。待体力恢复后,可淋浴。每次洗浴时间以 10~20min 为宜,以免时间过久,发生虚脱等意外。不宜空腹时洗浴,洗浴期间避免产妇滑倒摔伤等意外的发生。保持口腔清洁,每日软毛牙刷刷牙,进食后漱口。

2.休息与睡眠

产褥期充分的休息和睡眠可以消除疲劳,促进组织修复,增强体力。产妇在产褥期需要哺喂、照顾婴儿,加上产后疼痛不适,容易造成睡眠不足和休息不够,影响精神和体力的恢复。因此产褥期生活应规律,注意劳逸结合,每日应有 8h 睡眠,与孩子同步休息,保证休息与睡眠,尽快恢复体力,为今后生活和工作打下好的基础。

3.哺乳期用药安全

产褥期应在医生的指导下合理用药,因病情需要使用了对婴儿有影响的药物应暂停母乳喂养,用药期间应挤奶保持泌乳。

4.产褥期运动

产褥期运动可以促进腹壁、盆底肌肉张力的恢复,促进机体复原,保持健康体型;促进血液循环,预防深静脉血栓的形成;促进胃肠运动,增加食欲和预防便秘。应根据产妇的情况,由弱到强循序渐进地进行产后锻炼,一般在产后第 2 天开始做产后健身操,每 1～2 天增加 1 节,每节做 8～16 次。产妇在做产后健身操时应注意:①由简单的项目开始,依个人耐受程度再逐渐增加,避免过于劳累;②必须持之以恒,肌肉张力的恢复需 2～3 个月;③运动时有出血或不适感时,应立即停止;④剖宫产者可先进行促进血液循环的项目,如深呼吸运动,其他项目待伤口愈合后再逐渐执行。运动前准备包括:开窗保持室内空气通畅及新鲜,穿着宽松衣服,排空膀胱、移去枕头,以及简单的床上热身运动。

第 1 节仰卧,深吸气,收腹部,然后呼气。

第 2 节仰卧,两臂直放于身旁,进行缩肛与放松动作。

第 3 节仰卧,两臂直放于身旁,双腿轮流上举与并举,与身体成直角。

第 4 节仰卧,髋与腿放松,分开稍屈,脚底放在床上,尽力抬高臀部及背部。

第 5 节仰卧起坐。

第 6 节跪姿,双膝分开,肩肘垂直,双手平放床上,腰部进行左、右旋转动作。

第 7 节全身运动,跪姿,双臂支撑在床上,左、右腿交替向背后高举。

5.盆底康复训练

妊娠、分娩可造成盆底组织松弛、损伤,引起盆底组织障碍性疾病,表现为尿失禁、盆腔器官脱垂、性功能障碍及盆腔疼痛等症状。产后盆底康复训练能促进妊娠和分娩过程损伤的神经和肌肉得到恢复,改善远期盆底状况,是防治盆底功能障碍性疾病的重要阶段和理想时机。盆底功能障碍性疾病的防治应从产后恰当时机及时开始进行。产后 42 天内一般不能进行器械辅助的盆底康复,可通过自行适应性盆底肌锻炼促进产后盆底功能的恢复。产褥期盆底康复的普遍性指导方案包括:健康宣教、手法辅助、盆底肌锻炼(Kegel 训练,凯格尔训练),及有相关盆底功能障碍(如尿潴留)及时对症处理。

(1)健康宣教:针对盆底功能障碍性疾病防治知识的健康教育,包括生理解剖常识,盆底功能障碍性疾病发病概况、危害、临床表现、防治常识、产后预防的重要价值、产后盆底康复主要内容等。

(2)盆底肌肉锻炼(Kegel 训练):为最经典的非手术治疗方法,是盆底康复基础性内容,可加强盆底肌肉运动能力,改善尿道、肛门括约肌的功能。专业人员指导下训练能获得更理想效果。该法是有意识地对以肛提肌为主的盆底肌肉进行自主性收缩训练,专业人员可用手法指导产妇学会正确训练方法。一般嘱产妇做收缩肛门阴道的动作,每次收紧不少于 3 秒后放松,连续做 15～30min,每日进行 2～3 次,或每日做 150～200 次,6～8 周为 1 个疗程,一般 4～6 周症状有改善。

(3)产后尿潴留辅助电生理治疗:产妇在分娩后,一般产后 2h 能自行排尿,如产后 6～8h 在膀胱充盈情况下仍然不能自行排尿为产后尿潴留。是产后常见的问题,临床上一般常采用导尿等方法解决。对产后尿潴留患者给予电刺激治疗,可有助于产妇自行排尿,帮助产妇解决尿潴留问题。电刺激可促使膀胱及有关肌肉节律运动,促进膀胱恢复功能,此方法简便有效,为预防和治疗产后尿潴留提供一种新手段。电刺激治疗尿潴留:每次 15min,每日 1～2 次,可根据患者治疗情况酌情调整次数和参数。

(4)盆底功能评估:产后 42 天恶露干净后,需进行盆底功能评估,根据评估结果及产妇具体情况,制定个体化康复治疗计划。

6.产褥期营养

分娩消耗大量体力,产后头几日产妇常感疲乏、食欲不佳,可选择清淡、稀软、易消化食物,之后可恢复到普通饮食。食物种类多样化,增加鱼、禽、蛋、瘦肉、奶及海产品等富含蛋白质食物的摄入,获得充足含钙食物,根据身体需要饮水及适量喝汤,进食蔬菜水果,获得维生素。忌烟酒,避免喝浓茶和咖啡。

7.产后性知识及避孕指导

产褥期产妇的生殖器官逐渐恢复正常大约需要 6～8 周时间。在子宫内膜尚未完全修复,恶露尚未干净期间禁止性生活,否则容易导致盆腔感染,影响产妇的身体健康。产后 42 天检查盆腔生殖器官已恢复至正常后,可以恢复性生活,此时须采取避孕措施。纯母乳喂养者,可以抑制排卵,起到天然避孕作用,但这种作用并不是绝对的。因此,产妇一旦恢复性生活就应该坚持避孕。避孕措施的选择,须视个人具体情况而定,不母乳喂养者,可采用工具法或口服避孕药法,产后 6 周内或有血管危险因素者应避免使用复合避孕药。母乳喂养者不宜服药,可选择工具避孕如避孕套。宫内节育器放置时间,阴道分娩为产后 42 天恶露干净,会阴伤口愈合,子宫恢复正常可放置,剖宫产为术后半年。

8.产后复查

产妇出院后由社区医疗保健人员分别于产后 3～7 天和产后 28 天进行家庭访视,产后 42 天回医院进行母婴健康检查,高危孕产妇及新生儿应根据病情需要增加访视次数。

9.母乳喂养

(1)母乳喂养的好处

①对宝宝的好处:a.母乳喂养可满足婴儿同时期生长发育的营养素需求。且母乳易于消化、吸收;b.母乳喂养可提供生命最早期的免疫物质,促进胃肠道发育,保护肠道、呼吸道;c.母乳喂养与配方奶喂养相比,减少了成年后代谢性疾病,如肥胖、高血压、糖尿病、冠心病的发生概率;d.母乳喂养可促进子代神经系统发育。母乳中含有促进子代神经系统发育的多种必需

营养素,而且母乳喂养过程中产生了许多良性神经系统刺激,如温度气味、接触、语言、眼神等。末梢感觉神经传递良性刺激,促进中枢神经系统发育形成反射弧,促进子代对外环境的认识及适应。

②对母亲的好处:a.促进母亲乳汁分泌,也能有效预防母亲乳胀、乳腺炎等的发生;b.促进子宫收缩,减少产后出血,加速子宫恢复;c.有助于产后体重下降,促进体形恢复。母乳喂养每日可使母亲多消耗大于 500kcal 热量,研究表明,持续母乳喂养超过 6 个月时,其降低体重的效果最明显;d.母乳喂养具有生育调节的作用。纯母乳喂养可推迟大多数母亲正常卵巢周期及生育能力的恢复,从而在整体上延长生育间隔。进行频繁的纯母乳喂养的妇女,在月经没有恢复的情况下,产后 6 个月内再次怀孕的可能性低于 2%。纯母乳喂养 6 个月以后继续母乳喂养至第 2 年,可使生育间隔延长到 1 年;e.母乳喂养可降低母亲乳腺癌、卵巢癌、子宫癌发病风险。研究显示,在女性整个育龄期间如果坚持母乳喂养 6~24 个月,乳腺癌的患病率会下降11%~25%。另有研究显示,20 岁以前母乳喂养史超过 6 个月的妇女在绝经前患乳腺癌的风险明显降低,20 岁以上母乳喂养史在 3~6 个月的妇女患乳腺癌的风险也低于无任何母乳喂养史的妇女;f.母乳喂养促进心理健康。婴儿的吸吮会刺激母亲体内分泌催乳素,这种激素可促进乳汁分泌,并能使哺乳期妇女情绪更加平稳;g.母乳喂养节约了家庭购买奶粉的费用。减少人工喂养所需的人力,有助于母亲和其他家庭成员更好的休息。母乳喂养能促进家庭和谐,增加父母对家庭子女的社会责任感。

(2)乳汁的成分:人类母乳最大的特点是其成分与子代的发育同步变化。

①初乳与成熟乳:分娩后 7 天内产生的乳汁称为初乳,呈蛋黄色、质稠、量少,含有丰富的蛋白质,脂肪较少,有大量的分泌型 IgA 和吞噬细胞、粒细胞、淋巴细胞,有助于增强新生儿呼吸道及消化道防御病菌入侵的能力,提高新生儿的抵抗力。10 天后转化为成熟乳,期间为过渡乳。成熟乳颜色相对比较淡,成熟乳的成分逐渐稳定,蛋白质维持在一个恒定的水平,成熟乳中的蛋白质含量虽较初乳少,但因各种蛋白质成分比例适当,脂肪和糖类以及维生素,微量元素丰富,并含有帮助消化的酶类和免疫物质。另外,成熟乳中含有适合宝宝消化的各种元素,如钙磷比例合适易于吸收,母乳铁易于吸收等。

②前奶与后奶:母乳不仅在产后不同时间段有所变化,同一次哺乳过程中乳汁成分也略有不同。前奶是在一次哺乳过程中先吸吮的奶,外观较清亮、稀薄,内含丰富的蛋白质、乳糖、维生素、无机盐和水分;后奶是在一次哺乳过程中后吸吮到的奶,外观较前奶稠厚。后奶中富含脂肪为母乳提供较多的能量,让婴儿吸吮足够的时间以便吃到后奶,获得更多的营养。

(3)妊娠期乳房的变化

①乳房外观的变化:乳房增大,有些孕妇乳房出现皮纹,与腹部皮肤妊娠纹相似,有些在乳房表皮下可以见到纤维或稍有扩张的静脉血管,乳头增大颜色变深,乳晕色素沉着增加及区域扩大,乳晕处的皮脂腺肥大隆起,形成许多圆形结节状突起,称蒙氏结节。蒙氏结节分泌的物质可以起润滑和保护乳头的作用。

②乳腺组织变化:妊娠期乳房的组织学变化与妊娠后内分泌激素的变化有关。妊娠早期

为维持孕卵的发育,体内雌激素、孕激素、甲状腺素和垂体激素均由不同程度的增加。胎盘发育成熟后,可以分泌多种甾体激素。在雌激素、孕激素和胰岛素的协同作用下,乳腺管增长,乳腺腺泡进一步发育和成熟。妊娠 4～12 周,乳腺管远侧端呈芽状突出及上皮增生,形成腺体,至妊娠末期则有大量新生的乳腺管及腺泡形成。孕 16 周末,腺小叶明显增大,腺泡数量增多,腺腔较孕前扩张,并含少量分泌物。部分孕妇可以有少量黄色稀薄的液体从乳头排出。妊娠28～36 周,腺体进一步扩张,上皮细胞变为扁平,含空泡,成为乳汁分泌前的腺泡上皮,为乳汁的分泌做好充分准备。

(4)乳汁的生成和分泌:妊娠期体内激素的变化,促进乳腺发育,引起乳腺腺体、导管扩张,乳腺细胞数量增多,乳房增大,为哺乳做准备。由于妊娠期血液中胎盘催乳素水平较高,对乳腺催乳素受体有封闭作用,无法启动泌乳。分娩后胎盘娩出,胎盘催乳素水平下降,其封闭作用解除;同时,孕酮水平急剧下降,解除对下丘脑和腺垂体的抑制作用,引起催乳素迅速释放,促进乳汁的生成,从而发动泌乳。乳汁的生成与分泌分为三个阶段:

①泌乳Ⅰ期:从怀孕 16～22 周到产后 2～3 天,乳腺腺细胞开始产生分泌乳汁。

②泌乳Ⅱ期:产后 2～3 天开始到产后 8～10 天,随着胎盘从子宫壁剥离,体内的孕酮水平随着胎盘娩出而下降,产后催乳素大量分泌,大量初乳被合成和释放。催乳素水平越高,分泌的乳汁越多,而催乳素的分泌量随着吸吮刺激的增多而增加。这时产妇开始觉得乳房充盈、奶胀,和前几日相比,乳汁量也明显增多,俗称为"下奶"。

③泌乳Ⅲ期:从产后 8～10 天开始,催乳素分泌下降,此时乳汁生成由激素控制转变为由乳腺自我调节控制乳汁分泌。乳汁的移除是控制乳汁分泌的关键。

(5)乳汁分泌的调节:催乳素是由脑垂体产生的一种多肽激素,分泌频率呈脉冲式。睡眠1 小时内,催乳素分泌的脉冲幅度迅速提高,之后在睡眠中分泌量维持在较高水平,醒后开始下降。清晨 3～4 点时血清催乳素分泌的浓度比白天同时间增加 1 倍。在喂哺过程中,婴儿吸吮刺激母亲乳头神经末梢,冲动传递到腺垂体,使之分泌催乳素,催乳素被吸收入血液循环运送至乳腺,刺激乳腺分泌乳汁的过程称为泌乳反射。

催乳素的血液浓度随婴儿吸吮频率和强度的增加而升高,使乳腺泌乳增多,这是促进泌乳的关键。因此,母亲应根据婴儿的需求进行哺乳,当婴儿吸吮时间在 30min 以上时,母亲体内催乳素的水平达到高峰,有利于增加乳汁的分泌。每日 8 次以上的哺乳,可保持血清催乳素水平在下次哺乳时不下降。乳汁分泌在依赖催乳素调节的同时也受乳房局部调节的影响,若没有及时将乳汁排出乳房,乳腺导管内的乳汁积累过多,会反馈性地产生抑制泌乳的蛋白质,导致泌乳量减少。

(6)射乳反射:婴儿要得到足够的乳汁,还需要有射乳反射建立,婴儿吸吮乳房时刺激了乳头的神经末梢,由神经反射传递到神经垂体,使之分泌催产素,催产素被吸收入血液循环运送至乳腺,促使乳腺泡周围肌上皮细胞收缩,致使乳腺内的乳汁排入乳腺小管,再经乳腺大管和乳晕下的小囊从乳头的乳腺管口排出,出现射乳现象,这个过程称为射乳反射。人类的射乳反射还可以通过心理因素来促进或激发,母亲可以通过孩子的声音、目光或嗅到孩子的气味引起这种反射。同时母亲惶恐不安,包括害怕乳汁不足、乳头疼痛等不良情绪会抑制催产素的分泌,抑制这种反射。

(7)促进乳汁分泌的方法

①出生后就和母亲进行肌肤接触、母乳喂养。

②频繁有效的吸吮,出生头几日确保每日 8～12 次以上有效的哺乳。

③按需哺乳,而不是按时哺乳。

④采用妈妈舒适孩子喜欢的喂奶姿势,使用正确的含接姿势,确保喂奶时婴儿含住乳头和大部分乳晕,含接住下乳晕比上乳晕多,为"不对称含接"。

⑤母婴分离或暂时不能母乳喂养时,每日挤奶 8 次以上。

⑥不随意添加母乳代用品或其他食物,除非有医学指征。

(8)母乳喂养体位

①哺乳的正确姿势:母亲和宝宝放松舒适,宝宝的头和身体成一直线,身体紧贴妈妈,脸向着乳房,鼻子对着乳头。

②宝宝正确的含接姿势:用乳头触碰宝宝的嘴唇,直等到宝宝嘴张得很大,很快将宝宝移向乳房,让整个乳头及大部分乳晕含入宝宝口中。宝宝的下唇外翻,两面颊鼓起,嘴上方的乳晕比下方多,开始慢而深地吸吮,有时会有暂停,能看到吞咽的动作和听到吞咽的声音。

③托乳房的正确姿势:手贴在乳房下的胸壁上,C 字形,示指支撑着乳房的基底部,拇指在乳房的上方;妈妈手指不要太靠近乳头。

④常见的哺乳体位:交叉式哺乳;橄榄球式哺乳(环抱式);摇篮式哺乳(坐式);侧卧式哺乳;半躺式哺乳。

(9)母乳喂养的常见问题和处理

①生理性奶胀:产后 3～4 天,因乳房血管、淋巴充盈,乳房水肿,乳汁产生增多,会出现乳房胀痛,触之坚硬感,俗称"下奶",是正常生理现象。如果在出生后让新生儿正确含接及频繁吸吮,即使有奶胀,但也不至于太严重,只要继续不设限制地让孩子频繁有效喂哺,乳汁很容易就吸出来,通常会很平稳度过,经过 1～2 天奶胀就缓解了。如乳头乳晕水肿明显影响新生儿含接时,应避免热敷,进行乳晕部位的反向按压,促进血液和淋巴液的回流,使乳头和乳晕软化,软化后有利于婴儿含接。

②乳头皲裂:产妇乳头条件欠佳、新生儿含接姿势不正确,会造成乳头红、裂开,甚至出血,哺乳时疼痛。正确的含接姿势(不对称含接)能减少乳头疼痛、皲裂的发生。使用自然的乳头保护霜能保护乳头,改善乳头状况。

③乳头扁平、乳头凹陷处理:a.不建议在孕期进行乳头刺激或对乳头解剖异常进行矫正,这并不能减少乳头疾病或增加哺乳成功率;b.出生后新生儿应立即与母亲肌肤接触并进行母乳喂养,在吸吮反射最强烈的时候喂哺,能增加母乳喂养成功率;c.可以尝试使用半躺式喂奶,这个姿势能激发孩子的本能,诱发更多的寻乳、觅食反射。借助重力作用,张大嘴巴深含乳,利于含接d.避免在孩子学习含接吸吮母乳时,使用乳头保护罩或奶瓶奶嘴,造成乳头错觉,增加

母乳喂养困难。

六、风险与急救

栓塞性疾病:妊娠期静脉血栓栓塞是导致妊娠妇女发病及死亡的最主要原因,发生率为 $0.05\%\sim0.18\%$,为非妊娠期的 6 倍,产后发生率为产前的 2 倍,其中以左下肢深静脉血栓栓塞及肺栓塞多见。采取有效的预防措施是减少该病的发生及减轻不良后果的关键。

1.加强高危因素评估

对存在高危因素的孕产妇(如高龄、肥胖、多产、剖宫产以及有血栓栓塞既往史和家族史等),产前、产后均要警惕栓塞疾病的发生,必要时预防用抗凝药。

2.饮食指导

鼓励孕产妇进食低盐、低脂、清淡饮食,多食新鲜水果蔬菜,预防便秘。

3.下肢活动指导

产后应及早下床活动,促进血液循环,减少血栓形成。

4.机械预防

渐进式压力长袜和间歇充气压缩泵可增加静脉血液流速,促进血液回流,有效降低栓塞性疾病的发生。

5.识别患者栓塞的早期症状

(1)肺栓塞:肺栓塞的临床表现主要取决于栓子栓塞的部位及栓子的大小,临床表现缺乏特异性,典型的胸痛、咯血及呼吸困难三联征仅见于不足 30% 的患者。

(2)下肢静脉血栓栓塞:血栓形成的患肢局部肿胀、疼痛、皮温升高;血栓远端血液回流障碍导致远端水肿、皮肤色素沉着,行走后患肢易疲劳或肿胀加重。

第三节 妊娠合并症的护理

一、妊娠合并心脏病

妊娠合并心脏病是指妊娠合并风湿性心脏病、冠心病、心肌炎、心律失常或由妊娠加重心脏负担而诱发的心脏病。

(一)临床表现

(1)妊娠前有心悸、气短、心力衰竭史,或曾有风湿热病史,X 线、心电图检查曾被诊断有器质性心脏病。

(2)有劳力性呼吸困难,经常性夜间端坐呼吸、咯血,经常性胸闷、胸痛。

(3)有发绀、杵状指、持续性颈静脉怒张。

(4)心电图异常。

(5)X 线示心脏明显增大。

(6)早期心力衰竭临床表现

①轻微活动后即有胸闷、心悸、气短。

②休息时心率＞110 次/分，呼吸＞20 次/分。

③夜间常发生端坐呼吸，或需到窗口呼吸新鲜空气。

④肺底部出现少量持续性湿啰音，咳嗽后不消失。

(7)心脏病孕妇心功能分级

Ⅰ级：一般体力活动不受限制。

Ⅱ级：一般体力活动轻度受限，活动后心悸、轻度气短，休息时无症状。

Ⅲ级：一般体力活动明显受限，轻微日常工作即感不适、心悸、呼吸困难，或既往有心力衰竭史者，休息时无不适。

Ⅳ级：一般体力活动明显受限，休息时有心悸、呼吸困难等心力衰竭表现，不能进行任何体力活动。

(二)护理要点

1.非妊娠期

对心脏病变较重，心功能Ⅲ级或Ⅲ级以上者，不宜妊娠，严格避孕。

2.妊娠期

(1)妊娠 20 周前每两周 1 次，20 周后每周 1 次接受心血管内科和产科高危门诊共同监护。心功能Ⅲ级以上有心力衰竭表现者，住院治疗。

(2)孕妇每日保证 8～10 小时睡眠，左侧卧位，避免过劳和增大精神压力。

(3)合理营养，妊娠期体重增加＜10kg。妊娠 4 个月限盐，每日量＜5g。

(4)防止并纠正贫血、心律失常、妊娠期高血压、各种感染性疾病。

(5)指导孕妇及家属了解妊娠合并心脏病有关知识，掌握自我监护方法。

3.产前住院期间护理

执行产前一般护理常规，并做好以下护理。

(1)卧床休息，必要时半卧位吸氧。

(2)低盐饮食，防止便秘，多食水果及新鲜蔬菜。

(3)做好生活护理，防止孕妇情绪激动。

(4)每日测量体温、脉搏、呼吸 4 次，脉搏需测量 1 分钟。

(5)严密观察病情变化，特别注意心力衰竭及肺水肿的发生。

(6)服用洋地黄者，应严格遵守给药时间及剂量，观察洋地黄中毒反应(恶心、呕吐、黄视、绿视、心率减慢、心律失常)。脉搏低于 60 次/分时，应及时报告医师。

(7)定时听取胎心音，必要时行胎儿电子监护，有产兆者送产房分娩。

(8)心力衰竭者应严格控制输液量，以 1000mL/24h 为宜，输液速度以 20～30 滴/分为宜。

(9)适度安抚，倾听诉说，提供心理支持。

4.分娩期护理

(1)评估产妇心功能状态。

(2)协助左侧卧位,上半身抬高 30°,持续吸氧。

(3)给予产妇安慰、鼓励,遵医嘱使用镇静剂。

(4)第一产程护理:

①每 15～30min 测血压、脉搏、呼吸、心率及心律 1 次。

②临产后遵医嘱使用抗生素至产后 1 周左右。

③使用胎儿电子监护仪评估胎心率变化。

④鼓励产妇多休息,在两次宫缩间歇尽量放松。

⑤运用呼吸及腹部按摩缓解宫缩痛。

⑥严格控制液体滴速。

⑦助产士应始终陪伴产妇身旁,随时解答问题。

(5)第二产程护理:

①避免过早屏气用力。

②宫口开全后及时行会阴侧切术,经阴道助产缩短第二产程。

③做好抢救新生儿准备。

④分娩时指导孕妇于宫缩时张口哈气,间歇时完全放松。

(6)第三产程护理:

①胎儿娩出后,立即在腹部放置 1kg 重沙袋持续 24 小时。

②遵医嘱肌内注射哌替啶,严密观察血压、脉搏、子宫收缩情况。

③静脉或肌内注射缩宫素 10～20U,禁用麦角新碱。

④产后出血多时,遵医嘱及时输血、输液,并严格控制速度。

⑤在产房观察 3 小时,病情稳定后送母婴同室。

5.产褥期护理

(1)产后 24 小时内必需静卧,尽量住小房间、保暖、备氧气,遵医嘱给予镇静剂。

(2)遵医嘱继续使用抗生素。

(3)产后 72 小时严格监测心率、心律、呼吸、血压、体温变化,详细记录出入液量。注意识别早期心力衰竭症状。

(4)补液量每日不超过 1500mL,滴数控制在 30 滴/分。

(5)注意观察子宫收缩及阴道出血情况。注意观察会阴及腹部切口情况。每日擦洗会阴 2 次。

(6)进食低盐、易消化食物,少食多餐,保持大便通畅。

(7)注意洋地黄中毒反应,服药前监测心率,如心率 60 次/分以下应立即报告医师。

(8)对心功能Ⅰ级者、Ⅱ级者,鼓励母乳喂养;心功能Ⅲ、Ⅳ级者宜退奶,指导人工喂养。

(9)出院指导,不适随时复诊。

6.健康教育

(1)心脏病妇女,妊娠前应征求内科医师意见,评估心脏功能、病变程度及性质,决定能否承受妊娠及分娩。

(2)心功能Ⅲ级或Ⅲ级以上者,建议不宜妊娠,严格避孕。

(3)加强妊娠期保健,妊娠 20 周前每两周 1 次、20 周后每周 1 次接受心血管内科和产科高危门诊共同监护。保证每日至少 10 小时睡眠,2 小时午休,易取左侧卧位或半卧位。减少体力劳动,保持情绪稳定、心情愉快。

(4)低盐饮食,多食水果及新鲜蔬菜,避免便秘。妊娠期体重增加<10kg。

(5)应避免到公共场所及与传染病患者接触,预防上呼吸道感染;妊娠 5 个月起服用维生素 C 及铁剂预防贫血;20 周起补钙,防止妊娠期高血压疾病发生。

(6)指导孕妇及家属了解妊娠合并心脏病的相关知识,掌握自我监护方法,告知心力衰竭的诱因及预防方法;学习识别早期心力衰竭的表现,若出现咳嗽、咳粉红色泡沫痰等,应及时住院治疗。

(7)指导产妇在第二产程避免过早屏气用力,于宫缩时张口哈气,间歇时完全放松。

(8)产后 24 小时内必须静卧。指导心功能Ⅰ级者、Ⅱ级者进行母乳喂养,心功能Ⅲ级者、Ⅳ级者退奶,并指导家属学习人工喂养的技能及注意事项。

(9)制订出院计划,告知按时复诊。

二、妊娠合并肝炎

妊娠合并肝炎是指由多种肝炎病毒引起、以肝实质细胞变形坏死为主要病变的一组传染病。

(一)临床表现

多数有不能用妊娠解释的食欲减退、恶心、呕吐、厌油、腹胀、乏力及肝区痛等症状。起病急、病情较重者还有畏寒、发热、皮肤及巩膜黄染、全身皮肤瘙痒等表现。

病情严重者表现为黄染深、昏睡、烦躁、神志不清,甚至昏迷。

合并妊娠期高血压疾病的孕妇还会出现头痛、眼花、胸闷等自觉症状。

(二)护理要点

执行产科一般护理常规,并做好以下护理。

1.加强卫生宣教,普及防病知识

2.妊娠期护理

(1)妊娠合并轻型肝炎:

①注意休息,每日保证充足睡眠,避免体力劳动。

②补充足够的营养和维生素,避免进食高脂肪食物,保持大便通畅。

③定期产前检查,提供专室就诊。

④定期进行肝功能、肝炎病毒血清病原学标志物的检查,遵医嘱孕妇注射乙型肝炎免疫球蛋白。

(2)妊娠合并重症肝炎:

①遵医嘱给予保肝药物;严格限制蛋白质摄入,每日应<0.5g/kg,增加碳水化合物摄入。

②保持大便通畅,严禁肥皂水灌肠。

③严密观察孕妇有无性格改变、行为异常、扑翼样震颤等肝性脑病前驱症状。

④严密监测生命征,记录出入液量。

⑤加强母婴监护。

3.分娩期护理

(1)隔离待产室和产房待产、分娩,注意语言保护。

(2)严密观察出血及凝血功能变化,有出血倾向时遵医嘱用维生素 K_1,临产后备新鲜血液。

(3)严密观察产程进展,防止产程延长、胎儿窘迫、羊水吸入、软产道裂伤。宫口开全后尽量缩短第二产程,必要时助产。胎肩娩出后立即静脉注射缩宫素。

(4)分娩过程中,尽可能减少母血对新生儿的污染。

(5)密切观察产妇生命征和尿量。

(6)分娩后密切观察产妇宫缩及阴道出血情况。

(7)在产房观察 4 小时,病情稳定后送母婴同室。

(8)隔离待产室和产房,按照《产房医院感染管理制度》《产房消毒隔离技术》进行终末处理。

4.产褥期护理

(1)入住隔离母婴同室,严格执行消毒隔离技术规范。

(2)密切观察宫缩及阴道出血情况。

(3)充分休息,加强营养。协助建立良好的亲子关系,注意保护隐私。

(4)肝炎急性期 DNA 阳性者不宜哺乳,回奶禁用雌激素。

(5)指导产妇及家属人工喂养技能。

5.新生儿护理

(1)新生儿娩出后应立即沐浴,避免在注射疫苗时将母体的血液带入新生儿体内。

(2)联合免疫:新生儿出生后 6 小时内和生后 3~4 周时各肌内注射 100U 乙型肝炎免疫球蛋白(HBIG),新生儿出生后 24 小时内注射重组乙型肝炎疫苗(CHO 细胞)20μg,出生 1 个月、6 个月分别注射重组乙型肝炎疫苗(CHO 细胞)20μg。

6.防范肝炎病毒职业暴露,注意操作程序,防止体液喷溅和意外针刺伤

7.健康教育

(1)加强教育,重视妊娠期监护。注意营养,摄入富含蛋白质、糖类和维生素的食物以增加抵抗力。

(2)向孕产妇及家属讲解肝炎对母婴的影响,消毒隔离的重要性,以取得孕产妇及家属的理解与配合。

(3)已患肝炎的育龄妇女应避孕,待肝炎痊愈后 2 年后再妊娠。乙型、丙型肝炎患者应在 HBV-DNA 或 HCV-DNA 转阴后妊娠。

(4)患乙型肝炎产妇分娩的新生儿,应在完成乙肝疫苗全程免疫接种后抽血检查乙肝系列,如表面抗体未产生应就医。

(5)产后母婴应定期到医院随诊。

(6)根据不同类型肝炎的传播方式,指导孕妇及家属做好预防性隔离。

三、妊娠合并糖尿病

妊娠合并糖尿病是一组以慢性血糖水平增高为特征的代谢疾病群。

(1)妊娠前已有糖尿病的患者妊娠,又称糖尿病合并妊娠。

(2)妊娠前糖代谢正常或有潜在的糖耐量减退,妊娠期才出现或发现糖尿病,又称为妊娠期糖尿病(GDM),占糖尿病孕妇的 80% 以上。

(一)临床表现

(1)妊娠期有三多症状(多饮、多食、多尿),或外阴阴道假丝酵母菌感染反复发作,孕妇体型肥胖。孕妇自感子宫增大快,全身乏力,病情较重者出现视力模糊。易并发羊水过多或巨大胎儿。

(2)分娩期孕妇易出现头昏、心悸、面色苍白等低血糖症状,或出现恶心、呕吐、视力模糊、呼吸加快且呼气中带烂苹果味等酮症酸中毒的症状。

(二)护理要点

1.妊娠期护理

(1)宣教糖尿病知识,给予心理支持。

(2)指导合理饮食。

(3)指导孕妇适度运动,妊娠期体重增加 10~12kg 较为理想。

(4)合理用药,孕妇可遵医嘱口服降糖药物或应用胰岛素。

(5)加强妊娠期母婴监护:

①密切监测血糖变化,妊娠早期每周检查 1 次直至妊娠第 10 周,妊娠中期每 2 周检查 1 次,妊娠 32 周后每周检查 1 次。

②定时产前检查,注意血压、水肿、蛋白尿情况。

③妊娠晚期,严密监测胎儿情况,教会孕妇自数胎动方法。定时测胎心,每周 1~2 次胎心监护。

2.分娩期护理

(1)注意休息,保证热量。严密观察血糖、尿糖及酮体变化,遵医嘱及时调整胰岛素用量。

（2）密切观察产程进展及胎儿情况，产程时间不超过 12 小时，发现异常及时报告医师。

（3）产程中给予产妇耐心细致的劝解，消除顾虑，增加信心和安全感，积极配合分娩。鼓励产妇口服进食，保证热量供给，预防低血糖发生。

（4）需行剖宫产，应做好术前准备。

（5）做好抢救新生儿的准备。

3.新生儿护理

（1）无论体重大小均按早产儿护理。

（2）新生儿尽量少裸露，注意保暖，遵医嘱吸氧。

（3）产后尽早开奶，产后 30 分钟开始口服 25％葡萄糖液，间隔 1～2 小时口服 1 次，每次 10～20mL。

（4）密切观察新生儿有无低血糖症状、呼吸窘迫综合征、高胆红素血症及其他并发症发生，发现异常，及时通知医师处理。

4.产褥期护理

（1）保持腹部和会阴部切口清洁，每日会阴擦洗 2 次，注意宫缩及恶露情况。

（2）指导产妇做好皮肤及口腔清洁。注意体温变化。

（3）遵医嘱进行空腹血糖测定，根据血糖值调整胰岛素用量。

（4）鼓励母乳喂养。

（5）指导产妇定期复查血糖，产后 42 日复查子宫复旧情况。

5.健康教育

（1）告知孕妇及家属妊娠合并糖尿病的相关知识及诊疗护理措施，以减轻产妇及家属的紧张、焦虑情绪，增进护患配合。

（2）告知孕妇在妊娠期间严格控制血糖，加强胎心监测，保持积极乐观情绪，可减轻对胎儿发育的影响，使其自觉遵从医嘱。

（3）指导合理饮食，妊娠中期后，每周增加 3％～8％的热量。将热量分配于三餐及三次点心中，早餐及早点摄取 25％热量，午餐及午点占 30％，晚餐占 30％，睡前占 15％。睡前点心需包含蛋白质及碳水化物，以防夜间低血糖。

（4）指导孕妇合理运动，但要避免运动过度而引起早产、胎膜早破等，可采取步行、打太极拳、孕妇瑜伽等舒缓的运动方式，有规律循序渐进地进行运动。

（5）指导产妇及家属学习新生儿护理技能。鼓励母乳喂养。

（6）指导产妇做好皮肤及口腔清洁，预防感染。

（7）指导产妇定期复查血糖。

四、妊娠合并急性脂肪肝

妊娠期急性脂肪肝（AFLP）是发生于妊娠后期的一种与线粒体脂肪酸氧化障碍有关的、以肝细胞大面积脂肪变性为主要特征的危重疾病，多见于初产妇和妊娠期高血压疾病产妇，发病率为 1/15 000～1/10 000。

(一)病因及发病机制

多数人认为妊娠后体内性激素水平的变化与本病有直接关系。妊娠引起的激素变化,使脂肪酸代谢发生障碍,致游离脂肪酸堆积在肝细胞和肾、胰、脑等其他脏器。由于造成多脏器损害,近年来已有多例复发病例和其子代有遗传缺陷的报道,故有人提出可能是先天遗传性疾病。此外可能也与病毒感染、中毒、药物(如四环素)、营养不良、妊娠期高血压疾病等多因素对线粒体脂肪酸氧化的损害作用有关。

(二)临床表现

起病初期仅有持续性恶心、呕吐、乏力、上腹痛或头痛,数天至 1 周出现黄疸且进行性加深,常无瘙痒。腹痛可局限于右上腹,也可呈弥散性。常伴有高血压、蛋白尿、水肿,少数人有一过性多尿和烦渴,如不分娩病情继续进展,出现凝血功能障碍(皮肤瘀点、瘀斑以及消化道、龈出血等)、低血糖、意识障碍、精神症状及肝性脑病、尿少、无尿和肾衰竭,常于短期内死亡。AFLP 时死产、死胎、早产及产后出血多见。少数患者还可出现胰腺炎和低蛋白血症。

(三)辅助检查

1.血常规

外周血白细胞计数升高,可达(15.0～30.0)×10⁹/L,出现中毒颗粒,并见幼红细胞和嗜碱性点彩红细胞;血小板计数减少,外周血涂片可见肥大血小板。

2.血清总胆红素

血清总胆红素中度或重度升高,以直接胆红素为主,一般不超过 $200\mu mol/L$;血转氨酶轻度或中度升高,ALT 不超过 300U/L,有酶—胆分离现象;血碱性磷酸酶明显升高;血清清蛋白偏低,β 脂蛋白升高。

3.血糖

血糖可降至正常值的 1/3～1/2,是 AFLP 的一个显著特征;血氨升高,出现肝性脑病时可高达正常值的 10 倍。

4.凝血功能

凝血酶原时间和部分凝血活酶时间延长,纤维蛋白原降低。

5.血尿酸、肌酐和尿素氮

血尿酸、肌酐和尿素氮均升高。尤其是尿酸的增高程度与肾功能不成比例,有时高尿酸血症可在 AFLP 临床发作前就存在。

6.尿蛋白及尿胆红素

尿蛋白阳性,尿胆红素阴性。尿胆红素阴性是较重要的诊断依据之一,但尿胆红素阳性不能排除 AFLP。

7.影像学检查

B 超见肝区的弥漫性高密度区,回声强弱不均,呈雪花状,有典型的脂肪肝波形。CT 及

MRI 检查可显示肝内多余的脂肪,肝实质呈均匀一致的密度减低影。

8.病理检查

病理肝组织学检查是唯一的确诊方法。当临床高度怀疑 AFIP 时,应及早在 DIC 发生前做穿刺活组织检查。典型病理变化为肝细胞弥漫性、微滴性脂肪变性,炎症、坏死不明显。本病开始时肝小叶周围肿胀的肝细胞充满细小的脂肪滴,细胞核仍位于细胞中央。以后病变累及门脉区的肝细胞组,肝小叶结构清晰,基本正常。病情进一步发展,肾脏、胰腺、脑等均有微囊样脂肪变性。HE 染色时,可见肝细胞脂肪变性形成独特的空泡,肝细胞呈气球样变,肝血窦内出现嗜酸小体。用油红 O 脂肪染色,细胞中脂肪小滴的阳性率更高。电镜观察可见肝细胞核位于中央,胞质中充满大小不等的囊泡,可见脂肪滴,线粒体基质密度增高,并明显肿大。如患者康复,上述的病理变化可完全消失,肝脏无伤痕遗留。

(四)诊断

1.病史

无肝炎接触史,既往无肝病史。

2.临床表现

妊娠晚期突然发生不明原因的恶心、呕吐、上腹痛、黄疸时需高度警惕 AFILP。

3.实验室检查

(1)白细胞计数升高,$\geq 15.0 \times 10^9/L$,有时可达 $30 \times 10^9/L$。血小板计数减少$< 100 \times 10^9/L$。外周血涂片可见肥大血小板、幼红细胞、嗜碱性点彩红细胞。

(2)血清转氨酶轻度或中度升高,一般不超过 300U/L,血清碱性磷酸酶明显升高,血清胆红素升高、但很少$> 200 \mu mol/L$。

(3)血糖降低,血氨升高:持续性重度低血糖是 AFLP 的一个显著特征,常可降至正常值的 $1/3 \sim 1/20$ 血氨在 AFILP 的早期就可升高,出现昏迷时则高达正常值的 10 倍。

(4)凝血酶原时间延长,部分凝血活酶时间延长,血浆抗凝血酶Ⅲ和纤维蛋白原减少。

(5)血尿酸、肌酐和尿素氮均升高,尤其是尿酸的增高程度与肾功能不成比例,有时高尿酸血症可在 AFILP 临床发作前即存在。

(6)尿蛋白阳性,尿胆红素阴性。尿胆红素阴性是较重要的诊断指标之一,但尿胆红素阳性不能排除 AFLP。

4.病理肝组织学检查

5.影像诊断

影像诊断是 AFLP 的辅助诊断。B 超主要表现为肝区弥散的密度增高,呈雪花状,强弱不均。CT 检查示肝实质为均匀一致的密度减低影。

(五)治疗

AFLP 尚无特效疗法,保守治疗风险极高,因此提高认识、早期诊断及治疗是关键,尽快终止妊娠,可以降低母婴死亡率。

1.产科处理

(1)本病可迅速恶化,危及母儿生命,一经诊断,应立即终止妊娠。期待治疗不能缓解病情,而是呈进行性加重趋势,及时终止妊娠已使母儿存活率明显升高。

(2)终止妊娠的方式是经剖宫产还是经阴道,目前尚无一致意见。一般认为,宫颈条件差或胎位异常者,应多采用剖宫产,术中采取局麻或硬膜外麻醉,不用全麻以免加重肝损害。若胎死宫内,宫颈条件差,短期不能经阴道分娩的也应行剖宫产。剖宫产时如出现凝血机制障碍,出血不止经用宫缩剂等处理无效者,应行次全子宫切除。术后禁用镇静、痛剂。若条件许可,胎盘功能好,经阴道分娩的结果也较好。

(3)注意休息,不宜哺乳。

2.支持疗法

(1)给予低脂肪、低蛋白、高糖饮食。纠正低血糖,注意电解质平衡,纠正代谢性酸中毒。

(2)每天给予维生素 K_1、维生素 C、ATP 及辅酶 A,静脉应用保肝及降血氨药物。

(3)酌情输血浆、纤维蛋白原、血小板及凝血酶原复合物等纠正凝血功能障碍,给予人体清蛋白以纠正低蛋白血症,降低脑水肿的发生。

3.对症治疗

(1)早期短时间应用肾上腺皮质激素,如氢化可的松,以保护肾小管上皮。

(2)血浆置换是目前最常用的人工肝支持治疗方法。

(3)根据病情应用抗凝剂和 H_2 受体阻滞剂,维持胃液 pH$>$5,防止应激性溃疡的发生。

(4)肾衰竭利尿无效者可行透析疗法、人工肾等治疗。使用对肝功能影响小的抗生素,如氨苄青霉素 6~8g/d,防止感染。

(5)发生 DIC 时应及早应用肝素。

经上述治疗,多数产妇病情改善,预后良好。损害的肝脏一般在产后 4 周能恢复,无慢性肝病后遗症。少数产妇虽经迅速终止妊娠及上述各种方法治疗,病情继续恶化的,可考虑肝脏移植。文献报道对不可逆肝功能衰竭者,肝移植确能提高生存率。

(六)护理评估

1.病史评估

(1)既往史:分娩的次数,初次生育的年龄、分娩方式、胎儿的大小;有无肝病史;妊娠期间肝功能情况;药物使用情况及有无过敏。

(2)现病史:了解此次妊娠经过,孕妇目前的临床症状、肝功能情况、是否应用某种药物。

(3)心理-社会状况:评估产妇对急性脂肪肝的认知程度、相关知识的掌握情况,对检查及治疗的配合情况;评估是否因担心母婴安全而产生焦虑、抑郁、恐惧的心理;评估社会及家庭支持系统是否建立完善等;了解急性脂肪肝对产妇生活的影响。

2.身体评估

(1)症状与体征:妊娠晚期是否出现不明原因的恶心、呕吐、上腹痛等症状,是否出现黄疸而不伴皮肤瘙痒等症状。

(2)营养评估：询问孕妇饮食习惯与嗜好，饮食量和种类；测量体重。

(3)专科评估：测量宫高、腹围，观察胎心、胎动等情况。

(4)其他评估：评估自理能力或日常活动能力、有无压疮、跌倒、坠床高危因素；评估孕妇有无泌尿系感染、呼吸道感染、深静脉血栓等风险。

（七）护理措施

1.妊娠期

(1)一般护理

①测量生命体征，安置床位，为产妇佩戴腕带，根据病历首页正确填写姓名、年龄、病历号、护理单元、床号等信息，查看入院须知及家属签字情况，通知其主管医生。

②保持病室整洁、舒适、安全，病室温度和湿度适宜，定时开窗通风。

③遵医嘱指导产妇饮食，嘱产妇左侧卧位，注意休息，保持轻松愉快的心情。

④嘱产妇定时计数胎动，必要时吸氧。

⑤每日测体温、脉搏1～2次，体温＞37.2℃者，每日测体温4次，高热者按高热护理常规护理。

⑥每周测体重1次。

⑦生活不能自理者，如阴道出血、发热、重度贫血及长期保留导尿管者，每日清洁外阴1～2次，预防感染。

⑧每日记录大便次数，3日无大便者可根据医嘱给予缓泻剂。

⑨做好生活护理，提供必要帮助。

(2)病情观察

①严密监测生命体征，持续心电监护，准确记录出入量，观察神志及瞳孔的变化以了解有无肝性脑病的先兆。

②注意观察其有无口渴、喜冷饮、上腹痛等，以及尿色加深、巩膜、皮肤黄染等症状。

③注意观察有无头晕、头痛、视物模糊等症状，警惕子痫的发生。

④观察有无心慌、出冷汗等低血糖症状，随时监测血糖情况。

⑤密切观察体重变化，体重骤增时及时通知医生。

⑥警惕出血、肝肾综合征、胸腔积液、腹腔积液、脑水肿、感染及多脏器功能衰竭的发生，密切监测，做好抢救准备。

(3)用药护理

①遵医嘱给予成分输血(红细胞、血小板、清蛋白等)。输血时严格执行输血查对制度，密切观察输血反应，及时做出相应处理。

②遵医嘱给予保肝治疗，如维生素C、氨基酸等。输注过程中注意控制输液速度，观察有无输液反应，若发生及时给予处理。

(4)专科指导

①急性脂肪肝可导致胎儿在宫内窘迫或死亡，应预防胎死宫内。注意听胎心，监测频率每

天不少于 10 次,白天每间隔 2 小时监听 1 次,夜间每 3 小时监听 1 次,每间隔 1 天进行胎心监测 1 次。

②严密观察孕妇胎动情况,教会患者自数胎动的方法,发现异常及时报告医生。

③遵医嘱及时进行 B 型超声检查,对出现异常情况的产妇及时终止妊娠。

(5)并发症护理观察

①死胎:严密监测胎儿宫内情况,注意观察胎心、胎动情况。

②早产:密切观察先兆早产征象,一经发现及时给予处理。

(6)心理护理:孕妇了解病情后会产生焦虑心理,并且担心胎儿的身体健康,会产生较严重的抑郁心理。护士要正确安慰孕妇,对孕妇进行有效的心理疏导,使其放松心情,配合治疗。如果情况许可,将孕妇放置单间内由家属陪同,以缓解焦虑、紧张的情绪。

(7)健康教育

①饮食控制:以进食碳水化合物、高维生素、低蛋白的清淡易消化的饮食为主,禁食动物脂肪、骨髓、黄油、内脏等。葡萄糖除能供给热量、减少蛋白质分解外,还能促进氨合成谷氨酰胺,以降低血氨,防止肝性脑病的发生,所以可适当补充葡萄糖。出现腹腔积液者要限制钠盐和水的摄入。保持大便通畅,减少肠内有毒物质,可给予植物蛋白饮食,高维生素饮食,有利于氨的排出,且利于排便。

②卧床休息:绝对卧床休息,保持病房安静,各种治疗、操作尽量集中执行,动作应轻柔、熟练,保证孕妇充分的休息。保持各种管道通畅,双下肢水肿者给予抬高双下肢。

③卫生指导:保持床单位清洁干燥、平整,衣着宽松舒适,保持皮肤清洁卫生。定时翻身,改善受压部位的血液循环,特别是有水肿的产妇,应防止水肿部位受压而破损,引起压疮。黄疸者因胆盐沉积出现皮肤瘙痒时,可用温水擦浴并涂抹止痒药物,防止抓伤,引起感染。

2.分娩期

(1)病情观察

①持续吸氧,心电监护,注意产妇生命体征及神志改变。

②加强电子胎心监护,如有异常情况及时通知医生。

③注意产妇自觉症状,如有全身不适、右上腹疼痛,立即通知医生做好抢救准备。

(2)健康教育:加强手术前心理护理,避免紧张。

3.产褥期

(1)病情观察

①密切观察生命体征,发现异常及时处理。

②术后加强尿管护理,保持会阴部清洁干燥,行会阴擦洗每日 2 次,预防尿路感染,保持管壁清洁无污迹,注意观察尿量及尿液的性质、有无感染迹象。

③出血的观察:a.产后 2 小时内每 30 分钟按摩 1 次宫底,观察宫缩情况及阴道出血的性质和量,2 小时后每小时观察 1 次子宫收缩和阴道出血情况。用称重法计算出血量。b.观察手术切口渗血、渗液情况。c.观察皮肤黏膜有无淤血、瘀斑;观察采血部位和针眼处有无渗血,

尽量选择静脉留置,以减少穿刺次数,做好静脉维护,注意穿刺处有无瘀斑。d.密切观察有无血压下降、肠鸣音亢进等情况,如出现心悸、头晕、脉搏细速、面色苍白等,应警惕消化道出血。e.人工肝支持治疗:严密监测生命体征、血氧饱和度,做好循环管路、人工肝支持系统运行参数、不良反应的观察。血浆置换时观察有无过敏反应、低血压、出血倾向,低钙、低钾血症。血液灌流时需警惕栓塞并发症、血小板减少的发生。治疗过程中做好血管通道的护理,防止导管脱出。

(2)专科指导:注意观察乳房情况,做好乳房护理,AFLP产妇不宜母乳喂养。视乳汁分泌程度口服炒麦芽或芒硝外敷回奶,避免使用有损肝脏的药物。

(3)并发症护理观察

①肝性脑病:密切注意产妇的精神意识状态,重视产妇的主诉,注意与产妇的交流与沟通技巧,注意有无腹胀,如产妇出现精神萎靡、嗜睡或兴奋,血压偏低等,应警惕肝性脑病的发生。保持大便通畅,预防肝性脑病。

②感染:遵医嘱早期禁食,后期给予低脂优质蛋白饮食,同时给予纤维蛋白原、人血清蛋白和抗生素,纠正贫血,改善凝血功能,预防感染。

③肝肾综合征:准确记录24小时出入量,观察肾功能,血容量补足后若仍少尿,遵医嘱给予利尿剂,无效者提示可能发生急性肾衰竭,应尽早采取血液透析。

(4)健康教育

①饮食:遵医嘱早期禁食,恢复期逐渐给予低脂肪、低蛋白、高维生素、高碳水化合物饮食,保证足够热量,逐渐增加饮食中蛋白质含量,且由植物蛋白向动物蛋白逐渐过渡。

②运动:注意休息,适当活动。

③出院指导:a.宜进食清淡易消化富含营养的食物,食物中应有足够的蔬菜、水果及谷类,多喝汤类,少食多餐,以每日4~5餐为宜。b.注意休息,避免劳累,产后不宜哺乳,保证充足睡眠。c.定期随访肝功能。若再次妊娠,仍有一定的复发倾向。d.合并有代谢性疾病、内分泌疾病、消化性疾病的应积极治疗原发病。e.保持外阴清洁及个人卫生,勤换内衣裤,产后可进行沐浴、刷牙。f.保持心情愉快,指导产妇心理调适,保持乐观,情绪稳定。g.产后42天内禁止性生活,42天后建议避孕,再次妊娠有再发生AFLP的可能。指导产妇选择适合的避孕方法,产后避孕不宜用避孕药;正常产后3个月,可以选择宫内节育器避孕。h.指导产妇将孕期保健册交地段保健机构,产后42天产妇及婴儿应来医院进行产后复查。i.指导产妇在产褥期如有异常应及时到医院检查。

五、妊娠期高血压疾病

(一)疾病概述

妊娠期高血压疾病是妊娠期特有的疾病,发病率在我国为9.4%~10.4%,国外为7%~12%。多数在妊娠20周后出现高血压、蛋白尿,分娩之后症状消失。该病严重影响母婴健康,是孕产妇死亡的第二位原因。

1.分类

(1)妊娠期高血压:妊娠 20 周后首次出现高血压,收缩压≥140mmHg 或(和)舒张压≥90mmHg,于产后 12 周内恢复正常,尿蛋白检测阴性。产后方可确诊。

(2)子痫前期

①轻度:妊娠 20 周后出现收缩压≥140mmHg 或(和)舒张压≥90mmHg 伴蛋白尿≥0.3g/24h,或随机尿蛋白(+)。

②重度:血压和尿蛋白持续升高,发生母体脏器功能不全或胎儿并发症。出现下述任一不良情况可诊断为重度子痫前期:①血压持续升高:收缩压≥160mmHg 或(和)舒张压≥110mmHg;②持续性头痛或视觉障碍或其他脑神经症状;③持续性上腹部疼痛,肝包膜下血肿或肝破裂症状;④肝脏功能异常:肝酶 ALT 或 AST 水平升高;⑤肾脏功能异常:蛋白尿≥2.0g/24h 或随机尿蛋白≥(+++);少尿(24 小时尿量<400mL 或每小时尿量<17mL)或血肌酐>106μmol/L;⑥低蛋白血症伴腹水、胸腔积液或心包积液;⑦血液系统异常:血小板呈持续性下降并低于 100×10⁹/L,血管内溶血、贫血、黄疸或血 LDH 升高;⑧心功能衰竭;⑨肺水肿;⑩胎儿生长受限或羊水过少、胎死宫内、胎盘早剥。

(3)子痫:子痫前期基础上发生不能用其他原因解释的抽搐。

(4)慢性高血压并发子痫前期:慢性高血压孕妇妊娠前无蛋白尿,妊娠后出现蛋白尿≥0.3g/24h;或妊娠前有蛋白尿,妊娠后蛋白尿明显增加或血压进一步升高或出现达到上述重度子痫前期的任何一项表现。

(5)妊娠合并慢性高血压:妊娠 20 周前收缩压≥140mmHg 或(和)舒张压≥90mmHg(除滋养细胞疾病外),妊娠无明显加重;或妊娠 20 周后首次诊断高血压并持续到产后 12 周以后。

2.主要病因

至今病因不明,该病在胎盘娩出后常很快缓解或可治愈,有学者称之为"胎盘病",但很多学者认为是母体、胎盘、胎儿等众多因素作用的结果。主要学说有:子宫螺旋小动脉重铸不足、炎症免疫过度激活、血管内皮细胞受损、遗传因素、营养缺乏、胰岛素抵抗等。

3.病理生理变化及对母儿的影响

本病的基本病理生理变化是全身小血管痉挛,内皮损伤及局部缺血。全身各系统各脏器灌流减少,对母儿造成危害,甚至导致母儿死亡。

4.主要临床表现

典型的临床表现为妊娠 20 周后出现高血压、水肿、蛋白尿。视病情不同程度出现头痛、视物模糊、恶心、呕吐、上腹部不适等症状。

5.诊疗原则

诊疗原则为休息、镇静、解痉,有指征地降压、利尿,合理扩容,密切观察母胎状态,适时终止妊娠。病情程度不同,治疗原则略有不同:①妊娠期高血压一般采用休息、镇静、对症等处理后病情可得到控制,若血压升高,可以降压治疗;②子痫前期,除了一般处理,还要进行解痉,降压等治疗,必要时终止妊娠;③子痫应控制抽搐,病情稳定后终止妊娠;④妊娠合并慢性高血压以降血压为主。

(二)护理评估

1.健康史及相关因素

详细询问患者孕前及妊娠 20 周前有无高血压、蛋白尿和(或)水肿及抽搐等征象;既往病史中有无原发性高血压、慢性肾炎、糖尿病、系统性红斑狼疮、血栓性疾病等病史;有无家族史。此次妊娠经过,出现异常现象的时间及治疗经过。

2.症状体征

①体温、脉搏、呼吸、血压及基础血压、血氧饱和度等生命体征情况;②皮肤黏膜是否完整及有无水肿、出血点等,球结膜水肿情况;③有无头痛、头晕、视物模糊,胸闷、气急、上腹部不适;④食欲、睡眠、大小便、孕期体重增加等情况。

3.产科检查

胎方位、胎心、胎动、子宫张力,有无子宫收缩及阴道流血、流液。

4.辅助检查

尿常规、24 小时尿蛋白定量、血生化、血常规、血凝、血黏度等实验室检查,心电图,超声心动图,眼底检查,B 超、脐动脉 S/D 比值,胎心监护,胎儿心电图,生物物理指标。

(三)护理问题

1.体液过多

与低蛋白血症或下腔静脉受增大的子宫压迫使血液回流受阻有关。

2.有胎儿受伤的危险

与胎盘灌注不足、胎盘早剥有关。

3.有受伤的危险

与发生子痫抽搐有关。

4.潜在并发症

肾功能衰竭、DIC。

(四)照护要点

1.休息

重度子痫前期患者必须住院治疗。保证充分的睡眠,每日休息不少于 10 小时。睡眠和休息时以左侧卧位为主,可以减轻子宫对腹主动脉、下腔静脉的压迫,使回心血量增加,改善子宫胎盘的血供。

2.环境

安排光线柔和、安静的病室休息,减少探视,床边备开口器、压舌板、吸引器,抢救车处于备用状态。

3.饮食

富含蛋白质、维生素、钙、铁、锌等微量元素的食物,需要摄入足够的蛋白质,水肿严重者适当限盐。

4.监测血压关注自觉症状

对首次发现血压升高者,应间隔 4 小时或根据病情复测血压,同时要与基础血压进行比较。为确保测量准确性,应选择型号合适的袖带(袖带长度应该是上臂围的 1.5 倍)。对严重高血压患者(收缩压≥160mmHg 或(和)舒张压≥110mmHg),应密切观察血压,必要时使用血压监护仪动态监测血压变化。询问孕妇是否出现头痛、视力改变、上腹部不适等症状。

5.间断吸氧

可增加血氧含量,改善全身主要脏器和胎盘的氧供。

6.产程监护

观察有无宫缩等临产征兆,有产兆及时汇报医生。

7.胎儿监护

监测胎动、胎心,关注胎心监护结果,及时发现胎儿宫内异常情况。

8.用药护理

(1)硫酸镁:硫酸镁是目前治疗子痫前期和子痫的首选解痉药物。

①作用机制:a.硫酸镁抑制运动神经末梢释放乙酰胆碱,阻断神经肌肉接头间的信息传导,使骨骼肌松弛;b.镁离子刺激血管内皮细胞合成前列环素,抑制内皮素合成,降低机体对血管紧张素Ⅱ的反应,从而缓解血管痉挛状态;c.镁离子通过阻断谷氨酸通道阻止钙离子内流,解除血管痉挛、减少血管内皮损伤;d.镁离子可提高孕妇和胎儿血红蛋白的亲和力,改善氧代谢。

②用药指征:a.控制子痫抽搐及防止再抽搐;b.预防重度子痫前期发展成为子痫;c.伴严重表现子痫前期临产前用药,预防产时或产后子痫。不可作为降压药使用。

③用药方案:a.控制子痫:负荷剂量硫酸镁 2.5~5g,溶于 10%葡萄糖溶液 20mL 缓慢静脉注射(15~20min),或者溶于 5%葡萄糖溶液 100mL 快速静滴(20~60min),继而 1~2g/h 静滴维持。或者夜间睡前停用静脉给药,改为肌内注射,用法:255 硫酸镁 20mL+2%利多卡因 2mL 深部臀肌注射。24h 硫酸镁总量 25~30g,疗程 24~48h;b.预防子痫发作:负荷和维持剂量同控制子痫处理。用药时间长短依病情而定一般每日静滴 6~12h,24h 总量不超过 25g。用药期间每日评估病情变化,决定是否继续用药。

④毒性反应:血清镁离子有效治疗浓度为 1.8~3.0mmol/L,≥3.5mmol/L 即可出现中毒症状。硫酸镁中毒现象首先表现为膝跳反射减弱或消失,随着血镁浓度的增加可出现全身肌张力减退及呼吸抑制,严重者心跳可突然停止。

⑤注意事项:使用硫酸镁必备条件:a.膝跳反射存在;b.呼吸≥16 次/分;c.尿量≥17mL/h 或≥400mL/24h;d.备好 10%葡萄糖酸钙注射液。镁离子中毒时停用硫酸镁并静脉缓慢推注(5~10min)10%葡萄糖酸钙 10mL。如孕妇同时合并肾功能不全、心肌病、重症肌无力等,则硫酸镁应慎用或减量使用。条件许可,用药期间可监测血镁浓度。

(2)降压药物:降压治疗的目的是预防心脑血管意外等严重母胎并发症。用药前及用药过程中均应监测孕妇血压,收缩压≥160mmHg 或(和)舒张压≥110mmHg 的高血压孕妇必须进行降压治疗。使用静脉降压药物时,最好使用微泵调节速度,保证药物匀速和准确,在调整过程中每 10~15min 监测一次血压,根据目标血压调整到最佳用药泵速,降压过程力求平稳,严密控制降压速度,防止血压波动明显造成胎盘早剥。静脉降压药物对血管刺激性较大,最好选用中心静脉或粗大的外周静脉,减少对静脉的损伤,注意一些静脉降压药副作用的观察,如心率增快、面色潮红、恶心、血管扩张后加重头痛等,须与本身疾病是否加重相鉴别。

常用口服降压药物有:拉贝洛尔、硝苯地平短效或缓释片、肼屈嗪。如口服降压药物控制血压不理想,可使用静脉用药:拉贝洛尔、尼卡地平、酚妥拉明、肼屈嗪。孕妇一般不使用利尿药降压,以防血液浓缩、有效循环血量减少和高凝状态。不推荐使用阿替洛尔和哌唑嗪。禁止使用血管紧张素转换酶抑制药(ACEI)和血管紧张素 Ⅱ 受体拮抗剂(ARB)。

①拉贝洛尔:为 α、β 肾上腺素能受体阻滞药,降低血压但不影响肾及胎盘血流量,并可对抗血小板凝集,促进胎儿肺成熟。该药显效快,不引起血压过低或反射性心动过速。用法:50~150mg 口服,3~4 次/天。静脉注射:初始剂量 20mg,10min 后若无有效降压则剂量加倍,最大单次剂量 80mg,直至血压控制,每日最大总剂量 220mg。静脉滴注:50~100mg 加入 5%葡萄糖溶液 250~500mL,根据血压调整滴速,待血压稳定后改口服。

②硝苯地平:为钙离子通道阻滞药,可解除外周血管痉挛,使全身血管扩张,血压下降。由于其降压作用迅速,一般不主张舌下含化,紧急时舌下含服 10mg。用法:口服 10mg,3 次/天,24h 总量不超过 60mg。其副作用为心悸、头痛,与硫酸镁有协同作用。

③尼卡地平:为二氢吡啶类钙离子通道阻滞药。用法:口服初始剂量 20~40mg,3 次/天。静脉滴注 1mg/h 起,根据血压每 10min 调整剂量。

④硝酸甘油:作用于氧化亚氮合酶,可同时扩张动脉和静脉,降低前后负荷,主要用于合并心力衰竭和急性冠脉综合征时高血压急症的降压治疗。起始剂量 5~10μg/min 静脉滴注,每 5~10min 增加滴速至维持剂量 20~50μg/min。

⑤硝普钠:强效血管扩张剂,扩张周围血管使血压下降。由于药物能迅速通过胎盘进入胎儿体内,并保持较高浓度,其代谢产物(氰化物)对胎儿有毒性作用,不宜在妊娠期使用。分娩期或产后血压过高,应用其他降压药效果不佳时,方考虑使用。用法:50mg 加入 5%葡萄糖溶液 500mL,以 0.5~0.8μg/(kg·min)静脉缓滴。妊娠期应用仅适用于其他降压药无效的高血压危象孕妇。用药期间,应严密监测血压及心率。

(3)扩容药物:一般不主张常规使用,仅用于低蛋白血症患者。1g 白蛋白可扩容 12mL,1g 低分子右旋糖酐可扩容 15mL,严重低蛋白血症,合并有腹水、胸腔积液、肺水肿者,扩容治疗时注意单位时间内的输液量及输液过程中的血压、心率、呼吸、尿量变化,严密观察,防止发生肺水肿和心力衰竭。高浓度白蛋白输入速率一般 1~2mL/min。使用白蛋白前或后立即静推呋塞米脱水。

(4)利尿药物:一般不主张常规使用,仅当孕妇出现全身性水肿、肺水肿、脑水肿、肾功能不全、急性心力衰竭时,可酌情使用甘露醇、呋塞米等快速利尿药。用药过程中应严密监测患者的水和电解质平衡情况以及药物的毒副反应。甘露醇主要用于脑水肿,因其较易结晶,使用前注意液体是否澄清,快速滴入,125～250mL 甘露醇在 15～20min 内滴完。甘露醇对血管刺激性大,要注意对血管的保护。

9.并发症护理

(1)胎盘早剥:胎盘早剥的典型临床症状为阴道出血、血性羊水和持续的腹痛、腹胀感觉,子宫张力增高,宫底上升,胎盘早剥容易导致胎儿供血不足,随时监测胎儿的心率有利于胎盘早剥的判断。

(2)左心衰竭、急性肺水肿:密切监测血压、心率、呼吸、血氧饱和度。注意观察有无早期心衰的表现。补液时注意控制液体入量和速度。

(3)肾功能衰竭:注意尿量、尿色。每小时尿量观察,出现少尿及时汇报医生处理。

10.产时照护

(1)第一产程,应密切监测患者的血压、脉搏、尿量、胎心及子宫收缩情况及有无自觉症状;监测血压并继续降压治疗;可使用硫酸镁预防子痫发作;有异常及时联系医生。

(2)第二产程,尽量缩短产程,避免产妇用力,及时产钳助产。做好新生儿的抢救准备。

(3)第三产程,预防产后出血的发生,禁用麦角新碱,慎用前列腺素类药物。

11.术后照护要点

(1)液体管理:术后因子宫胎盘循环终止,回心血量增加,补液时需控制补液量和速度,密切监测心率、血压、血氧饱和度等生命体征,及早发现早期心衰的临床表现。有心衰者补液量控制在 1000mL 以内,保持液体量负平衡,防止心脏负担加重。

(2)预防产后出血:重度子痫前期患者全身水肿,子宫肌层水肿影响收缩,加上产后仍需硫酸镁维持治疗 24～48 小时,可能影响子宫收缩,易发生宫缩乏力性出血。因此术后 2 小时内每半小时评估子宫高度、质地,阴道流血的量、色、性状,之后 1 小时评估一次,平稳后每 4 小时评估一次,及早发现异常,及时汇报医生处理。

(3)观察腹部切口有无渗血渗液,注意保持腹腔引流管通畅。

(4)预防下肢静脉血栓:指导正确穿戴弹力袜,早期床上活动,指导踝泵运动,使用双下肢间歇充气压力泵治疗预防下肢静脉血栓形成。

(5)预防感染:①严格无菌操作,监测体温、血常规、CRP 及用药后的效果,遵医嘱使用抗生素;②观察恶露的颜色、量、性状、气味,观察腹部切口愈合和子宫复旧情况;③保持会阴清洁,勤换护理垫,会阴护理 2 次/天。

(6)预防产后子痫:重度子痫前期注意产后迟发型子痫前期及子痫(发生在产后 48 小时后的子痫前期及子痫)的发生。子痫前期孕妇产后 3～6 天是产褥期血压高峰期,高血压、蛋白尿等症状仍可能反复出现甚至加重,此期间仍应每日监测血压。如产后血压升高≥150/100mmHg 应继续给予降压治疗。哺乳期可继续应用产前使用的降压药物,禁用 ACEI 和 ARB 类(卡托普利、依那普利除外)降压药。产后血压持续升高要注意评估和排查孕妇其他系统疾病的存在。

（五）健康教育

重视产前的健康教育和孕 20 周后的产前检查，教育孕妇掌握自我防护的知识，预防妊娠期高血压疾病的发生。做好胎儿的自我监护，了解自觉症状、用药后不适反应的观察。加强产前检查，做到早发现、早治疗，以减少围生期母婴并发症的发生。出院后仍需口服降压药的患者，应定期监测血压，调整用药剂量。若产后 6 周血压未恢复正常，应于产后 12 周再次复查，排除慢性高血压。建议内科会诊。

（六）风险与急救

子痫是子痫前期的最严重的阶段，预后不良，是本病导致母婴死亡的重要原因，及时积极的处理至关重要。子痫抽搐进展迅速，前驱症状短暂，表现为抽搐、面部充血、口吐白沫、深昏迷；随之深部肌肉僵硬，很快发展成典型的全身高张阵挛惊厥，有节律的肌肉收缩和紧张，持续 1～1.5min，期间患者无呼吸动作；此后抽搐停止，呼吸恢复，但患者仍昏迷，最后意识恢复，但困惑、易激惹、烦躁。

1.快速急救处理

子痫发作，应立即保持呼吸道通畅，用开口器或置一缠好纱布的压舌板在上、下磨牙间，用舌钳固定舌防止发生舌咬伤或舌后坠。拉好床栏，防止坠床。置患者于头低侧卧位，以防黏液吸入呼吸道或者舌头阻塞呼吸道，也可预防低血压综合征的发生。必要时可用吸引器吸出喉部黏液和呕吐物，以免发生窒息。快速建立静脉通路，留置导尿，维持患者循环功能的稳定。

2.控制抽搐

子痫一旦发生，应尽快控制，硫酸镁为首选药物。当患者存在硫酸镁应用禁忌或无效时，可用地西泮、苯巴比妥或冬眠合剂。

（1）地西泮：具有较强的镇静、抗惊厥、肌肉松弛作用，对胎儿及新生儿影响较小。用法：2.5～5mg 口服，每日 3 次，或睡前服用；10mg 肌内注射或静脉缓慢推入（＞2min）可用于子痫发作。1 小时内用药超过 30mg 可能发生呼吸抑制，24 小时总量不超过 100mg。地西泮对静脉刺激大，尽量选择深静脉或粗大静脉。

（2）苯巴比妥：具有较好的镇静、抗惊厥、控制抽搐作用，用于子痫发作 0.1g 肌内注射。由于该药抑制胎儿呼吸抑制，分娩前 6 小时慎用。

（3）冬眠合剂：由哌替啶 100mg、氯丙嗪 50mg、异丙嗪 50mg 组成，通常以 1/3 或 1/2 量肌内注射，或加入 5％葡萄糖溶液 250mL 内静脉滴注。异丙嗪可使血压下降，导致肾及子宫胎盘血供减少，导致胎儿缺血、母儿肝脏损害，目前仅用于硫酸镁治疗使用效果不佳时。使用时必须绝对卧床休息，专人护理，防止直立性低血压而发生晕厥跌倒。镇静期间做好皮肤护理和定时翻身，防止发生压疮。

3.减少刺激以免诱发抽搐

患者应安置于单间暗室，保持绝对安静，避免声、光刺激，一切护理操作需轻柔及相对集中。

4.严密监护

密切注意血压、脉搏、呼吸、体温、尿量及出入量,及早发现脑出血、肺水肿、急性肾衰竭等并发症。

5.适时终止妊娠

子痫发作后多自然临产,应密切观察并及时识别产兆,并做好母子的抢救准备。常在抽搐控制后 2 小时考虑终止妊娠。

(七)拓展

子痫前期的预防:

有重度子痫前期病史者为高危人群。对高危人群的预防措施:

1.适度锻炼

妊娠期应适度锻炼合理安排休息,以保持妊娠期身体健康。

2.合理饮食

妊娠期不推荐严格限制盐的摄入,也不推荐肥胖孕妇限制热量摄入。

3.补钙

低钙饮食(摄入量<600mg/d)的孕妇建议补钙。口服至少 1g/d。

4.小剂量阿司匹林

高危孕妇孕后 12 周每日睡前口服低剂量阿司匹林(60～80mg/d)直至分娩。

六、妊娠期肝内胆汁淤积症

(一)疾病概述

妊娠期肝内胆汁淤积症(ICP)是一种在妊娠期出现以皮肤瘙痒及黄疸为特点的重要的妊娠期并发症,可导致早产、羊水粪染、难以预测的胎死宫内、新生儿窒息等,增加围生儿病死率和死亡率,并导致剖宫产率上升。其发病率为 0.8%～12.0%,欧洲国家 ICP 的发病率 0.2%～2%,我国长江流域的重庆、四川及长江三角洲是 ICP 的高发地区,发病率为 4%～10%。该病有明显的种族及地域差异。

1.病因

目前尚且不清楚,可能与女性激素、遗传及环境等因素有关。

(1)雌激素:ICP 多发生在妊娠晚期、双胎妊娠、卵巢过度刺激及既往使用口服复方避孕药者,以上均为高雌激素水平状态。雌激素导致胆汁酸代谢障碍,可使肝细胞膜中胆固醇与磷脂比例上升,胆汁流出受阻;雌激素作用于肝细胞表面的雌激素受体,导致胆汁回流增加。

(2)遗传和环境因素:世界各地 ICP 发病率明显不同,且在母亲或姐妹中有 ICP 病史之妇女中发病率明显升高。ICP 的种族差异、地区分布性、家族聚集性和再次妊娠的高复发率均支持遗传因素在 ICP 发病中的作用。

2.ICP 对母儿的影响

伴发明显的脂肪痢时,脂溶性维生素 K 的吸收减少,致凝血功能异常,导致产后出血;由于胆汁酸毒性作用使围产儿发病率和死亡率明显升高。可发生胎儿窘迫、早产、羊水胎粪污染。此外,尚有不可预测的胎死宫内、新生儿颅内出血等。

3.临床表现

(1)皮肤瘙痒:无皮肤损伤的瘙痒是 ICP 的首发症状,常起于 28～32 周,但亦有早至妊娠12 周,瘙痒程度不一,常呈持续性,白昼轻,夜间加剧。瘙痒一般始于手掌和脚掌,后渐向肢体近段延伸甚至可发展到面部,瘙痒症状常出现在实验室异常之前平均约 3 周,多在分娩后24～48 小时缓解,少数在 1 周或 1 周以上缓解。

(2)黄疸:10%～15%患者出现轻度黄疸,一般不随着孕周的增加而加重。ICP 患者有无黄疸与胎儿预后关系密切,有黄疸者羊水粪染、新生儿窒息及围产儿死亡率均显著增加。

(3)其他:少数孕妇可出现上腹不适,轻微脂肪痢。

4.诊断

孕期出现其他原因无法解释的皮肤瘙痒和黄疸,血清总胆汁酸≥10μmol/L 可诊断为ICP;多数 ICP 孕妇门冬氨酸转氨酶(AST)、丙氨酸转氨酶(ALT)轻至中度升高,为正常水平的 2～10 倍。分娩后瘙痒症状消失,肝功能恢复正常。

5.临床分度

国际上根据常用的临床指标,包括瘙痒程度、起病时间、血清总胆汁酸、肝酶、胆红素水平,将 ICP 分为轻度和重度。

(1)轻度:血清总胆汁酸 10～39μmol/L,甘胆酸 10.75～43μmol/L,总胆红素<21μmol/L,直接胆红素<6μmol/L;以皮肤瘙痒为主,无明显其他症状。

(2)重度:血清总胆汁酸≥40μmol/L;甘胆酸 10.75～43μmol/L,总胆红素≥21μmol/L,直接胆红素≥6μmol/L;瘙痒严重,伴有其他情况,如<34 周发病、合并多胎妊娠、妊娠期高血压疾病,复发性 ICP、曾因 ICP 致围产儿死亡者。

6.诊疗原则

缓解瘙痒症状,改善肝功能,降低血胆汁酸水平,加强胎儿状况监护,延长孕周,适时终止妊娠,改善妊娠结局。

(二)护理评估

1.健康史及相关因素

评估既往有无不良孕产史,如流产、早产、死产、围生儿死亡及低体重儿等;既往妊娠或家庭中有无类似病史;有无其他引起皮肤瘙痒、黄疸和肝功能异常的疾病。

2.症状体征

①评估瘙痒发生的时间、部位,皮肤是否受损,以及伴随症状,如恶心、呕吐等;②若出现重度瘙痒,注意评估孕妇的全身状况;③有无黄疸及黄疸的程度,以及有无急慢性肝病的症状体征。

3.产科检查

观察胎儿宫内发育情况,有无胎儿生长受限、宫内缺氧及早产征象等。

4.辅助检查

①血清总胆汁酸和肝功能的测定,必要时行肝细胞组织活检;②无应激试验(NST)、胎儿脐动脉血流收缩期与舒张末期最大速度比值(S/D 比值)、胎儿生物物理评分对预测围产儿预后有一定意义。

5.心理-社会状况

因严重瘙痒可引起失眠和情绪改变,因此,评估患者的心理耐受程度,有无焦虑感以及孕妇及家属对疾病的认知程度。

(三)护理问题

1.潜在并发症

早产、胎儿窘迫、胎儿生长受限、产后出血。

2.舒适的改变

与瘙痒有关。

3.有皮肤完整性受损的危险

与瘙痒抓伤有关。

4.睡眠型态紊乱

与瘙痒症状以夜间加剧有关。

(四)照护要点

1.一般护理

(1)休息与活动:保持病室安静、舒适、温度适宜,床铺整洁,指导孕妇适当休息。

(2)饮食护理:给予低脂、易消化的饮食。

(3)预防感染:对于皮肤抓痕严重的,局部涂抹含有薄荷醇的润肤霜炉甘石制剂,能缓解瘙痒症状,无副作用,但其疗效不确切。

2.生化指标监测

每 1~2 周复查 1 次血清胆汁酸、肝功能,对程度特别严重者可适度缩短检测间隔,宣教检查意义,取得配合。

3.用药护理

(1)熊去氧胆酸:目前治疗 ICP 的一线药物,对肝脏有多重保护作用。常用剂量为每日 1g 或 15mg/(kg・d)。治疗期间每 1~2 周检查一次肝功能,监测生化指标的改变。

(2)S-腺苷蛋氨酸(思美泰):在体内通过甲基化灭活雌激素代谢产物、转硫基反应促进胆酸硫酸化达到减少肝内胆汁淤积,保护肝功能的目的。为 ICP 临床二线用药或联合治疗药物,用量为 1g,每日 1 次静脉滴注,或 500mg 每日 2 次口服。

4.心理护理

耐心倾听孕妇的叙述和提问,评估瘙痒程度及睡眠质量,详细讲解疾病的相关知识,及时提供其所需要的信息,减轻患者及家属的不良情绪,介绍帮助入睡、分散注意力减轻瘙痒的方法。

(五)健康教育

(1)根据疾病程度和孕周指导孕妇适当缩短产前检查间隔,告知重点监测血总胆汁酸水平和肝功能、加强胎儿监护的意义以取得配合。如病情加重或伴有产科其他并发症,则需住院治疗。

(2)左侧卧位、自数胎动,做好自我监测。

(3)避免用力搔抓皮肤,遵医嘱使用药物控制症状,白天适当活动,尽量使用非药物的方法改善睡眠状况。出院时若瘙痒或黄疸尚未完全消退者,嘱其门诊随访观察,发现问题及时就诊。

(六)风险与急救

胎儿窘迫:

(1)孕妇有无黄疸与胎儿预后关系密切,有黄疸者发生羊水粪染、新生儿窒息及围产儿死亡率均较高,对合并黄疸孕妇更要高度关注。

(2)产时加强胎儿监护。产程初期缩宫素激惹试验(OCT)对围产儿预后不良的发生有良好的预测价值,因此,对 ICP 孕妇行阴道分娩时建议在产程初期常规行宫缩负荷试验。

第四节　正常分娩的护理

一、第一产程的临床表现

(一)规律宫缩

产程开始,有规律的子宫收缩,持续时间为 30~50s,强度由弱到强,间隔时间 5~6min。当宫口近开全时,宫缩持续时间可长达 1min 或更长,间歇期仅 1~2min。

(二)宫口扩张期

通过肛诊或阴道检查,可以确定宫口扩张程度。宫口扩张期可分为潜伏期和活跃期。

1.潜伏期

规律子宫收缩到宫口扩张 3cm,初产妇约为 8h,经产妇为 4h。超过 16h 为潜伏期延长。此过程子宫颈变薄、变软,宫颈扩张速度缓慢,胎头下降不明显。

2.活跃期

宫口扩张 3cm 至宫口开全。初产妇约需 4h,最大时限 8h;若超过 8h,称为活跃期延长。进入活跃期后,宫口不再扩张达 2h 以上,为活跃期停滞。

(1)加速期:此期宫颈扩张加速,宫口扩张到 4cm,约需 90min。

(2)最大加速期:为宫颈扩张最快时期,宫颈扩张 4~9cm,约需 2h。

（3）减速期：宫颈扩张 9～10cm，约需 30min。

（三）胎头下降

活跃期时胎头下降程度明显。胎头下降程度是决定能否经阴道分娩的重要观察项目。为能准确判断胎头下降程度，应定时做肛门或阴道检查，以明确胎头颅骨最低点的位置，并能协助判断胎位。

（四）胎膜破裂

胎先露部下降入盆后，将羊水阻断为前后两部，在胎先露部前面形成的前羊水囊称胎胞，羊水量约 100mL，它有助于扩张宫口。随着宫缩增强，子宫羊膜腔内压力增高，胎膜自然破裂。破膜多发生在宫口近开全或开全时。

二、第一产程的观察与处理

（一）检测生命体征

产妇入室时应测量体重、脉搏、体温、血压等，正常的产妇在产程中应每 2h 测量血压 1 次，血压异常时应视情况缩短测量时间。每 4h 测量体温 1 次。

（二）观察子宫收缩

产程中每 1～2h 观察子宫收缩情况并记录，最简单的方法是：助产人员将手放在产妇腹部（子宫底部），了解宫缩强度、持续时间及间隔时间。至少观察 3 次宫缩。

（三）观察宫口扩张

临产以后，子宫收缩的不断增强、频繁，胎儿先露部不断下降扩张宫口，初产妇子宫颈会逐渐扩张变薄，宫口扩张。入院时做 1 次阴道检查，在潜伏期时可每 4h 做 1 次阴道检查。活跃期后可每 2h 做 1 次阴道检查来确定宫口扩张、胎头下降情况。

（四）检测胎心音

胎心率的变化反映胎儿在宫腔内的情况，正常的胎心率每分钟 120～160 次，基础胎心率可在 2 次子宫收缩之间检查 1min 而判定。胎心率变异性的检查需要在子宫收缩期间及宫缩后 30s 持续检查判定。可以通过胎心外监护来描记宫缩和胎心的变化。

在正常情况下，入院时，立即做入室试验，胎心外监护。在第一产程每小时检查胎心 1 次。在第二产程每 15 分钟检查胎心 1 次。自然或人工破水之后，立即检查胎心。如果胎心率异常或母亲和胎儿有异常情况，应持续监测胎心率变化。

（五）精神安慰及放松法

助产士全程陪护产程，使产妇具有安全感。鼓励丈夫参与分娩给予产妇生理上、心理上、情感上的支持。指导产妇应用自我帮助方法，宫缩间歇时尽可能放松休息，保持情绪松弛和平静。多设想一些可以让自己感到愉快的事情，转移对宫缩的注意力。宫缩间歇时多活动，宫缩时采取自己感觉舒适的体位，利用呼吸放松技巧。利用低声呻吟或叹气进行宣泄。暗示和想象。

（六）促进舒适

1.下床走动及改变体位

产妇入院后，除非有不能下床的禁忌证，如：破水并且胎先露高浮、血压高、用镇静药产程休息等，都应鼓励其在助产人员和丈夫的陪伴下下床走动。

2.保持床单位清洁

更换床单，随时帮待产妇擦汗，以促进舒适；保持会阴部的清洁与干燥，增进舒适，预防感染。

3.补充液体及能量

待产过程长，呼吸运动以及大量排汗，产妇会感到口干舌燥，补充水分或其他含高热量的饮料对保持体力很重要，鼓励产妇多进高热量的流质或半流质饮食。

4.定期排空膀胱

膀胱充盈会增加子宫收缩时的不适感，会影响胎头的下降，导致产程延长，造成尿潴留。护理人员应每 1～2h 提醒待产妇排尿 1 次，排空膀胱。

5.按摩

利用触觉的刺激帮助产妇放松以及减轻疼痛和不适。按摩减轻疼痛可以在子宫体的下段作轻柔的按摩，也可以在产妇面部或下肢按摩，按摩法对轻中度的疼痛较有效，对于强度很大的疼痛效果不明显。可用揉捏法来减轻产妇颈部、肩膀及背部的不舒适。

（七）呼吸控制

正确的使用呼吸技巧，可以帮助产妇放松，提高产妇对疼痛的阈值，增加其适应子宫收缩的能力，使子宫收缩更有效。

三、第二产程的临床表现

宫口开全后，胎膜多已破裂。未破膜者，常影响胎头下降，应行人工破膜。破膜后，宫缩常暂时停止，产妇略感舒适，随后重现宫缩且较前增强。

1.子宫收缩逐渐增强

此时宫缩强度及频率都达高峰，每次宫缩持续达 60s 左右，间歇仅 1～2min，阵痛逐渐加剧；疼痛时间延长，间歇期缩短。

2.产妇感到肛门坠胀及排便感

当胎头下降达盆底时，压迫盆底组织，产妇出现排便感并不自主地向下屏气，此时会阴体变薄，肛门松弛。

3.胎儿下降及娩出

随着宫缩促使胎头下降，胎头暴露于阴道口。在宫缩时胎头露于阴道口，宫缩间歇时胎头缩回阴道内，此时称为胎头拨露。随着产程进展，露出阴道口的胎头越来越大，当胎头双顶径越过骨盆出口时,胎头不再缩回,此称为胎头着冠。此后,会阴极度扩张伸展变薄,胎头进行仰伸,随之胎头复位和外旋转,前肩和后肩相继娩出,胎体很快娩出并伴后羊水排出。压迫骨盆底组织时,产妇有排便感,不自主地向下屏气。

四、第二产程的护理

1.做好接产准备

待产室和产房最好是同一房间,每个房间只放 1 张产床,这样做有利于家属进入产房陪产,可保护产妇隐私;保证产妇之间互不干扰。

初产妇子宫颈口开全 10cm,经产妇子宫颈口开 5~6cm 时做好分娩的准备。做好会阴部的清洁与消毒,为产妇清洁和消毒会阴,清洁要遵循由外向内,消毒时由内向外由上向下的原则。

2.铺产台

接生者穿上刷手衣,戴好口罩、帽子。刷手、戴无菌手套及无菌手术衣接产,按无菌操作技术进行接产。打开辐射暖台,提前预热。铺产台,准备好新生儿复苏器械和药品。

3.产妇和胎儿监护

在第二产程,助产人员要严密监测产妇状况,严密监测宫缩及胎头下降情况。指导产妇用力的技巧,在子宫强烈收缩时使用腹压,鼓励产妇根据自己的感觉控制用力的长短。产妇憋气时间过长,可能造成母体血氧不足以及胎盘血流减少、胎儿血液酸碱度增高、氧分压减低、二氧化碳分压升高、胎心率异常的发生率增加。每 15 分钟应听胎心 1 次,胎心异常时,应缩短听诊间隔时间,也可应用电子胎心监护仪进行持续的监测。

4.生活护理

第二产程初期,指导帮助产妇采取舒适的体位,如侧卧位、蹲位、跪位,助产士应在产妇身边陪伴,提醒和鼓励产妇在两次宫缩间尽量放松休息保存体力,护理人员与陪伴的家属应给予全面的支持和指导。为产妇擦汗,喂少量温度适宜的饮料,协助产妇及时排空膀胱,随时告知准产程进展情况。及时赞扬鼓励产妇,增强其信心。新生儿出生后进行母婴皮肤接触,鼓励父母搂抱和抚摸新生儿,注意新生儿保暖,新生儿出现觅食反射时,帮助母亲尽早让新生儿吸吮乳房,促进乳汁分泌。

五、第三产程护理

第三产程为胎儿娩出至胎盘娩出,又称胎盘娩出期,一般需要 5~15min。若超过 30min 胎盘仍未娩出,即诊断为"胎盘滞留"。

(一)胎盘娩出及检查

1.胎盘剥离征象

胎儿娩出后,常规给予产妇肌内注射或静脉推注缩宫素 10~20U 帮助子宫收缩。子宫下段隆起子宫底上升,有少许阴道出血,脐带下移,表示胎盘已经自子宫壁剥离。用手在耻骨联合上轻压子宫体下段,嘱产妇稍向下用力,助产人员轻轻牵拉脐带,胎盘娩出。

2.胎盘检查

胎盘分为胎儿面和母体面,多数情况下,胎盘以胎儿面方式娩出,胎盘娩出后将胎盘平放在操作台上进行检查,要仔细检查胎盘、胎膜是否完整。注意母体面胎盘小叶有无缺损,胎盘边缘有无断裂的血管,注意有无副胎盘,如发现有残留胎盘或胎膜,应给予处理。测量胎盘大小、脐带长度。

(二)会阴检查及会阴裂伤缝合

第三产程后,仔细检查产道有无裂伤,及时缝合。会阴裂伤分度。会阴工度裂伤:仅有会阴皮肤、阴道黏膜的撕裂,裂伤未达肌层。会阴Ⅱ度裂伤:裂伤达会阴体肌层,肛提肌及筋膜可有不同程度的裂伤,有时沿阴道后壁两侧沟向上延伸,致使阴道下段后壁呈舌状游离(又称舌状裂伤),更严重时可达阴道后穹窿部,但未损伤肛门括约肌。会阴Ⅲ度裂伤:会阴部皮肤、黏膜、盆底肌肉及部分或全部肛门括约肌裂伤,甚至包括直肠前壁。

(三)密切观察

要密切观察子宫收缩、血压、脉搏、阴道出血、膀胱充盈程度等。密切观察新生儿的一般情况,每15分钟检查1次,做好记录。

六、第四产程的护理

胎儿娩出后的2h称为第四产程。这一时期母婴容易有异常情况出现。

1.对产妇的观察

在第四产程,对产妇护理方面包括:每15min观察1次宫底高度、子宫收缩情况,阴道出血,膀胱充盈程度等。每1h测量血压、脉搏1次,并及时记录。注意观察膀胱充盈情况,督促和协助排尿。注意产妇主诉。协助产妇取舒适体位休息。帮助产妇更换会阴垫,干净的衣服,撤换湿床单,保暖。产妇感到口渴和饥饿,应提供清淡易消化、饮料和食物,帮助产妇恢复体力。

2.对新生儿的观察

每15min观察1次脐带、呼吸、活动、皮肤颜色及反应。帮助早吸吮,并观察新生儿吸吮情况。做好记录。

第五节 异常分娩的护理

一、产力异常

分娩能否顺利进行的4个主要因素是产力、产道、胎儿及产妇的精神心理状态。这些因素在分娩过程中相互影响,其中任何1个或1个以上的因素发生异常,或这些因素之间不能相互适应而使分娩过程受阻,称为异常分娩,俗称难产。产力包括子宫收缩力、腹肌和膈肌收缩力以及肛提肌收缩力,其中以子宫收缩力为主,子宫收缩力贯穿于分娩全过程。在分娩过程中,子宫收缩的节律性、对称性及极性不正常或强度、频率有改变,称为子宫收缩力异常。子宫收缩力异常临床上分为子宫收缩乏力和子宫收缩过强两类。每类又分为协调性子宫收缩和不协调性子宫收缩。

(一)子宫收缩乏力

1.病因

子宫收缩乏力的原因是综合性的,常见有以下因素。

(1)产道与胎儿因素:由于胎儿先露部下降受阻,不能紧贴子宫下段及子宫颈部,不能刺激子宫阴道神经丛引起有力的反射性子宫收缩,是导致继发性子宫收缩乏力的最常见原因。

(2)精神因素:多见于初产妇,尤其是35岁以上的高龄初产妇,恐惧心理及精神过度紧张,干扰了中枢神经系统的正常功能而影响子宫收缩。

(3)子宫因素:子宫肌纤维过度伸展(如双胎、羊水过多、巨大胎儿等)使子宫肌纤维失去正常收缩能力;经产妇使子宫肌纤维变性、结缔组织增生影响子宫收缩;子宫肌瘤、子宫发育不良、子宫畸形(如双角子宫)等均能引起宫缩乏力。

(4)内分泌失调:临产后,产妇体内雌激素、催产素、前列腺素、乙酰胆碱等分泌不足,孕激素下降缓慢,子宫对乙酰胆碱的敏感性降低等,均可影响子宫肌兴奋阈,致使子宫收缩乏力。电解质(钾、钠、钙、镁)异常尤其子宫平滑肌细胞内钙离子浓度降低也影响子宫肌纤维收缩的能力。

(5)药物影响:临产后使用大剂量镇静药与镇痛药,如吗啡、哌替啶、氯丙嗪、硫酸镁、巴比妥等可使宫缩受到抑制。

(6)其他:营养不良、贫血和一些慢性疾病所致体质虚弱者,临产后进食与睡眠不足、过多的体力消耗、产妇过度疲劳、膀胱直肠充盈、前置胎盘影响先露下降等均可使宫缩乏力。

2.临床表现

(1)协调性子宫收缩乏力:子宫收缩具有正常的节律性、对称性和极性,但收缩力弱,宫腔压力低,<15mmHg,持续时间短,间歇期长且不规律,宫缩<2/10min。在收缩的高峰期,子宫体不隆起和变硬,用手指压宫底部肌壁仍可出现凹陷,此种宫缩乏力多属继发性宫缩乏力,产程开始子宫收缩正常,于第一产程活跃期后期或第二产程时宫缩减弱,常见于中骨盆与骨盆出口平面狭窄,持续性枕横位或枕后位等头。此种宫缩乏力对胎儿影响不大。

(2)不协调性子宫收缩乏力:多见于初产妇,其特点为子宫收缩的极性倒置,宫缩的兴奋点不是起自两侧子宫角部,而是来自子宫下段的一处或多处冲动,子宫收缩波由下向上扩散,收缩波小而不规律,频率高,节律不协调。宫腔内压力达20mmHg,宫缩时宫底部不强,而是中段或下段强,宫缩间歇期子宫壁不能完全松弛,这种宫缩不能使宫口如期扩张和先露部如期下降,属无效宫缩。此种宫缩乏力多属原发性宫缩乏力,故需与假临产鉴别。鉴别方法是给予强镇静药哌替啶 100mg 肌内注射。能使宫缩停止者为假临产,不能使宫缩停止者为原发性宫缩乏力。此种宫缩容易使产妇自觉宫缩强,持续腹痛,拒按,精神紧张,烦躁不安,体力消耗,产程延长或停滞,严重者出现脱水、电解质失常、肠胀气、尿潴留。由于胎儿-胎盘循环障碍,可出现胎儿宫内窘迫。

(3)产程曲线异常:产程进展的标志是宫口扩张和胎先露部下降。宫缩乏力导致产程曲线异常有 8 种。

①潜伏期延长:从临产规律宫缩开始至宫口开大 3cm 为潜伏期。初产妇潜伏期正常约需 8h,最大时限 16h,超过 16h 为潜伏期延长。

②活跃期延长:从宫口开大 3cm 开始至宫口开全为活跃期。初产妇活跃期正常约需 4h,最大时限 8h,超过 8h 为活跃期延长。

③活跃期停滞:进入活跃期后,宫口不再扩张达 2h 以上。

④第二产程延长:第二产程初产妇超过 2h,经产妇超过 1h 尚未分娩。

⑤第二产程停滞:第二产程达 1h 胎头下降无进展。

⑥胎头下降延缓:活跃期晚期至宫口扩张 9～10cm,胎头下降速度初产妇每小时＜1cm,经产妇每小时＜2cm。

⑦胎头下降停滞:活跃期晚期胎头停留在原处不下降达 1h 以上。

⑧滞产:总产程超过 24h。

3.对母儿影响

(1)对产妇的影响

①体力损耗:由于产程延长,产妇休息不好、进食少,重者引起脱水、酸中毒、低钾血症;产妇精神疲惫及体力消耗可出现肠胀气、尿潴留等,加重子宫收缩乏力。

②产伤:由于第二产程延长,膀胱被压迫于胎先露部(特别是胎头)与耻骨联合之间,可导致组织缺血、水肿、坏死脱落以致形成膀胱阴道瘘或尿道阴道瘘。

③产后出血:子宫收缩乏力影响胎盘剥离、娩出和子宫壁的血窦关闭,容易引起产后出血。

④产后感染:产程进展慢、滞产、多次肛查或阴道检查、胎膜早破、产后出血等均增加产后感染的机会。

(2)对胎儿的影响:由于产程延长、子宫收缩不协调而致胎盘血液循环受阻,供氧不足;或因胎膜早破脐带受压或脐带脱垂易发生胎儿窘迫,新生儿窒息或死亡;因产程延长,导致手术干预机会增多,产伤增加,新生儿颅内出血发病率和病死率增加。

4.治疗原则

(1)协调性子宫收缩乏力:一旦出现协调性宫缩乏力,首先应寻找原因,检查有无头盆不称与胎位异常,阴道检查了解宫颈扩张和先露部下降情况。若发现有头盆不称,估计不能经阴道分娩者,应及时行剖宫产术。若判断无头盆不称和胎位异常,估计能经阴道分娩者,应采取加强宫缩的措施。

①第一产程

a.一般处理:消除紧张恐惧心理,鼓励多进食,适当的休息与睡眠。不能进食者每日液体摄入量应不少于 2500mL,可将维生素 C 1～2g 加入 5%～10% 的葡萄糖液 500～1000mL 静脉滴注。对酸中毒者补充适量 5% 碳酸氢钠。低钾血症时应给予氯化钾缓慢静脉滴注。补充钙剂可提高子宫肌球蛋白及腺苷酶活性,增加间隙连接蛋白数量,增强子宫收缩。自然排尿困难者,先行诱导法,无效时及时导尿。破膜 12h 以上应给予抗生素预防感染。

b.加强子宫收缩:i.人工破膜。宫颈扩张 3cm 或以上,无头盆不称,胎头已衔接者,可行人工破膜。破膜后先露下降紧贴子宫下段和宫颈内口,引起反射性宫缩,加速宫口扩张。现有学者主张胎头未衔接、无明显头盆不称者也可行人工破膜,认为破膜后可促进胎头下降入盆。破膜前必须检查有无脐带先露,破膜应在宫缩间歇、下次宫缩将开始时进行。破膜后术者手指应停留在阴道内,经过 1～2 次宫缩待胎头入盆后,术者再将手指取出。ii.缩宫素静脉滴注。适用于协调性宫缩乏力、宫口扩张 3cm、胎心良好、胎位正常、头盆相称者。先用 5% 葡萄糖液 500mL 静脉滴注,调节为 8～10 滴/min,然后加入缩宫素 2.5～5U,摇匀,每隔 15min 观察一次子宫收缩、胎心、血压和脉搏,并予记录。如子宫收缩不强,可逐渐加快滴速,一般不宜超过每分钟 40 滴,以子宫收缩达到持续 40～60s,间隔 2～4min 为好。评估宫缩强度的方法有 3 种:触诊子宫;电子监护;应用 Montevideo 单位(MU)表示,置羊水中压力导管测子宫收缩强度 mmHg×10min 宫缩次数,比如 10min 有 3 次宫缩,每次压力为 50mmHg,就等于 150MU。一般临产时子宫收缩强度为 80～120MU,活跃期宫缩强度为 200～250MU,应用缩宫素促进宫缩时必须达到 250～300MU 时,才能引起有效宫缩。若 10min 内宫缩超过 5 次、宫缩持续 1min 以上或听胎心率有变化,应立即停滴。外源性缩宫素在母体血中的半衰期为 1～6min,故停药后能迅速好转,必要时加用镇静药。若发现血压升高,应减慢滴注速度。由于缩宫素有抗利尿作用,水的重吸收增加,可出现尿少,需警惕水中毒的发生。iii.地西泮静脉推注。地西泮能使宫颈平滑肌松弛,软化宫颈,促进宫口扩张,适用于宫口扩张缓慢及宫颈水肿时。常用剂量为 10mg,间隔 4～6h 可重复使用,与缩宫素联合应用效果更佳。

②第二产程:出现子宫收缩乏力时,在无头盆不称的前提下,也应加强子宫收缩,给予缩宫素静脉滴注,促进产程进展。若胎头双顶径已通过坐骨棘平面,等待自然分娩,或行会阴后一侧切开以胎头吸引术或产钳术助产;若胎头仍未衔接或伴有胎儿窘迫征象,应行剖宫产术。

③第三产程:为预防产后出血,于胎儿前肩娩出时静脉推注麦角新碱 0.2mg 或静脉推注缩宫素 10U,并同时给予缩宫素 10～20U 静脉滴注,使宫缩增强,促使胎盘剥离与娩出及子宫血窦关闭。凡破膜时间超过 12h,总产程超过 24h,肛查或阴道助产操作多者,应用抗生素预防感染。

(2)不协调性子宫收缩乏力:原则是恢复子宫收缩的生理极性和对称性,给予适当的镇静药哌替啶 100mg 或吗啡 10～15mg 肌内注射或地西泮 10mg 静脉推注,确保产妇充分休息,醒后不协调性宫缩多能恢复为协调性宫缩,产程得以顺利进展。如经上述处理无效,有胎儿窘迫或头盆不称,均应行剖宫产术。若不协调性子宫收缩已被控制,而子宫收缩力仍弱,可按协调性子宫收缩乏力处理,但在子宫收缩恢复其协调性之前,严禁应用缩宫素。

5.护理措施

(1)协调性子宫收缩乏力者:明显头盆不称不能从阴道分娩者,应积极做剖宫产的术前准备。估计可经阴道分娩者做好以下护理。

①第一产程的护理

a.改善全身情况：ⅰ.保证休息，关心和安慰产妇、消除精神紧张与恐惧心理。对产程时间长，产妇过度疲劳或烦躁不安者遵医嘱可给予镇静药，使其休息后体力、子宫收缩力得以恢复。ⅱ.补充营养、水分、电解质，鼓励产妇多进易消化、高热量饮食，对入量不足者需补充液体。ⅲ.保持膀胱和直肠的空虚状态。初产妇宫颈口开大不足 3cm、胎膜未破者，可给予温肥皂水灌肠，以促进肠蠕动，排出粪便与积气，刺激子宫收缩。自然排尿有困难者可先行诱导法，无效时应予导尿，因排空膀胱能增宽产道。经上述处理后，子宫收缩力可加强。

b.加强子宫收缩：如经上述护理措施后仍子宫收缩乏力，且能排除头盆不称、胎位异常和骨盆狭窄，无胎儿窘迫，产妇无剖宫产史，则按医嘱加强子宫收缩。在用缩宫素静脉滴注时，必须专人监护，随时调节剂量、浓度和滴速，以免发生子宫破裂或胎儿窘迫。

c.剖宫产术的准备：如经上述处理产程仍无进展，或出现胎儿宫内窘迫，产妇体力衰竭等，立即行剖宫产的术前准备。

②第二产程的护理：应做好阴道助产和抢救新生儿的准备，密切观察胎心、宫缩与胎先露下降情况。

③第三产程的护理：与医师继续合作，预防产后出血及感染。密切观察子宫收缩、阴道出血情况及生命体征的各项指标。注意产后及时保暖及饮用一些高热量饮品，利于产妇体力恢复。

(2)不协调性宫缩乏力者：医护人员要关心患者，指导产妇宫缩时做深呼吸、腹部按摩及放松技巧，减轻疼痛。陪伴不协调性宫缩乏力的产妇，稳定其情绪。多数产妇均能恢复为协调性宫缩。若宫缩仍不协调或伴胎儿窘迫、头盆不称等，应及时通知医师，并做好剖宫产术和抢救新生儿的准备。

(二)子宫收缩过强

1.病因

(1)急产几乎都发生于经产妇，其主要原因是软产道阻力小。

(2)缩宫素应用不当，如引产时剂量过大、误注子宫收缩药或个体对缩宫素过于敏感，分娩发生梗阻或胎盘早剥血液浸润肌层，均可导致强直性子宫收缩。

(3)产妇的精神过度紧张、产程延长、极度疲劳、胎膜早破及粗暴地、多次宫腔内操作等，均可引起子宫壁某部肌肉呈痉挛性不协调性宫缩过强。

2.临床表现

子宫收缩过强有两种类型，临床表现也各异。

(1)协调性子宫收缩过强：子宫收缩的节律性、对称性和极性均正常，仅子宫收缩力过强（宫腔压力大于 5.0mmHg）、过频（10min 内有 5 次或以上的宫缩且持续达 60s 或更长），若产道无阻力，宫颈口在短时间内迅速开全，分娩在短时间内结束，宫口扩张速度＞5cm/h(初产妇)或 10cm/h(经产妇)，总产程＜3h 结束分娩，称为急产。经产妇多见。急产产妇往往有痛苦面容,大声叫喊。若伴头盆不称、胎位异常或瘢痕子宫,有可能出现病理缩复环或发生子宫破裂。

(2)不协调性子宫收缩过强

有两种表现。

①强直性子宫收缩:通常不是子宫肌组织功能异常,几乎均由外界因素异常造成,例如临产后由于不适当地应用缩宫素,或对缩宫素敏感,以及胎盘早剥血液浸润子宫肌层等,使子宫强力收缩,宫缩间歇期短或无间歇,均可引起宫颈口以上部分的子宫肌层出现强直性痉挛性收缩。产妇烦躁不安、持续腹痛、拒按。胎方位触诊不清,胎心音听不清。有时可在脐下或平脐处见一环状凹陷,即病理性缩复环。肉眼血尿等先兆子宫破裂的征象。

②子宫痉挛性狭窄环:子宫壁某部肌肉呈痉挛性不协调性子宫收缩所形成的环状狭窄,持续不放松,称子宫痉挛性狭窄环。狭窄环发生在宫颈、宫体的任何部位,多在子宫上下段交界处,也可在胎体某一狭窄部,以胎颈、胎腰处多见。产妇出现持续性腹痛、烦躁、宫颈扩张缓慢、胎先露下降停滞、胎心律不规则。此环特点是不随宫缩上升,阴道检查可触及狭窄环。

3.对母儿的影响

(1)对母体的影响:子宫收缩过强、过频,产程过快,可致初产妇宫颈、阴道以及会阴撕裂伤,若有梗阻则可发生子宫破裂危及母体生命,接产时来不及消毒可致产褥感染。产后子宫肌纤维缩复不良易发生胎盘滞留或产后出血。子宫痉挛性狭窄环虽不是病理性缩复环,但因产程延长,产妇极度痛苦、疲劳无力也容易致产妇衰竭,手术产机会增多。

(2)对胎儿的影响:宫缩过强、过频影响子宫胎盘的血液循环,胎儿在子宫内缺氧,易发生胎儿窘迫、新生儿窒息,甚至胎死宫内。胎儿娩出过快,胎头在产道内受到的压力突然解除可致新生儿颅内出血。如果来不及消毒即分娩,新生儿易发生感染。若坠地可致骨折、外伤等。

4.治疗原则

(1)凡有急产史的产妇,在预产期前 1~2 周不宜外出,宜提前住院待产。

(2)产兆开始即应做好接生及抢救新生儿窒息的准备。胎儿娩出时嘱产妇勿向下屏气。产后仔细检查宫颈、阴道、外阴,如有撕裂应及时缝合,并给予抗生素预防感染。

(3)如发生早产,新生儿应肌内注射维生素 K_1 10mg 预防颅内出血,并尽早肌内注射破伤风抗毒素 1500U 和抗生素预防感染。

(4)强直性子宫收缩,应及时给予宫缩抑制药,如 25% 硫酸镁 20mL 加入 5% 葡萄糖 20mL 缓慢静脉推注,或肾上腺素 1mg 加入 5% 葡萄糖 250mL 内静脉滴注。如属梗阻性原因,应立即行剖宫产术。

(5)子宫痉挛性狭窄环,首先寻找原因,及时给予纠正。停止一切刺激,如禁止阴道内操作、停用缩宫素等。如无胎儿窘迫征象,可给予镇静药,如哌替啶 100mg 或吗啡 10mg 肌内注射,一般可消除异常宫缩。当子宫收缩恢复正常时,可行阴道助产或等待自然分娩。如经上述处理不能缓解,宫口未开全,胎先露部高,或伴有胎儿窘迫征象,均应行剖宫产术。

5.护理措施

(1)预防宫缩过强对母儿的损伤:密切观察孕妇状况,嘱其勿远离病房,一旦发生产兆,卧床休息,最好左侧卧位;需排大小便时,先查宫口大小及胎先露的下降情况,以防分娩在厕所内造成意外伤害;有产兆后提供缓解疼痛、减轻焦虑的支持性措施;鼓励产妇做深呼吸,提供背部按摩,嘱其不要向下屏气,以减慢分娩过程;与产妇交谈分散其注意力,向其说明产程进展及胎儿状况,以减轻产妇的焦虑与紧张。

(2)密切观察宫缩与产程进展:常规监测宫缩、胎心及母体生命体征变化;观察产程进展,发现异常及时通知医师;对急产者,提早做好接生及抢救新生儿准备。

(3)分娩期及新生儿的处理:分娩时尽可能做会阴侧切术,以防会阴撕裂,如有撕裂伤,应及时发现并予缝合。新生儿按医嘱给维生素 K_1 肌内注射,预防颅内出血。

(4)做好产后护理:除观察宫体复旧、会阴伤口、阴道出血、生命体征等情况外,应向产妇进行健康教育及出院指导。新生儿如出现意外,需协助产妇及家属顺利度过哀伤期,并提供出院后的避孕指导。

二、产道异常

产道异常包括骨产道(骨盆腔)异常及软产道(子宫下段、宫颈、阴道、外阴)异常,产道异常可使胎儿娩出受阻,临床上以骨产道异常多见。

(一)骨产道异常

骨盆径线过短或形态异常,致使骨盆腔小于胎先露可通过的限度,阻碍胎先露下降,影响产程顺利进展,称狭窄骨盆。狭窄骨盆可以为一个径线过短或多个径线过短,也可以一个平面狭窄或多个平面狭窄,当一个径线狭窄时,要观察同一平面其他径线的大小,再结合整个骨盆腔大小与形态进行综合分析,做出正确判断。狭窄骨盆的分类如下。

1.骨盆入口平面狭窄

分 3 级:Ⅰ级为临界性狭窄,骶耻外径 18cm,入口前后径 10cm,绝大多数可经阴道自然分娩;Ⅱ级为相对性狭窄,骶耻外径 16.5~17.5cm,入口前后径 8.5~9.5cm,须经试产后才能决定是否可以经阴道分娩;Ⅲ级为绝对性狭窄,骶耻外径≤16.0cm,入口前后径≤8cm,必须以剖宫产结束分娩。扁平骨盆常见有两种类型。

(1)单纯扁平骨盆:骨盆入口呈横扁圆形,骶岬向前下突出,使骨盆入口前后径缩短而横径正常。

(2)佝偻病性扁平骨盆:骨盆入口呈横的肾形,骶岬向前突,骨盆入口前后径短。骶骨变直向后翘。尾骨呈钩状突向骨盆出口平面。

2.中骨盆及骨盆出口平面狭窄

分 3 级:Ⅰ级为临界性狭窄,坐骨棘间径 10cm,坐骨结节间径 7.5cm;Ⅱ级为相对性狭窄,坐骨棘间径 8.5~9.5cm,坐骨结节间径－6.0~7.0cm;Ⅲ级为绝对性狭窄,坐骨棘间径≤8.0cm,坐骨结节间径≤5.5cm。我国妇女常见以下两种类型。

(1)漏斗骨盆:骨盆入口平面各径线正常,两侧骨盆壁向内倾斜,状似漏斗。其特点是中骨盆及出口平面明显狭窄,坐骨棘间径<10cm,坐骨结节间径<8cm,耻骨弓角度<90°。坐骨结节间径与出口后矢状径之和<15cm,常见于男型骨盆。

(2)横径狭窄骨盆:与类人猿型骨盆类似。骨盆入口、中骨盆及骨盆出口的横径均缩短,前后径稍长,坐骨切迹宽。测量骶耻外径值正常,但髂棘间径及髂嵴间径均缩短。临产后先露入盆不困难,但胎头下降至中骨盆和出口平面时,常不能顺利转为枕前位.形成持续性枕横位或枕后位,产程进入活跃晚期及第二产程后进展缓慢,甚至停滞。

3.骨盆3个平面狭窄

骨盆外型属女性骨盆,但骨盆每个平面的径线均小于正常值2cm或更多,称均小骨盆。多见于身材矮小、体形匀称的妇女。

4.畸形骨盆

骨盆失去正常形态称畸形骨盆。仅介绍下列两种。

(1)骨软化症骨盆:现已罕见。系因缺钙、磷、维生素D以及紫外线照射不足,使成年人期骨质矿化障碍,被类骨组织代替,骨质脱钙、疏松、软化。由于受躯干重力及两股骨向内上方挤压,使骶岬突向前,耻骨联合向前突出,骨盆入口平面呈凹三角形,粗隆间径及坐骨结节间径明显缩短,严重者阴道不能容纳2指。一般不能经阴道分娩。

(2)偏斜骨盆:系一侧髂翼与髋骨发育不良所致骶髂关节固定,以及下肢和髋关节疾病,引起骨盆一侧斜径缩短的偏斜骨盆。

(二)软产道异常

软产道包括子宫下段、宫颈、阴道及外阴。软产道异常所致的难产少见,容易被忽视。应在妊娠早期了解软产道有无异常。

1.外阴异常

(1)会阴坚韧:多见于初产妇,尤其35岁以上高龄初产妇更多见。由于组织坚韧,缺乏弹性,会阴伸展性差,使阴道口狭窄,在第二产程常出现胎先露部下降受阻,且可于胎头娩出时造成会阴严重裂伤。分娩时,应预防性会阴后一侧切开。

(2)外阴水肿:妊娠期高血压疾病、重度贫血、心脏病及慢性肾炎孕妇在全身水肿的同时,可有重度外阴水肿,分娩时妨碍胎先露部下降,造成组织损伤、感染和愈合不良等。在临产前,可局部应用50%硫酸镁液湿敷;临产后,仍有严重水肿者,可在严格消毒下进行多点针刺皮肤放液。分娩时,可做会阴后一侧切开。若瘢痕过大,扩张困难者,应行剖宫产术。

2.阴道异常

(1)阴道横膈:横膈较坚韧,多位于阴道上、中段。在横膈中央或稍偏一侧常有一小孔,易被误认为宫颈外口。若仔细检查,在小孔上方可触及逐渐开大的宫口边缘,而该小孔的直径并不变大。阴道横膈影响胎先露部下降,当横膈被撑薄,此时可在直视下自小孔处将膈做X形切开。待分娩结束再切除剩余的膈,用可吸收线间断或连续锁边缝合残端。若横膈高而坚厚,阻碍胎先露部下降,则需行剖宫产术结束分娩。

(2)阴道纵隔:阴道纵隔若伴有双子宫、双宫颈,位于一侧子宫内的胎儿下降,通过该侧阴道分娩时,纵隔被推向对侧,分娩多无阻碍。当阴道纵隔发生于单宫颈时,有时纵隔位于胎先露部的前方,胎先露部继续下降,若隔膜较薄可因先露扩张和压迫自行断裂,隔膜过厚可影响胎儿娩出。阴道瘢痕性狭窄轻者因妊娠后组织变软,不影响分娩。若瘢痕广泛、部位高者可影响先露下降。此外阴道尖锐湿疣于妊娠期生长迅速,患者于分娩时容易发生阴道裂伤、血肿及感染。

(3)阴道囊肿和肿瘤:阴道壁囊肿较大时,阻碍胎先露部下降,此时可行囊肿穿刺抽出其内容物,待产后再选择时机进行处理。阴道内肿瘤阻碍胎先露部下降而又不能经阴道切除者,均应行剖宫产术,原有病变待产后再行处理。

3.宫颈异常

(1)宫颈外口黏合:多在分娩受阻时发现。当宫颈管已消失而宫口却不扩张,仍为一很小的孔,通常用手指稍加压力分离黏合的小孔,宫口即可在短时间内开全。但有时为使宫口开大,需行宫颈切开术。

(2)宫颈水肿:多见于扁平骨盆、持续性枕后位或滞产,宫口未开全过早使用腹压,致使宫颈前唇长时间被压于胎头与耻骨联合之间,血液回流受阻引起水肿,影响宫颈扩张。轻者可抬高产妇臀部,减轻胎头对宫颈的压力,也可于宫颈两侧各注入 0.5% 利多卡因 5～10mL 或地西泮 10mg 静脉推注,待宫口近开全,用手将水肿的宫颈前唇上推,使其逐渐越过胎头,即可经阴道分娩。若经上述处理无明显效果,宫口不继续扩张,可行剖宫产术。

(3)宫颈坚韧:常见于高龄初产妇,宫颈缺乏弹性或精神过度紧张使宫颈挛缩,宫颈不易扩张。此时可静脉推注地西泮 10mg。也可于宫颈两侧各注入 0.5% 利多卡因 5～10mL,若不见缓解,应行剖宫产术。

(4)宫颈瘢痕:宫颈锥形切除术后、宫颈裂伤修补术后感染、宫颈深部电烙术后等所致的宫颈瘢痕,虽于妊娠后软化,若宫缩很强,宫口仍不扩张,不宜久等,应行剖宫产术。

(5)宫颈癌:此时宫颈硬而脆,缺乏伸展性,临产后影响宫口扩张,若经阴道分娩,有发生大出血、裂伤、感染及癌扩散等危险,故不应经阴道分娩,应行剖宫产术,术后放疗。若为早期浸润癌,可先行剖宫产术,随即行广泛性子宫切除术及盆腔淋巴结清扫术。

(6)宫颈肌瘤:生长在子宫下段及宫颈部位的较大肌瘤,占据盆腔或阻塞于骨盆入口时,影响胎先露部进入骨盆入口,应行剖宫产术。若肌瘤在骨盆入口以上而胎头已入盆,肌瘤不阻塞产道则可经阴道分娩,肌瘤待产后再行处理。

(7)子宫下段异常:随着剖宫产率的增加,剖宫产术后并发症也随之升高,子宫下段切口感染,瘢痕较大,血管闭塞,血供障碍,子宫下段组织硬韧,遇到梗阻性难产可发生子宫下段破裂。分娩时要严密观察有无病理缩复环出现及血尿等,有异常及时处理。

(三)诊断检查

1.病史

询问孕妇有无佝偻病、脊髓灰质炎、脊柱和髋关节结核以及外伤史。若为经产妇,应了解有无难产史及新生儿有无产伤等。

2.一般检查

观察产妇的体型、步态有无跛足,有无脊柱及髋关节畸形,米氏菱形窝是否对称,有无尖腹及悬垂腹等体征。身高<145cm者,应警惕均小骨盆。

3.腹部检查

(1)腹部形态:注意观察腹型,尺测耻上子宫长度及腹围,B型超声观察胎先露与骨盆的关系,还须测量胎头双顶径、胸径、腹径、股骨长度,预测胎儿体重,判断能否顺利通过骨产道。

(2)胎位异常:骨盆入口狭窄往往因头盆不称,胎头不易入盆导致胎位异常,如臀先露、肩先露。中骨盆狭窄影响已入盆的胎头内旋转,导致持续性枕横位、枕后位。

(3)估计头盆关系:正常情况下,部分初孕妇在预产期前2周,经产妇于临产后,胎头应入盆。若已临产,胎头仍未入盆,则应充分估计头盆关系。检查头盆是否相称的具体方法:孕妇排空膀胱,仰卧,两腿伸直。检查者将手放在耻骨联合上方,将浮动的胎头向骨盆腔方向推压。若胎头低于耻骨联合平面,表示胎头可以入盆,头盆相称,称为跨耻征阴性;若胎头与耻骨联合在同一平面,表示可疑头盆不称,称为跨耻征可疑阳性;若胎头高于耻骨联合平面,表示头盆明显不称,称为跨耻征阳性。对出现跨耻征阳性的孕妇,应让其取两腿屈曲半卧位,再次检查胎头跨耻征,若转为阴性,提示为骨盆倾斜度异常,而不是头盆不称。

4.骨盆测量

(1)骨盆外测量:骨盆外测量的结果,可以间接反映出真骨盆的大小。骨盆外测量各径线<正常值2cm或以上为均小骨盆;骶耻外径<18cm为扁平骨盆。坐骨结节间径<8cm,耻骨弓角度<90°,为漏斗型骨盆。骨盆两侧斜径(以一侧髂前上棘至对侧髂后上棘间的距离)及同侧直径(从髂前上棘至同侧髂后上棘间的距离),两者相差>1cm为偏斜骨盆。

(2)骨盆内测量:骨盆外侧量发现异常,应进行骨盆内测量。对角径<11.5cm,骶岬突出为骨盆入口平面狭窄,属扁平骨盆。中骨盆平面狭窄及骨盆出口平面狭窄往往同时存在。应测量骶骨前面弯度、坐骨棘间径、坐骨切迹宽度(即骶棘韧带宽度)。若坐骨棘间径<10cm,坐骨切迹宽度<2横指,为中骨盆平面狭窄。若坐骨结节间径<8cm,应测量出口后矢状径及检查骶尾关节活动度,估计骨盆出口平面的狭窄程度。若坐骨结节间径与出口后矢状径之和<15cm,为骨盆出口平面狭窄。

5.B型超声检查

观察胎先露与骨盆的关系,测量胎头双顶径、胸径、腹径、股骨长度,预测胎儿体重,判断能否顺利通过骨产道。

(四)对母儿的影响

1.对母体的影响

若为骨盆入口平面狭窄,影响胎先露部衔接,容易发生胎位异常,引起继发性子宫收缩乏力,导致产程延长或停滞。若中骨盆平面狭窄,影响胎头内旋转,容易发生持续性枕横位或枕后位。胎头长时间嵌顿于产道内,压迫软组织引起局部缺血、水肿、坏死、脱落,于产后形成生殖道瘘;胎膜早破及手术助产增加感染机会。严重梗阻性难产若不及时处理,可导致先兆子宫破裂,甚至子宫破裂,危及产妇生命。

2.对胎儿的影响

头盆不相称容易发生胎膜早破、脐带脱垂,导致胎儿窘迫,甚至胎儿死亡;产程延长,胎头受压,缺血缺氧容易发生颅内出血;产道狭窄,手术助产机会增多,易发生新生儿产伤及感染。

(五)治疗原则

1.骨产道异常

明确狭窄骨盆的类别和程度,了解胎位、胎儿大小、胎心、宫缩强弱、宫颈扩张程度、破膜与否,结合年龄、产次、既往分娩史,综合判断,选择合理的分娩方式。

(1)轻度头盆不称:在严密监护下可以试产,试产过程一般不用镇静、镇痛药,少肛查,禁灌肠。密切观察胎儿情况及产程进展。勤听胎心音,破膜后立即听胎心音,观察羊水性状,必要时行阴道检查,了解产程进展,有无脐带脱垂。若胎头未衔接,胎位异常已破膜的产妇应抬高床尾。试产 2～4h,胎头仍未入盆,并伴胎儿窘迫者,则应停止试产,及时行剖宫产术结束分娩。

(2)中骨盆狭窄:主要影响胎头俯屈,使内旋转受阻,易发生持续性枕横位或枕后位。若宫口已开全,胎头双顶径达坐骨棘水平或更低,可用胎头吸引、产钳等阴道助产术,并做好抢救新生儿的准备;若胎头未达坐骨棘水平,或出现胎儿窘迫征象,应行剖宫产术结束分娩。

(3)骨盆出口狭窄:出口平面是产道最低部位,应在临产前对胎儿大小、头盆关系作充分估计,决定分娩方式,出口平面狭窄者不宜试产。若出口横径与后矢状径之和>15cm,多数可经阴道分娩;两者之和为13～15cm 者,多数需阴道助产;两径之和<13cm,足月胎儿不易经阴道分娩,应行剖宫产术结束分娩。

(4)胎儿娩出:胎儿娩出后,及时注射宫缩药,使用抗生素预防产后出血和感染。

2.软产道异常

对软产道异常应根据局部组织的病变程度及对阴道分娩的影响,选择局部手术治疗处理,或行剖宫产术结束分娩。

(六)护理措施

1.产程处理过程的护理

(1)有明显头盆不称、不能从阴道分娩者,按医嘱做好剖宫产术的术前准备与护理。

(2)对轻度头盆不称的试产者其护理要点如下。

①专人守护,保证良好的产力。关心产妇饮食、营养、水分、休息。必要时按医嘱补充水、电解质、维生素 C。

②密切观察胎心、羊水变换及产程进展情况,发现异常及时通知医师并做好剖宫产的术前准备。

③注意子宫破裂的先兆,用手放在孕妇腹部或用胎儿电子监护仪监测子宫收缩及胎心率变化,发现异常时,立即停止试产,及时通知医师及早处理,预防子宫破裂。

（3）中骨盆或骨盆出口狭窄者,护士必须配合医师做好阴道助产的术前准备或按医嘱做好剖宫产的术前准备。

2.心理护理

向产妇及家属讲清楚阴道分娩的可能性及优点,增强其自信心;认真解答产妇及家属的疑问,使其了解目前产程进展的状况;向产妇及家属讲明产道异常对母儿的影响,解除对未知的焦虑,建立对医护人员的信任感,以取得良好的合作。

3.预防产后出血和感染

按医嘱使用宫缩药、抗生素。保持外阴清洁,每天冲(擦)洗会阴 2 次,使用消毒会阴垫。胎先露长时间压迫阴道或出现血尿时,应及时留置导尿管 8～12d,必须保证导尿管通畅,定期更换,防止感染。

4.新生儿护理

胎头在产道压迫时间过长或经手术助产的新生儿,应按产伤处理,严密观察颅内出血或其他损伤的症状。

三、胎位异常

胎位异常包括胎头位置异常、臀先露及肩先露,是造成难产的常见因素。

(一)持续性枕后位、枕横位

在分娩过程中,胎头以枕后位或枕横位衔接。在下降过程中,胎头枕部因强有力宫缩绝大多数能向前转 135°或 90°,转成枕前位自然分娩。仅有 5％～10％胎头枕骨持续不能转向前方,直至分娩后期仍位于母体骨盆后方或侧方,致使分娩发生困难者,称持续性枕后位。国外报道发病率为 5％左右。

1.病因

（1）骨盆异常:常发生于男型骨盆或类人猿型骨盆。这两类骨盆的特点是骨盆入口平面前半部较狭窄,不适合胎头枕部衔接,后半部较宽,胎头容易以枕后位或枕横位衔接。这类骨盆常伴有中骨盆平面及骨盆出口平面狭窄,影响胎头在中骨盆平面向前旋转,为适应骨盆形态而成为持续性枕后位或持续性枕横位。由于扁平骨盆前后径短小,均小骨盆各径线均小,而骨盆入口横径最长,胎头常以枕横位入盆,由于骨盆偏小,胎头旋转困难,胎头便持续在枕横位。

（2）胎头俯屈不良:若以枕后位衔接,胎儿脊柱与母体脊柱接近,不利于胎头俯屈,胎头前囟成为胎头下降的最低部位,而最低点又常转向骨盆前方,当前囟转至前方或侧方时,胎头枕部转至后方或侧方,形成持续性枕后位或持续性枕横位。

（3）子宫收缩乏力:影响胎头下降、俯屈及内旋转,容易造成持续性枕后位或枕横位。

（4）头盆不称:头盆不称使内旋转受阻,而呈持续性枕后位或枕横位。

（5）其他:前壁胎盘、膀胱充盈、子宫下段宫颈肌瘤均可影响胎头内旋转,形成持续性枕横位或枕后位。

2.诊断

(1)临床表现:临产后胎头衔接较晚及俯屈不良,由于枕后位的胎先露部不易紧贴子宫下段及宫颈内口,常导致协调性宫缩乏力及宫口扩张缓慢。因枕骨持续位于骨盆后方压迫直肠,产妇自觉肛门坠胀及排便感,致使宫口尚未开全时过早使用腹压,容易导致宫颈前唇水肿和产妇疲劳,影响产程进展。持续性枕后位常致活跃期晚期及第二产程延长。若在阴道口虽已见到胎发,历经多次宫缩时屏气却不见胎头继续顺利下降时;可能是持续性枕后位。

(2)腹部检查:在宫底部触及胎臀,胎背偏向母体后方或侧方,在对侧明显触及胎儿肢体。若胎头已衔接,有时可在胎儿肢体侧耻骨联合上方扪到胎儿额部。胎心在脐下一侧偏外方听得最响亮,枕后位时因胎背伸直,前胸贴近母体腹壁,胎心在胎儿肢体侧的胎胸部位也能听到。

(3)肛门检查或阴道检查:若为枕后位,感到盆腔后部空虚,查明胎头矢状缝位于骨盆斜径上。前囟在骨盆右前方,后囟(枕部)在骨盆左后方则为枕左后位,反之为枕右后位。查明胎头矢状缝位于骨盆横径上,后囟在骨盆左侧方,则为枕左横位,反之为枕右横位。当出现胎头水肿、颅骨重叠、囟门触不清时,需行阴道检查,借助胎儿耳郭及耳屏位置及方向判定胎位,若耳郭朝向骨盆后方,诊断为枕后位;若耳郭朝向骨盆侧方,诊断为枕横位。

(4)B型超声检查:根据胎头颜面及枕部位置,能准确探清胎头位置以明确诊断。

3.分娩机制

胎头多以枕横位或枕后位衔接,在分娩过程中,若不能转成枕前位时,其分娩机制如下。

(1)枕左(右)后位:胎头枕部到达中骨盆向后行45°内旋转,使矢状缝与骨盆前后径一致。胎儿枕部朝向骶骨呈正枕后位。其分娩方式如下。

①胎头俯屈较好:胎头继续下降,前囟先露抵达耻骨联合时,以前囟为支点,胎头继续俯屈使顶部及枕部自会阴前缘娩出。继之胎头仰伸,相继由耻骨联合下娩出额、鼻、口、颏。此种分娩方式为枕后位经阴道助娩最常见的方式。

②胎头俯屈不良:当鼻根出现在耻骨联合下缘时,以鼻根为支点,胎头先俯屈,从会阴前缘娩出前囟、顶部及枕部,然后胎头仰伸,便鼻、口、颏部相继由耻骨联合下娩出。因胎头以较大的枕额周径旋转,胎儿娩出更加困难,多需手术助产。

(2)枕横位:部分枕横位于下降过程中无内旋转动作,或枕后位的胎头枕部仅向前旋转45°。成为持续性枕横位。持续性枕横位虽能经阴道分娩,但多数需用手或行胎头吸引术将胎头转成枕前位娩出。

4.对母儿影响

(1)对产妇的影响:胎位异常导致继发性宫缩乏力,使产程延长,常需手术助产,容易发生软产道损伤,增加产后出血及感染机会。若胎头长时间压迫软产道,可发生缺血坏死脱落,形成生殖道瘘。

(2)对胎儿的影响:第二产程延长和手术助产机会增多,常出现胎儿窘迫和新生儿窒息,使围生儿病死率增高。

5.治疗

持续性枕后位、枕横位在骨盆无异常、胎儿不大时,可以试产。试产时应严密观察产程,注意胎头下降、宫口扩张程度、宫缩强弱及胎心有无改变。

(1)第一产程

①潜伏期:需保证产妇充分营养与休息。若有情绪紧张,睡眠不好可给予哌替啶或地西泮。让产妇朝向胎背的对侧方向侧卧,以利胎头枕部转向前方。若宫缩欠佳,应尽早静脉滴注缩宫素。

②活跃期:宫口开大 3~4cm 产程停滞,除外头盆不称可行人工破膜,若产力欠佳,静脉滴注缩宫素。若宫口开大每小时 1cm 以上,伴胎先露部下降,多能经阴道分娩。在试产过程中,出现胎儿窘迫征象,应行剖宫产术结束分娩。若经过上述处理效果不佳,每小时宫口开大<1cm 或无进展时,则应剖宫产结束分娩。宫口开全之前,嘱产妇不要过早屏气用力,以免引起宫颈前唇水肿,影响产程进展。

(2)第二产程:若第二产程进展缓慢,初产妇已近 2h,经产妇已近 1h,应行阴道检查。当胎头双顶径已达坐骨棘平面或更低时,可先行徒手将胎头枕部转向前方,使矢状缝与骨盆出口前后径一致,或自然分娩,或阴道助产(低位产钳术或胎头吸引术)。若转成枕前位有困难时,也可向后转成正枕后位,再以产钳助产。若以枕后位娩出时,需做较大的会阴后一斜切开,以免造成会阴裂伤。若胎头位置较高,疑有头盆不称,需行剖宫产术,中位产钳禁止使用。

(3)第三产程:因产程延长,容易发生产后宫缩乏力,胎盘娩出后应立即静脉注射或肌内注射子宫收缩药,以防发生产后出血。有软产道裂伤者,应及时修补。新生儿应重点监护。凡行手术助产及有软产道裂伤者,产后应给予抗生素预防感染。

(二)胎头高直位

胎头以不屈不仰姿势衔接于骨盆入口,其矢状缝与骨盆入口前后径相一致,称胎头高直位。发病率国内文献报道为 1.08%,国外资料报道为 0.6%~1.6%。胎头枕骨向前靠近耻骨联合者称胎头高直前位,又称枕耻位;胎头枕骨向后靠近骶岬者称胎头高直后位,又称枕骶位。胎头高直位对母儿危害较大,应妥善处理。

1.病因

胎头高直位的病因尚不清楚,可能与下述因素有关。

(1)头盆不称,骨盆入口平面狭窄,胎头大,腹壁松弛,胎膜早破,均可使胎头矢状缝有可能被固定在骨盆前后径上,形成胎头高直位。

(2)腹壁松弛及腹直肌分离,胎背易朝母体前方,胎头高浮,当宫缩时易形成胎头高直位。

(3)胎膜突然破裂,羊水迅速流出,宫缩时胎头矢状缝易固定于骨盆入口前后径上,形成胎头高直位。

2.诊断

(1)临床表现:由于临产后胎头不俯屈,进入骨盆入口的胎头径线增大,胎头迟迟不衔接,使胎头不下降或下降缓慢,宫口扩张也缓慢,致使产程延长,常感耻骨联合部位疼痛。

(2)腹部检查:胎头高直前位时,胎背靠近腹前壁,不易触及胎儿肢体,胎心位置稍高在近腹中线听得最清楚。胎头高直后位时,胎儿肢体靠近腹前壁,有时在耻骨联合上方可清楚触及胎儿下颏。

(3)阴道检查:因胎头位置高,肛查不易查清,此时应做阴道检查。发现胎头矢状缝与骨盆入口前后径一致,后囟在耻骨联合后,前囟在骶骨前,为胎头高直前位,反之为胎头高直后位。

(4)B型超声检查:可探清胎头双顶径与骨盆入口横径一致,胎头矢状缝与骨盆入口前后径一致。

3.分娩机制

胎头高直前位临产后,胎头极度俯屈,以胎头枕骨在耻骨联合后方为支点,使胎头顶部、额部及颏部沿骶岬下滑入盆衔接、下降,双顶径达坐骨棘平面以下时,以枕前位经阴道分娩。若胎头高直前位胎头无法入盆,需行剖宫产术结束分娩。高直后位临产后,胎背与母体腰骶部贴近,妨碍胎头俯屈及下降,使胎头处于高浮状态迟迟不能入盆,即使入盆下降至盆底也难以向前旋转180°,故以枕前位娩出的可能性极小。

4.治疗

胎头高直前位时,若骨盆正常、胎儿不大、产力强,应给予充分试产机会,加强宫缩促使胎头俯屈,胎头转为枕前位可经阴道分娩或阴道助产,若试产失败再行剖宫产术结束分娩。胎头高直后位因很难经阴道分娩,一经确诊应行剖宫产术。

(三)面先露

胎头以面部为先露时称为面先露,多于临产后发现。面先露以颏骨为指示点,有颏左前、颏左横、颏左后、颏右前、颏右横、颏右后 6 种胎位,以颏左前及颏右后位较多见。我国 15 所医院统计发病率为 0.80‰～2.70‰,国外资料为 0.17‰～0.2‰。经产妇多于初产妇。

1.病因

(1)骨盆狭窄:有可能阻碍胎头俯屈的因素均可能导致面先露。胎头衔接受阻,阻碍胎头俯屈,导致胎头极度仰伸。

(2)头盆不称:临产后胎头衔接受阻,造成胎头极度仰伸。

(3)腹壁松弛:经产妇悬垂腹时胎背向前反曲,胎儿颈椎及胸椎仰伸形成面先露。

(4)脐带异常:脐带过短或脐带绕颈,使胎头俯屈困难。

(5)畸形:无脑儿因无顶骨,可自然形成面先露。先天性甲状腺肿,胎头俯屈困难,也可导致面先露。

2.诊断

(1)腹部检查:因胎头极度仰伸,入盆受阻,胎体伸直,宫底位置较高。颏前位时,在孕妇腹前壁容易扪及胎儿肢体,胎心由胸部传出,故在胎儿肢体侧的下腹部听得清楚。颏后位时,于耻骨联合上方可触及胎儿枕骨隆突与胎背之间有明显凹沟,胎心较遥远而弱。

(2)肛门检查及阴道检查:可触到高低不平、软硬不均的颜面部,若宫口开大时可触及胎儿口、鼻、颧骨及眼眶,并依据颏部所在位置确定其胎位。

(3)B型超声检查:可以明确面先露并能探清胎位。

3.分娩机制

面先露分娩机制包括:仰伸、下降、内旋转及外旋转。颏前位时,胎头以仰伸姿势衔接、下降,胎儿面部达骨盆底时,胎头极度仰伸,颏部为最低点,故转向前方,胎头继续下降并极度仰伸,颏部因位置最低而转向前方,当颏部自耻骨弓下娩出后,极度仰伸的胎颈前面处于产道小弯(耻骨联合),胎头俯屈时,胎头后部能够适应产道大弯,使口、鼻、眼、额、前囟及枕部自会阴前缘相继娩出,但产程明显延长。颏后位时,胎儿面部达骨盆底后,多数能经内旋转135°后以颏前位娩出。少数因内旋转受阻,成为持续性颏后位,胎颈已极度伸展,不能适应产道大弯,故足月活胎不能经阴道自然娩出,须行剖宫产结束分娩。

4.对母儿影响

(1)对产妇的影响:颏前位时,因胎儿颜面部不能紧贴子宫下段及宫颈内口,常引起宫缩乏力,致使产程延长;颜面部骨质不能变形,容易发生会阴裂伤。颏后位时,导致梗阻性难产,若不及时处理,造成子宫破裂,危及产妇生命。

(2)对胎儿的影响:胎儿面部受压变形,颜面皮肤发绀、肿胀,尤以口唇为著,影响吸吮,严重时可发生会厌水肿影响吞咽。新生儿于生后保持仰伸姿势达数日之久,需加强护理。

5.治疗

颏前位时,若无头盆不称,产力良好,有可能自然分娩;若出现继发性宫缩乏力,第二产程延长,可用产钳助娩,但会阴后一斜切开要足够大。若有头盆不称或出现胎儿窘迫征象,应行剖宫产术。持续性颏后位时,难以经阴道分娩,应行剖宫产术结束分娩。若胎儿畸形,无论颏前位或颏后位,均应在宫口开全后行穿颅术结束分娩。

(四)臀先露

臀先露是最常见的异常胎位,占妊娠足月分娩总数的3%～4%。多见于经产妇。因胎头比胎臀大,分娩时后出胎头无明显变形,往往娩出困难,加之脐带脱垂较多见,使围生儿死亡率增高,是枕先露的3～8倍。臀先露以骶骨为指示点,有骶左前、骶左横、骶左后、骶右前、骶右横、骶右后6种胎位。

1.病因

妊娠30周以前,臀先露较多见,妊娠30周以后多能自然转成头先露。临产后持续为臀先露的原因尚不十分明确,可能的因素有以下几种。

(1)胎儿在宫腔内活动范围过大:羊水过多、经产妇腹壁松弛以及早产儿羊水相对偏多,胎儿易在宫腔内自由活动形成臀先露。

(2)胎儿在宫腔内活动范围受限:子宫畸形(如单角子宫、双角子宫等)、胎儿畸形(如无脑儿、脑积水等)、双胎妊娠及羊水过少等,容易发生臀先露。胎盘附着在宫底宫角部易发生臀先露,占73%,而头先露仅占5%。

(3)胎头衔接受阻:狭窄骨盆、前置胎盘、肿瘤阻塞骨盆腔及巨大胎儿等,也易发生臀先露。

2.临床分类

根据胎儿两下肢所取的姿势分为以下3类。

(1)单臀先露或腿直臀先露:胎儿双髋关节屈曲,双膝关节直伸,以臀部为先露。最多见。

(2)完全臀先露或混合臀先露:胎儿双髋关节及双膝关节均屈曲,有如盘膝坐,以臀部和双足为先露。较多见。

(3)不完全臀先露:以一足或双足、一膝或双膝,或一足一膝为先露。膝先露是暂时的,产程开始后转为足先露。较少见。

3.诊断

(1)临床表现:孕妇常感肋下有圆而硬的胎头。由于胎臀不能紧贴子宫下段及宫颈内口,常导致宫缩乏力,宫口扩张缓慢,致使产程延长。

(2)腹部检查:子宫呈纵椭圆形,胎体纵轴与母体纵轴一致。在宫底部可触到圆而硬、按压时有浮球感的胎头;若未衔接,在耻骨联合上方触到不规则、软而宽的胎臀,胎心在脐左(或右)上方听得最清楚。衔接后,胎臀位于耻骨联合之下,胎心听诊以脐下最明显。

(3)肛门检查及阴道检查:肛门检查时,触及软而不规则的胎臀或触到胎足、胎膝。若胎臀位置高,肛查不能确定时,需行阴道检查。阴道检查时,了解宫口扩张程度及有无脐带脱垂。若胎膜已破,能直接触到胎臀、外生殖器及肛门,此时应注意与颜面相鉴别。若为胎臀,可触及肛门与两坐骨结节连在一条直线上,手指放入肛门内有环状括约肌收缩感,取出手指可见有胎粪。若为颜面,口与两颧骨突出点呈三角形,手指放入口内可触及牙龈和弓状的下颌骨。若触及胎足时,应与胎手相鉴别。

(4)B型超声检查:能准确探清臀先露类型以及胎儿大小、胎头姿势等。

4.分娩机制

以骶右前位为例加以阐述。

(1)胎臀娩出:临产后,胎臀以粗隆间径衔接于骨盆入口右斜径,骶骨位于右前方。胎臀逐渐下降,前髋下降稍快故位置较低,抵达骨盆底遇到阻力后,前髋向母体右侧行45°内旋转,使前髋位于耻骨联合后方,此时粗隆间径与母体骨盆出口前后径一致。胎臀继续下降,胎体稍侧屈以适应产道弯曲度,后髋先从会阴前缘娩出,随即胎体稍伸直,使前髋从耻骨弓下娩出。继之双腿双足娩出。当胎臀及两下肢娩出后,胎体行外旋转,使胎背转向前方或右前方。

(2)胎肩娩出:当胎体行外旋转的同时,胎儿双肩径衔接于骨盆入口右斜径或横径,并沿此径线逐渐下降,当双肩达骨盆底时,前肩向右旋转45°。转至耻骨弓下,使双肩径与骨盆出口前后径一致,同时胎体侧屈使后肩及后上肢从会阴前缘娩出,继之前肩及前上肢从耻骨弓下娩出。

(3)胎头娩出:当胎肩通过会阴时,胎头矢状缝衔接于骨盆入口左斜径或横径,并沿此径线逐渐下降,同时胎头俯屈。当枕骨达骨盆底时,胎头向母体左前方旋转45°,使枕骨朝向耻骨联合。胎头继续下降,当枕骨下凹到达耻骨弓下时,以此处为支点,胎头继续俯屈,使颏、面及额部相继自会阴前缘娩出,随后枕部自耻骨弓下娩出。

5.对母儿影响

(1)对产妇的影响:胎臀形状不规则,不能紧贴子宫下段及宫颈内口,容易发生胎膜早破或继发性宫缩乏力,使产后出血与产褥感染的机会增多,若宫口未开全而强行牵拉,容易造成宫颈撕裂甚至延及子宫下段。

（2）对胎儿及新生儿的影响：胎臀高低不平，对前羊膜囊压力不均匀，常致胎膜早破，发生脐带脱垂是头先露的 10 倍，脐带受压可致胎儿窘迫甚至死亡；胎膜早破，使早产儿及低体重儿增多。后出胎头牵出困难，常发生新生儿窒息、臂丛神经损伤及颅内出血，颅内出血的发病率是头先露的 10 倍。臀先露导致围生儿的发病率与死亡率均增高。

6.治疗

（1）妊娠期：于妊娠 30 周前，臀先露多能自行转为头先露。若妊娠 30 周后仍为臀先露应予矫正。常用的矫正方法有以下几种。

①让孕妇排空膀胱，松解裤带，做胸膝卧位姿势，每日 2 次，每次 15min，连做 1 周后复查。这种姿势可使胎臀退出盆腔，借助胎儿重心改变，使胎头与胎背所形成的弧形顺着宫底弧面滑动而完成胎位矫正。

②激光照射或艾灸至阴穴，近年多用激光照射两侧至阴穴，也可用艾条灸，每日 1 次，每次 15～20min，5 次为 1 个疗程。

③应用上述矫正方法无效者，于妊娠 32～34 周时，可行外转胎位术，因有发生胎盘早剥、脐带缠绕等严重并发症的可能，应用时要慎重，术前半小时口服沙丁胺醇 4.8mg。行外转胎位术时，最好在 B 型超声监测下进行。孕妇平卧，两下肢屈曲稍外展，露出腹壁。查清胎位，听胎心率。操作步骤包括松动胎先露部、转胎。动作应轻柔，间断进行。若术中或术后发现胎动频繁而剧烈或胎心率异常，应停止转动并退回原胎位观察半小时。

（2）分娩期：应根据产妇年龄、胎产次、骨盆类型、胎儿大小、胎儿是否存活、臀先露类型以及有无合并症，于临产初期做出正确判断，决定分娩方式。

①择期剖宫产的指征：狭窄骨盆、软产道异常、胎儿体重＞3500g、胎儿窘迫、高龄初产、有难产史、不完全臀先露等，均应行剖宫产术结束分娩。

②决定经阴道分娩的处理

第一产程：产妇应侧卧，不宜站立走动。少做肛查，不灌肠，尽量避免胎膜破裂。一旦破膜，应立即听胎心。若胎心变慢或变快，应行肛查，必要时行阴道检查，了解有无脐带脱垂。若有脐带脱垂，胎心尚好，宫口未开全，为抢救胎儿，需立即行剖宫产术。若无脐带脱垂，可严密观察胎心及产程进展。若出现协调性宫缩乏力，应设法加强宫缩。当宫口开大 4～5cm 时，胎足即可经宫口脱出至阴道。为了使宫颈和阴道充分扩张，消毒外阴之后，使用"堵"外阴方法。当宫缩时，用无菌巾以手掌堵住阴道口，让胎臀下降，避免胎足先下降，待宫口及阴道充分扩张后才让胎臀娩出。此法有利于后出胎头的顺利娩出。在"堵"的过程中，应每隔 10～15min 听胎心 1 次，并注意宫口是否开全。宫口已开全再堵易引起胎儿窘迫或子宫破裂。宫口近开全时，要做好接产和抢救新生儿窒息的准备。

第二产程：接产前，应导尿排空膀胱。初产妇应做会阴后一斜切开术。有 3 种分娩方式：a.自然分娩：胎儿自然娩出，不做任何牵拉。极少见，仅见于经产妇、胎儿小、宫缩强、骨盆腔宽大者。b.臀助产术：当胎臀自然娩出至脐部后，胎肩及后出胎头由接产者协助娩出。脐部娩出后，一般应在 2～3min 娩出胎头，最长不能超过 8min。后出胎头娩出有主张用单叶产钳，效果佳。c.臀牵引术:胎儿全部由接产者牵拉娩出,此种手术对胎儿损伤大,一般情况下应禁止使用。

第三产程:产程延长易并发子宫收缩乏力性出血。胎盘娩出后,应肌内注射缩宫素或麦角新碱,防止产后出血。行手术操作及有软产道损伤者,应及时检查并缝合,给予抗生素预防感染。

(五)肩先露

胎体纵轴与母体纵轴相垂直为横产式。胎体横卧于骨盆入口之上,先露部为肩,称肩先露,占妊娠足月分娩总数的 0.25%,是对母儿最不利的胎位。除死胎及早产儿胎体可折叠娩出外,足月活胎不可能经阴道娩出。若不及时处理,容易造成子宫破裂,威胁母儿生命。根据胎头在母体左或右侧和胎儿肩胛朝向母体前或后方,有肩左前、肩左后、肩右前、肩右后 4 种胎位。发生原因与臀先露类同。

1.诊断

(1)临床表现:胎先露部胎肩不能紧贴子宫下段及宫颈内口,缺乏直接刺激,容易发生宫缩乏力。胎肩对宫颈压力不均,容易发生胎膜早破。破膜后羊水迅速外流,胎儿上肢或脐带容易脱出,导致胎儿窘迫甚至死亡。随着宫缩不断加强、胎肩及胸廓一部分被挤入盆腔内,胎体折叠弯曲,胎颈被拉长,上肢脱出于阴道口外,胎头和胎臀仍被阻于骨盆入口上方,形成忽略性肩先露。子宫收缩继续增强,子宫上段越来越厚,子宫下段被动扩张越来越薄,由于子宫上下段肌壁厚薄相差悬殊,形成环状凹陷,并随宫缩逐渐升高,甚至可以高达脐上,形成病理缩复环,是子宫破裂的先兆,若不及时处理,将发生子宫破裂。

(2)腹部检查:子宫呈横椭圆形,子宫长度低于妊娠周数,子宫横径宽。宫底部及耻骨联合上方较空虚,在母体腹部一侧触到胎头,另侧触到胎臀。肩前位时,胎背朝向母体腹壁,触之宽大平坦;肩后位时,胎儿肢体朝向母体腹壁,触及不规则的小肢体。胎心在脐周两侧最清楚。根据腹部检查多能确定胎位。

(3)肛门检查或阴道检查:胎膜未破者,因胎先露部浮动于骨盆入口上方,肛查不易触及胎先露部。若胎膜已破、宫口已扩张者,阴道检查可触到肩胛骨或肩峰、肋骨及腋窝。腋窝尖端指向胎儿头端,据此可决定胎头在母体左或右侧。肩胛骨朝向母体前或后方,可决定肩前位或肩后位。例如胎头在母体右侧,肩胛骨朝向后方,则为肩右后位。胎手若已脱出于阴道口外,可用握手法鉴别是胎儿左手或右手,因检查者只能与胎儿同侧的手相握。例如肩右前位时左手脱出,检查者用左手与胎儿左手相握,余类推。

(4)B 型超声检查:能准确探清肩先露,并能确定具体胎位。

2.治疗

(1)妊娠期:妊娠后期发现肩先露应及时矫正。可采用胸膝卧位、激光照射(或艾灸)至阴穴。上述矫正方法无效,应试行外转胎位术转成头先露,并包扎腹部以固定胎头。若行外转胎位术失败,应提前住院决定分娩方式。

(2)分娩期:根据胎产次、胎儿大小、胎儿是否存活、宫口扩张程度、胎膜是否破裂、有无并发症等,决定分娩方式。

①足月活胎,伴有产科指征(如狭窄骨盆、前置胎盘、有难产史等),应于临产前行择期剖宫产术结束分娩。

②初产妇、足月活胎,临产后应行剖宫产术。

③经产妇、足月活胎,也可行剖宫产。若宫口开大 5cm 以上,破膜不久,羊水未流尽,可在乙醚深麻醉下行内转胎位术,转成臀先露,待宫口开全助产娩出。若双胎妊娠第二胎儿为肩先露,可行内转胎位术。

④出现先兆子宫破裂或子宫破裂征象,无论胎儿死活,均应立即行剖宫产术。术中若发现宫腔感染严重,应将子宫一并切除。

⑤胎儿已死,无先兆子宫破裂征象,若宫口近开全,在全身麻醉下行断头术或碎胎术。术后应常规检查子宫下段、宫颈及阴道有无裂伤。若有裂伤应及时缝合。注意产后出血,给予抗生素预防感染。

(六)复合先露

胎先露部伴有肢体同时进入骨盆入口,称复合先露。临床以一手或一前臂沿胎头脱出最常见,多发生于早产者,发病率为 0.80‰～1.66‰。

1.病因

胎先露部不能完全充填骨盆入口或在胎先露部周围有空隙均可发生。以经产妇腹壁松弛者、临产后胎头高浮、骨盆狭窄、胎膜早破、早产、双胎妊娠及羊水过多等为常见原因。

2.临床经过及对母儿影响

仅胎手露于胎头旁,或胎足露于胎臀旁者,多能顺利经阴道分娩。只有在破膜后,上臂完全脱出则能阻碍分娩。下肢和胎头同时入盆,直伸的下肢也能阻碍胎头下降,若不及时处理可致梗阻性难产,威胁母儿生命。胎儿可因脐带脱垂死亡,也可因产程延长、缺氧造成胎儿窘迫,甚至死亡等。

3.诊断

当产程进展缓慢时,行阴道检查发现胎先露部旁有肢体即可明确诊断。常见胎头与胎手同时入盆。诊断时应注意和臀先露及肩先露相鉴别。

4.治疗

发现复合先露,首先应查清有无头盆不称。若无头盆不称,让产妇向脱出肢体的对侧侧卧,肢体常可自然缩回。脱出肢体与胎头已入盆,待宫口近开全或开全后上推肢体,将其回纳,然后经腹部下压胎头,便胎头下降,以产钳助娩。若头盆不称明显或伴有胎儿窘迫征象,应尽早行剖宫产术。

5.胎位异常的护理措施

胎位异常应加强分娩期的监测与护理,减少母儿并发症。护理措施如下。

(1)有明显头盆不称,胎位异常或确诊为巨大胎儿的产妇,按医嘱做好剖宫产术的术前准备。

（2）选择阴道分娩的产妇应做好如下护理。

①鼓励待产妇进食，保持产妇良好的营养状况，必要时给予补液，维持电解质平衡；指导产妇合理用力，避免体力消耗。枕后位者，嘱产妇不要过早屏气用力，以防宫颈水肿及疲乏。

②防止胎膜早破。产妇在待产过程中应少活动，尽量少做肛查，禁灌肠。一旦胎膜早破，立即观察胎心，抬高床尾，如胎心有改变，及时报告医师，并立即行肛查或阴道检查，及早发现脐带脱垂情况。

③协助医师做好阴道助产及新生儿抢救的物品准备，必要时为缩短第二产程可行阴道助产。新生儿出生后应仔细检查有无受伤。第三产程应仔细检查胎盘，胎膜的完整性及母体产道的损伤情况。按医嘱及时应用宫缩药与抗生素，预防产后出血与感染。

（3）心理护理。针对产妇及家属的疑问、焦虑与恐惧，护士在执行医嘱及护理照顾时，应给予充分的解释。将评估产妇及胎儿状况及时告诉产妇及家属。提供使产妇在分娩过程中有舒适感的措施，如松弛身心、抚摸腹部等持续的关照。鼓励产妇更好地与医护配合，以增强其对分娩的自信心，安全度过分娩期。

第五章 儿科护理

第一节 先天性心脏病的护理

一、概述

先天性心脏病(CHD)简称先心病,是胎儿时期心脏及大血管发育异常而导致先天畸形,是小儿最常见的心脏病。发病率为活产婴儿的 5‰~8‰左右,而在早产儿中的发生率为成熟儿的 2~3 倍,在死胎中的发生率为活产儿的 10 倍。近 30 多年,由于心导管检查,无创性心脏诊断技术如心血管造影术、超声心动图、磁共振等的应用,介入导管术及在低温麻醉和体外循环下心脏直视手术的发展,术后监护技术的提高,许多常见的先天性心脏病得到准确诊断,多数患儿获得彻底根治,先心病的预后已大为改观。但先天性心脏病仍为小儿先天发育异常致死的重要原因。

(一)病因和预防

任何影响胎儿心脏发育的因素都可以使心脏的某一部分出现发育停滞和异常。目前认为心血管畸形的发生主要由遗传和环境因素及其互相作用所致。遗传因素主要包括染色体易位与畸变,单一基因突变,多基因突变和先天性代谢紊乱,如 21-三体综合征的患儿,40%合并有心血管畸形且以房室间隔缺损最多见。环境因素中较为重要的是孕早期宫内感染,如风疹、流行性感冒、流行性腮腺炎和柯萨奇病毒感染等。此外,孕妇接触过量的放射线,服用抗癌、抗癫痫等药物,患代谢紊乱性疾病(如糖尿病、高钙血症等),妊娠早期饮酒、吸食毒品等均可能与发病有关。

引起先天性心脏病的病因尚未完全明确,对孕妇加强保健工作,特别是妊娠早期积极预防风疹、流感等病毒性疾病和避免与发病有关的高危因素接触,慎用药物,对预防先天性心脏病是很重要的。现在更可以在怀孕的早、中期通过胎儿超声心动图及染色体、基因诊断等对先天性心脏病进行早期诊断和早期干预。

(二)血流动力学及分型

先天性心脏病可一种或多种畸形并存。根据畸形所在的位置和左、右心腔及大血管之间有无直接分流分为三类。

1.左向右分流型(潜伏青紫型)

在左、右心之间或主动脉与肺动脉之间有异常通路。正常情况下,由于体循环压力高于肺循环压力,所以血液从左向右分流而不出现青紫。当屏气、剧烈哭闹或任何病理情况下,肺动脉和右心室压力增高并超过左心压力时,则使氧含量低的血液自右向左分流而出现暂时性青紫,故此型又称潜伏青紫型。常见的有室间隔缺损、房间隔缺损、动脉导管未闭等。

2.右向左分流型(青紫型)

为先心病中最严重的一组,畸形的存在导致右心压力增高并超过左心,使血液从右向左分流,或大动脉起源异常,导致大量回心静脉血流入体循环,引起全身持续性青紫。常见有法洛四联症、大动脉错位等。

3.无分流型(无青紫型)

指在心脏左、右两侧或动、静脉之间没有异常分流或通路存在,故无青紫现象,只在发生心衰时才发生青紫,如肺动脉狭窄、主动脉缩窄和右位心。

二、临床常见的先天性心脏病

小儿先天性心脏病中最常见的是室间隔缺损、房间隔缺损、动脉导管未闭、法洛四联症和肺动脉狭窄等。

(一)室间隔缺损

室间隔缺损(VSD)是最常见的先天性心脏病,发生率约占小儿先天性心脏病的 25%～40%。室间隔缺损是心脏胚胎发育异常形成的左右心室间的异常通道,它可单独存在,也可与其他畸形同时存在。根据缺损位置不同,可分为 4 种类型:①膜部:位于主动脉瓣及室上嵴下方,是缺损最常见的部位;②漏斗部:位于室上嵴上方,肺动脉瓣下方,又称干下型缺损或流出道型;③三尖瓣后方:又称流入道型;④室间隔肌部:较少见。缺损可以只有一个,也可同时存在几个缺损。根据缺损的大小分为:①小型缺损:缺损直径<5mm。②中型缺损:缺损直径5～15mm。③大型缺损:缺损直径>15mm。

1.病理生理

室间隔缺损主要是左、右心室之间有一异常通道。由于左心室压力高于右心室,血液从左向右分流,所以一般不出现青紫。缺损小时分流量少,临床可无症状。随着病情的发展或分流量大时,体循环血流量减少,肺循环血流量增加,左心房和左心室的负荷加重,产生肺动脉高压,此时左向右分流量显著减少,最后出现双向分流或逆向分流而呈现青紫。若肺动脉高压显著时,血液自右向左分流,临床出现持久性青紫,称为艾森曼格综合征。

2.临床表现

临床表现取决于缺损的大小和肺循环的阻力。

小型室间隔缺损,患儿无明显症状,生长发育正常,胸廓无畸形,临床上多于体检时发现杂音。中、大型室间隔缺损,在新生儿后期及婴儿期即可出现症状,表现为喂养困难,吸吮时气促、苍白、多汗,体格发育迟缓,易反复呼吸道感染及心力衰竭。长期肺动脉高压的患儿多有活动能力的下降、青紫和杵状指。体检可见心前区隆起,心界扩大,胸骨左缘 3～4 肋间可闻及Ⅲ～Ⅳ级粗糙的全收缩期杂音,向心前区广泛传导,并可在杂音最响处扪及收缩期震颤;肺动脉第二音增强。明显肺动脉高压者,肺动脉第二音显著亢进而心脏杂音较轻,此时右心室肥大较明显,左向右分流减少,当出现右向左分流时,患儿出现青紫。

室间隔缺损易并发支气管炎、支气管肺炎、充血性心力衰竭、肺水肿和亚急性细菌性心内膜炎。

室间隔缺损的自然病程取决于缺损的大小。小型缺损预后良好,膜部和肌部的室间隔缺损自然闭合率高(35%～80%),大部分在5岁以内关闭,尤其1岁以内。小型缺损即使不关闭亦无碍,一般不致发生心衰或肺动脉高压。干下型室间隔缺损未见自然闭合者。大型室间隔缺损在婴儿期易出现心衰,甚至死亡,年长后可发展成梗阻型肺动脉高压,错失手术的时机。

3.辅助检查

(1)心电图:小型缺损者心电图基本正常;中型缺损者左心室肥大;大型缺损者有左、右心室肥大。

(2)胸部X线检查:小型缺损者无明显改变;中、大型缺损者肺血量增多,心影增大,肺动脉段凸出,搏动强烈,肺门阴影扩大,心脏以左心室增大为主,左心房也异常增大,晚期可出现右心室增大

(3)超声心动图:可见左心室、左心房和右心室内径增大,主动脉内径缩小。二维超声心动图可显示室间隔回声中断,并可提示缺损的位置和大小。多普勒彩色血流显像可直接见到分流的位置、方向和区别分流的大小,还能确定多个缺损的存在。

(4)心导管检查:近年来非侵入性检查如超声心动图等可对多数室间隔缺损做出诊断,而小型缺损心电图和X线检查基本正常亦无手术指征,都不必进行创伤性心导管检查和心血管造影。如合并重度肺动脉高压、合并其他心脏畸形或对解剖有疑点,须做右心导管检查,检查可发现右心室血氧含量明显高于右心房,右心室和肺动脉压力增高。

4.治疗要点

小型室间隔缺损者有自然闭合可能,不主张外科手术,亦不限制体力活动。为预防亚急性细菌性心内膜炎,应在拔牙、做扁桃体或其他咽部手术时预防性使用抗生素,并定期随访。大、中型室间隔缺损者难以控制的充血性心力衰竭,肺动脉压力持续升高超过体循环的1/2,或肺循环血量与体循环血量的比大于2:1时,应及时手术修补。过去只能在体外循环心内直视下做修补术,随介入医学的发展,应用可自动张开和自动置入的装置(Amplatzer装置)经心导管阻塞成为非胸治疗的新技术。

(二)房间隔缺损

房间隔缺损(ASD)约占先天性心脏病发病总数的20%～30%,女孩多见。由于小儿时期症状较轻,不少患者到成年后才被发现。根据解剖病变的不同可分为卵圆孔未闭、第一孔未闭型缺损、第二孔未闭型缺损,以后者常见。房间隔缺损可合并其他心血管畸形,较常见的有肺静脉畸形引流入右心房。

1.病理生理

出生后随着肺循环血量的增加,左心房压力超过右心房压力,分流自左向右,分流量的大小取决于缺损的大小和两侧心室顺应性。分流造成右心房和右心室负荷过重而产生右心房和

右心室增大,肺循环血量增多和体循环血量减少。分流量大时可产生肺动脉压力升高。晚期当右心房压力大于左心房压力时,则可产生右向左分流,出现持续性青紫。第一孔未闭型缺损伴有二尖瓣关闭不全时,左心室也增大。

2.临床表现

房间隔缺损的症状随缺损的大小而不同。缺损小者可无症状,仅在体检时发现胸骨左缘第2~3肋间有收缩期杂音。缺损大者由于体循环血量减少而表现为活动后气促、乏力、易患呼吸道感染及生长发育迟缓,当哭闹、患肺炎或心力衰竭时,右心房压力可超过左心房,出现暂时性青紫。体检:可见体格发育落后,消瘦,心前区隆起,心尖搏动弥散,心浊音界扩大,胸骨左缘2~3肋间可闻及Ⅱ~Ⅲ级收缩期喷射性杂音,肺动脉瓣区第二音增强或亢进,并呈固定分裂。

本病一般预后较好,平均可活到40岁。小型房间隔缺损在1岁内有自然闭合的可能;1岁以上自然闭合的可能性很小。常见的并发症为肺炎,至青中年期可合并心律失常、肺动脉高压和心力衰竭。

3.辅助检查

(1)心电图:典型心电图表现为电轴右偏和不完全性右束支传导阻滞,部分病例尚有右心房和右心室肥大。第一孔未闭伴二尖瓣关闭不全者,则左心室亦增大。

(2)胸部X线检查:心脏外形呈轻、中度扩大,以右心房、右心室增大为主,肺动脉段突出,肺门血管影增粗,可见"肺门舞蹈"征,肺野充血,主动脉影缩小。

(3)超声心动图:示右心房和右心室内径增大。二维超声心动图可见房间隔回声中断,并可显示缺损的位置和大小。多普勒彩色血流显像可观察到分流的位置、方向且能估测分流的大小。

(4)心导管检查:可发现右心房血氧含量高于上、下腔静脉平均血氧含量。心导管可由右心房通过缺损进入左心房。

4.治疗要点

缺损较大影响生长发育者宜于学龄前做房间隔缺损修补术。亦可通过介入性心导管用扣式双盘堵塞装置、蚌状伞或蘑菇伞关闭缺损。

(三)动脉导管未闭

动脉导管未闭(PDA)约占先天性心脏病发病总数的15%~20%,女多于男,比例约为2~3:1。动脉导管是胎儿时期肺动脉与主动脉间的正常通道,是胎儿循环的重要途径。小儿出生后,随着呼吸的开始引肺循环压力降低,血氧分压提高,动脉导管于生后数小时至数天在功能上关闭。多数婴儿于生后3个月左右解剖上亦完全关闭。若持续开放并出现左向右分流者即为动脉导管未闭。未闭的动脉导管大小、长短和形态不一,一般分为3型:①管型;②漏斗型;③窗型。

1.病理生理

由于主动脉血流入肺动脉,故周围动脉舒张压下降而致脉压差增大。分流量的大小与导的粗细及主、肺动脉之间的压差有关。由于主动脉压力高于肺动脉压力,故无论收缩期或舒张期血液均自主动脉向肺动脉分流,肺循环血量增加,左心室舒张期容量负荷过重,出现左心房和左心室扩大,室壁肥厚。分流量大者,长期大量血流向肺循环冲击造成肺动脉管壁增厚,肺动脉压力增高,可致右心室肥大和衰竭,当肺动脉压力超过主动脉时,即产生右向左分流,患儿呈现下半身青紫,左上肢轻度青紫,右上肢正常,称为差异性紫绀。

2.临床表现

临床症状取决于动脉导管的粗细。导管口径较细者,分流量小,临床可无症状,仅在体检时发现心脏杂音。导管粗大者分流量大,影响生长发育,患儿疲劳无力、多汗,易合并呼吸道感染表现为气急、咳嗽等。如合并重度肺动脉高压,即出现青紫。偶因扩大的肺动脉压迫喉返神经而引起声音嘶哑。

体检:患儿多消瘦,轻度胸廓畸形,心前区隆起,尖搏动增强,胸骨左缘第2～3肋间可闻有粗糙响亮的连续性机器样杂音,占据整个收缩期和舒张期,向左上和腋下传导,可伴有震颤,肺动脉瓣区第二心音增强或亢进。婴幼儿期及合并肺动脉高压或心力衰竭时,主动脉与肺动脉舒张期压力差很小,可仅有收缩期杂音。由于肺动脉分流使动脉舒张压降低,收缩压多正常,脉压差多大于 40mHg(5.3kPa),可有水冲脉、毛细血管搏动和股动脉枪击音等周围血管征。伴有显著肺动脉高压者可出现差异性青紫,多限于左上肢及下半身青紫。

患儿预后与导管的粗细及分流量的大小有关。导管口径较细、分流量较小者,预后良好夺导管口径较粗、分流量较大者,婴儿期易患肺部感染及心力衰竭,是本病死亡的常见原因。若不予治疗,最终因严重的肺动脉高压,出现反流及右心衰竭而于成人期死亡。

充血性心力衰竭、心内膜炎、肺血管的病变等是本病常见的并发症。

3.辅助检查

(1)心电图:导管细的心电图正常,导管粗和分流量大的可有左心室肥大和左心房肥大、合并肺动脉高压时右心室肥大。

(2)胸部 X 线检查:导管口径较细、分流量小者可无异常发现。导管粗、分流量大者有左心室和左心房增大,肺动脉段突出,肺门血管影增粗,肺野充血。有肺动脉高压时,右心室亦增大,主动脉弓往往有所增大。

(3)超声心动图:示左心房和左心室内径增宽,主动脉内径增宽,左心房内径/主动脉内径>1.2,二维超声心动图有时可显示肺动脉与降主动脉之间有导管的存在,多普勒彩色血流显像可直接见到分流的方向和大小。

(4)心导管检查:典型病例不需心导管检查,如有肺动脉高压或伴发其他畸形者进行心导管检查。右心导管检查显示肺动脉血氧含量高于右心室。说明肺动脉部位有左向右的分流。肺动脉和右心室的压力可正常或不同程度升高。部分患者心导管可通过未闭的动脉导管,由肺动脉进入降主动脉。

4.治疗要点

手术结扎或切断缝扎导管即可治愈,宜于学龄前施行,必要时任何年龄均可手术。对早产儿动脉导管未闭可于生后一周内应用消炎痛，以促使导管平滑肌收缩而关闭导管。近年来介入性治疗已成为动脉导管未闭首选治疗方法，可采用微型弹簧圈或蘑菇伞堵塞动脉导管。

（四）法洛四联症

法洛四联症（IDF）是存活婴儿中最常见的青紫型先天性心脏病，其发病率占各类先天性心脏病的10％～15％，男女发病比例接近。

法洛四联症是由以下4种畸形组成：①肺动脉狭窄：以漏斗部狭窄多见；②室间隔缺损；③主动脉骑跨：主动脉骑跨于室间隔之上；④右心室肥厚：为肺动脉狭窄后右心室负荷增加的结果。以上4种畸形中以肺动脉狭窄最主要，对患儿的病理生理和临床表现有重要影响。

1.病理生理

由于肺动脉狭窄，血液进入肺循环受阻，引起右心室代偿性肥厚，右心室压力增高；狭窄严重时，右心室压力超过左心室，此时为右向左分流，血液大部分进入骑跨的主动脉。由于主动脉骑跨于两心室之上，主动脉除接受左心室的血液外，还直接接受一部分来自右心室的静脉血，因而出现青紫。另外由于肺动脉狭窄，肺循环进行气体交换的血流减少，更加重了青紫的程度。在动脉导管关闭前，肺循环血流量减少的程度轻，随着动脉导管关闭和漏斗部狭窄逐渐加重，青紫日益明显。

2.临床表现

（1）青紫：为主要表现。青紫严重程度及出现早晚与肺动脉狭窄程度成正比。一般出生时青紫多不明显。3～6个月后渐明显，并随年龄的增加而加重。肺动脉狭窄严重或肺动闭锁的患儿，在生后不久即有青紫。青紫常干唇、球结合膜、口腔粘膜、耳垂、指（趾）等毛细血管丰富的部位明显。由于血氧含量下降致患儿活动耐力差，稍一活动，如吃奶、哭闹、走动等，即出现气急和青紫加重。

（2）缺氧发作：2岁以下的患儿多有缺氧发作，常在晨起吃奶、大便、哭闹时出现阵发性呼吸困难、烦躁和青紫加重，严重者可引起突然昏厥、抽搐或脑血管意外，这是由于在肺动脉漏斗部狭窄的基础上，突然发生该处肌肉痉挛，引起一时性肺动脉梗阻，使脑缺氧加重所致。每次发作可持续数分钟至数小时，常能自行缓解。年长儿常诉头晕、头痛。

（3）蹲踞症状：婴儿期长期采用胸膝卧位。年长儿多有蹲踞症状，每于行走、活动或站立过久时，因气急而主动下蹲片刻再行走，为一种无意识的自我缓解缺氧和疲劳的体位。蹲踞时下肢受压，体循环阻力增加，使右向左分流减少，肺循环增加，同时下肢屈曲，使静脉回心血量减少，减轻了右心室负荷，使右向左分流减少，从而缺氧症状暂时得以缓解。

（4）杵状指（趾）：由于长期缺氧，指、趾端毛细血管扩张增生，局部软组织和骨组织也增生肥大，随后指（趾）末端膨大如鼓槌状。称杵状指（趾）。

体检：可见患儿生长发育迟缓。心前区可稍隆起，胸骨左缘第2～4肋间可闻及Ⅱ～Ⅲ级喷射性收缩期杂音，一般以第3肋间最响，其响度取决于肺动脉狭窄程度。狭窄重，流经肺动脉的血液少，杂音则轻而短。肺动脉第二音减弱或消失。

由于长期缺氧、红细胞增加，血液黏稠度高，血流变慢引起脑栓塞。若为细菌性血栓，则易形成脑脓肿。常见并发症还有亚急性细菌性心内膜炎。

本病的预后与肺动脉狭窄的严重程度、并发症及手术的早晚有关,若不手术,其自然生存率平均 10 年。

3.辅助检查

(1)血液检查:周围血红细胞计数增多,血红蛋白和红细胞压积增高。

(2)心电图:心电轴右偏,右心室肥大,也可右心房肥大。

(3)胸部 X 线检查:心脏大小正常或稍增大。典型者心影呈靴形,系由右心室肥大使心尖上翘和漏斗部狭窄使心腰凹陷所致。肺门血管影缩小,肺纹理减少,透亮度增加。

(4)超声心电图:二维超声心电图可显示主动脉内径增宽并向右移位。右心室内径增大,流出道狭窄。左心室内径缩小。多普勒彩色血流显像可见右心室直接将血液注入骑跨的主动脉。

(5)心导管检查:导管较易从右心室进入主动脉,有时能从右心室入左心室。心导管从肺动脉向右心室退出时,可记录到肺动脉和右心室之间的压力差。根据压力曲线可判断肺动脉狭窄的类型。股动脉血氧饱和度降低,证明有右向左的分流存在。

(6)心血管造影:造影剂注入右心室,可见主动脉和肺动脉几乎同时显影。主动脉位置偏前、稍偏右。此外,尚可显示肺动脉狭窄的部位、程度和肺血管时情况。

4.治疗要点

以根治手术治疗为主。手术年龄一般在 2~3 岁以上。在体外循环下作心内直视手术,切除流出道肥厚部分,修补室间隔缺损,纠正主动脉右跨。如肺血管发育较差不宜作根治手术,则以姑息分流手术为主,以增加肺血流量。待年长后一般情况时再作根治术。

缺氧发作时的处理:①置患儿于膝胸位;②及时吸氧并保持患儿安静;③皮下注射吗啡 0.1~0.2mg/kg,可抑制呼吸中枢和消除呼吸急促;④静脉应用碳酸氢钠,纠正代谢性酸中毒;⑤可静脉注射 β 受体阻滞剂普萘洛尔(心得安)减慢心率,缓解发作。

(五)肺动脉狭窄

肺动脉狭窄(PS)为右室流出道梗阻的先天性心脏病,发病率占先天性心脏病总数的 10%~20%。按狭窄部位的不同,可分为肺动脉瓣狭窄、漏斗部狭窄、肺动脉干及肺动脉分支狭窄,其中以肺动脉瓣狭窄最常见。狭窄可各自单独存在,亦可并在。

1.病理生理

由于肺动脉瓣狭窄,右心室排出受阻,收缩期负荷加重,压力升高。导致右心室肥厚。当右心室失代偿时,右心房压力也升高,出现右心衰竭。如伴有房间隔缺损或卵圆孔未闭,可产生右向左分流而出现青紫。

2.临床表现

本病症状和病情发展与狭窄程度有关,轻度肺动脉狭窄一般无症状,只有在体检时才发现。狭窄程度越重,症状越明显,主要为活动后有气急、乏力和心悸。重症肺动脉瓣狭窄婴儿期即可发生青紫及右心衰竭,青紫主要为通过未闭的卵圆孔的右向左分流所致。发生心力衰竭前,生长发育尚可。

体检:可见心前区隆起,胸骨左缘搏动较强。肺动脉瓣区可触及收缩期震颤,并可闻及响亮的喷射性全收缩期杂音,向颈部传导。轻、中度狭窄杂音为Ⅱ～Ⅳ级,重度狭窄可达Ⅴ级,但极重度狭窄时杂音反而减轻。杂音部位与狭窄的类型有关:瓣膜型以第2肋间最响;漏斗部狭窄以第3、4肋间最响。如右心室代偿失调而扩大,则于三尖瓣区可闻及收缩期吹风样杂音,同时可有颈静脉怒张、肝肿大、下肢浮肿等右心衰竭表现。

3.辅助检查

(1)心电图轻者正常。中度以上狭窄者,显示不同程度的电轴右偏,右心室肥大,部分患者有右心房肥大。

(2)胸部X线检查肺野清晰。肺纹理减少。右心室扩大,有时右心房亦扩大,肺动脉段明显凸出。

(3)超声心动图右心室和右心房内径增宽,右心室前壁和室间隔增厚。扇形切面显像可见肺动脉瓣增厚和活动受限。漏斗部狭窄可见右心室流出道狭小。多普勒超声检查可估测跨瓣压差。

(4)心导管检查右心室收缩压增高,而肺动脉收缩压降低,心导管从肺动脉向右心室退出时的连续曲线显示明显的无过渡区的压力阶差。

4.治疗要点

经皮囊导管成形术目前在临床应用广泛,对中、重度肺动脉瓣膜型狭窄多数效果良好。对肺动脉瓣膜显著增厚、漏斗部有狭窄或合并其他心脏结构异常时宜及早外科手术治疗。

三、常见先天性心脏病患儿的护理

(一)护理评估

1.健康史

了解母亲妊娠期,尤其妊娠初期2～3个月有无感染史,接触放射线、用药史及吸烟,饮酒史;母亲是否患有代谢性疾病,家族中是否有先天性心脏病患者。了解发现患儿心脏病的时间,详细询问有无青紫、出现青紫的时间;小儿发育的情况,体重的增加情况,与同龄儿相比活动耐力是否下降,有无喂养困难、声音嘶哑、苍白多汗、反复呼吸道感染,是否喜欢蹲踞、有无阵发性呼吸困难或突然昏厥发作。

2.身体状况

体检注意患儿精神状态、生长发育的情况,皮肤黏膜有无紫绀及其程度有无周围血管征;有无呼吸急促,心率加快、鼻翼扇动,以及肺部啰音、肝脏增大等心力衰竭的表现;有无杵状指(趾),胸廓无畸形,有无震颤。听诊心脏杂音位置、时间、性质和程度,特别注意肺动脉瓣区第二心音是增强还是减弱,是否有分裂。

了解X线、心电图、超声心动图、血液检查的结果和临床意义。较复杂的畸形还应该取得心导管检查和心血管造影的诊断资料。

3.心理社会状况

评估患儿是否因患先天性心脏病生长发育落后,正常活动、游戏、学习受到不同程度的限制和影响而出现抑郁、焦虑、自卑、恐惧等心理。了解家长是否因本病的检查和治疗比较复杂、风险较大、预后难于预测、费用高而出现焦虑和恐惧等。

(二)常见护理诊断/问题

1.活动无耐力

与体循环血量减少或血氧饱和度下降有关。

2.生长发育迟缓

与体循环血量减少或血氧下降影响生长发育有关。

3.有感染的危险

与肺血增多及心内缺损易致心内膜损伤有关。

4.潜在并发症

心力衰竭、感染性心内膜炎、脑血栓。

5.焦虑

与疾病的威胁和对手术担忧有关。

(三)预期目标

(1)患儿活动量得到适当的限制,能满足基本生活所需。

(2)患儿获得充足的营养,满足生长发育的需要。

(3)患儿不发生感染。

(4)患儿不发生并发症或发生时能被及时发现,得到及时适当的处理。

(5)患儿或(和)家长能获得本病的有关知识和心理支持,较好的配合诊断检查和手术治疗。

(四)护理措施

1.建立合理的生活制度

安排好患儿作息时间,保证睡眠、休息,根据病情安排适当活动量,减少心脏负担。集中护理,避免引起情绪激动和大哭大闹。病情严重的患儿应卧床休息。

2.供给充足营养

注意营养搭配,供给充足能量、蛋白质和维生素,保证营养需要,以增强体质,提高对手术的耐受。对喂养困难的小儿要耐心喂养,可少量多餐,避免呛咳和呼吸困难。心功能不全时有水钠潴留者,应根据病情,采用无盐饮食或低盐饮食。

3.预防感染

注意体温变化,按气温改变及时加减衣服,避免受凉引起呼吸系统感染。注意保护性隔离,以免交叉感染。做各种口腔小手术时应给予抗生素预防感染,防止感染性心内膜炎发生,一旦发生感染应积极治疗。

4.注意观察病情,防止并发症发生

(1)观察病情:防止法洛四联症患儿因活动、哭闹、便秘引起缺氧发作,一旦发生应将小儿置于膝胸卧位,此体位可增加体循环阻力,使右向左分流减少,同时给予吸氧,并与医生合作给予吗啡及普萘洛尔抢救治疗。

(2)法洛四联症患儿血液黏稠度高,发热、出汗、吐泻时,体液量减少,加重血液浓缩易形成血栓,因此要注意供给充足液体,必要时可静脉输液。

(3)观察有无心率增快、呼吸困难、端坐呼吸、吐泡沫样痰、浮肿、肝大等心力衰竭的表现,如出现上述表现,应立即置患儿于半卧位,给予吸氧,及时与医生取得联系。并按心衰护理。

5.心理护理

对患儿关心爱护、态度和蔼,建立良好的护患关系,消除患儿的紧张。对家长和患儿解释病情和检查、治疗经过,取得他们理解和配合。

6.健康教育

指导家长掌握先天性心脏病的日常护理,建立合理的生活制度,合理用药,预防感染和其他并发症。定期复查,调整心功能到最好状态,使患儿能安全到达手术年龄,安度手术关。

(五)护理评价

评价患儿活动耐力是否增加,能满足基本生活所需;能否获得充足的营养,满足生长发育的需要;有无发生感染等并发症,患儿或(和)家长是否了解本病的有关知识,是否积极配合诊疗和护理。

第二节 病毒性心肌炎的护理

病毒性心肌炎是病毒侵犯心脏所致的炎性过程,除心肌炎外,部分病例可伴有心包炎和心内膜炎。本病临床表现轻重不一,轻者预后大多良好,重者可发生心力衰竭、心源性休克,甚至猝死。近年统计,小儿病毒性心肌炎的发病率在上升,但重症患儿仍占少数。

一、病因和发病机制

很多病毒感染可引起心肌炎。主要是肠道和呼吸道病毒,尤其是柯萨奇病毒 B1~6 型最常见,约占半数以上,其次为埃可病毒。其他病毒如腺病毒、脊髓灰质炎病毒,流感和副流感病毒、单纯疱疹病毒、腮腺炎病毒等均可引起心肌炎。轮状病毒是婴幼儿秋季腹泻的病原体,也可引起心肌的损害。本病发病机制尚不完全清楚,一般认为与病毒及其毒素早期经血液循环直接侵犯心肌细胞有关,另外病毒感染后的变态反应和自身免疫也与发病有关。

二、病理变化

病变分布可为局灶性、散在性或弥漫性,多以心肌间质组织和附近血管周围单核细胞、淋巴细胞和中性粒细胞浸润为主,少数为心肌变性,包括肿胀、断裂、溶解和坏死等变化。慢性病例多有心脏扩大、心肌间质炎症浸润和心肌纤维化形成的瘢痕组织。心包可有浆液渗出,个别发生粘连。病变可波及传导系统,甚至导致终身心律失常。

三、临床表现

病毒性心肌炎临床表现轻重悬殊,轻症患儿可无自觉症状,仅表现心电图的异常;重症者则暴发心源性休克、急性心力衰竭常在数小时或数天内死亡。典型病例在起病前数日或 1～3 周多有上呼吸道或肠道等前驱病毒感染史,常伴有发热、胸痛、周身不适、咽痛、肌痛、腹泻和皮疹等症状;心肌受累时患儿常诉疲乏无力、气促、心悸和心前区不适或腹痛。检查发现心脏扩大、心搏异常,安静时心动过速,第一心音低钝,出现奔马律,伴心包炎者可听到心包摩擦音。严重时甚至血压下降,发展为充血性心力衰竭或心源性休克。

多数患儿预后良好,病死率不高。半数经数周或数月后痊愈。少数重症暴发病例,因心源性休克、急性心力衰竭或严重心律失常在数小时或数天内死亡。部分病例可迁延数年,仅表现为心电图或超声心动图改变。

四、辅助检查

1.实验室检查

(1)血常规及血沉:急性期白细胞总数轻度增高,以中性粒细胞为主;部分病例血沉轻度或中度增快。

(2)血清心肌酶谱测定:病程早期血清肌酸激酶(CK)及其同工酶(CK-MB)、乳酸脱氢酶(LDH)及其同工酶(LDH1)、血清谷草转氨酶(SGOT)均增高。心肌肌钙蛋白 T(cTnT)升高,具有高度的特异性。恢复期血清中检测相应抗体,多有抗心肌抗体增高。

(3)病毒分离:疾病早期可从咽拭子、粪便、血液、心包液或心肌中分离出病毒,但阳性率低。

(4)PCR:在疾病早期可通过 PCR 技术检测出病毒核酸。

2.X 线检查

透视下心搏动减弱,胸片示心影正常或增大,合并大量心包积液时心影显著增大。心功能不全时两肺呈淤血表现。

3.心电图检查

呈持续性心动过速,多导联 ST 段偏移和 T 波低平、双向或倒置 QT 间期延长、QRS 波群低电压。心律失常以早搏为多见,尚可见到部分性或完全性窦房、房室或室内传导阻滞。

五、治疗要点

本病为自限性疾病,目前尚无特效治疗,主要是减轻心脏负担,改善心肌代谢和心功能,促进心肌修复。

(1)休息十分重要,减轻心脏负担。

(2)抗生素和抗病毒药物治疗:急性期可加用抗生素,有报道联合应用三氮唑核苷和干扰素可提高生存率。

(3)保护心肌和清除自由基的药物治疗。

①大剂量维生素 C 和能量合剂:维生素 C 有清除自由基的作用,可改善心肌代谢及促进心肌恢复,对心肌炎有一定疗效。剂量为每日 $100\sim200\text{mg/kg}$,以葡萄糖稀释成 $10\%\sim20\%$ 溶液静脉注射。每日 1 次,疗程 $3\sim4$ 周。病情好转可改维生素 C 口服。能量合剂有加强心肌营养、改善心肌功能的作用,常用三磷酸腺苷 20mg、辅酶 A50 单位,胰岛素 $4\sim6$ 单位及 10% 氯化钾 8mL 溶于 10% 葡萄糖液 250mL 中静脉滴注,每日或隔日 1 次。

②辅酶 Q_{10}:有保护心肌和清除自由基的作用,$1\text{mg/kg}\cdot\text{d}$,分二次口服,疗程 3 个月以上。

③1,6-二磷酸果糖(FDP):可改善心肌细胞代谢,$150\sim250\text{mg/kg}\cdot\text{d}$,静脉滴注,疗程 $1\sim3$ 周。

④中药:在常规治疗的基础上加用丹参或黄芪等中药。

(4)应用肾上腺皮质激素:激素有改善心肌功能、减轻心肌炎性反应和抗休克作用,一般病程早期和轻症者不用,多用于急重病例,常用泼尼松,每日 $1\sim1.5\text{mg/kg}$ 口服,共 $2\sim3$ 周,症状缓解后逐渐减量至停药。对于急症抢救病例可采用静脉滴注,如地塞米松每日 $0.2\sim0.4\text{mg/kg}$,或氢化可的松每日 $10\sim20\text{mg/kg}$。

(5)应用丙种球蛋白:用于重症病例,2g/kg,单剂 24 小时静脉缓慢滴注。

(6)控制心力衰竭:强心药常用地高辛或毛花甙丙。由于心肌炎时对洋地黄制剂比较敏感,容易中毒,故剂量应偏小,一般用有效剂量的 2/3 即可。重症患儿加用利尿剂时,尤应注意电解质平衡,以免引起心律失常。

(7)救治心源性休克:静脉大剂量滴注肾上腺皮质激素或静脉推注大剂量维生素 C 常可取得较好的效果,如效果不满意可应用调节血管紧张度的药物如多巴胺、异丙肾上腺素和阿拉明等加强心肌收缩、维持血压和改善微循环。

六、护理诊断/问题

1.活动无耐力

与心肌收缩力下降,组织供氧不足有关。

2.潜在并发症

心律失常、心力衰竭、心源性休克。

七、护理措施

1.休息,减轻心脏负担

急性期卧床休息,至体温稳定后3～4周基本恢复正常时逐渐增加活动量。恢复期继续限制活动量,一般总休息时间不少于6个月。重症患儿心脏扩大者,有心力衰竭者,应延长卧床时间,待心衰控制、心脏情况好转后再逐渐开始活动。

2.严密观察病情,及时发现和处理并发症

(1)密切观察和记录患儿精神状态、面色、心率、心律、呼吸、体温和血压变化。有明显心律紊乱者应进行连续心电监护,发现多源性期前收缩、频发室性期前收缩、高度或完全性房室传导阻滞、心动过速、心动过缓时应立即报告医生,采取紧急处理措施。

(2)胸闷、气促、心悸时应休息,必要时可给予吸氧。烦躁不安者可根据医嘱给予镇静剂。有心力衰竭时置患儿于半卧位,尽量保持其安静,静脉给药应注意点滴的速度不要过快,以免加重心脏负担。使用洋地黄时剂量应偏小,注意观察有无心率过慢,出现新的心律失常和恶心、呕吐等消化系统症状,如有上述症状暂停用药并与医生联系处理,避免洋地黄中毒。

(3)心源性休克使用血管活性药物和扩张血管药时,要准确控制滴速,最好能使用输液泵,以避免血压过大的波动。

3.健康教育

对患儿及家长介绍本病的治疗过程和预后,减少患儿和家长的焦虑和恐惧心理。强调休息对心肌炎恢复的重要性,使其能自觉配合治疗。告知预防呼吸道感染和消化道感染的常识,疾病流行期间尽量避免去公共场所。带抗心律失常药物出院的患儿应让患儿和家长了解药物的名称、剂量、用药方法及其副作用。嘱咐出院后定期到门诊复查。

第三节 小儿贫血的护理

贫血是指末梢血中单位容积内的红细胞数或血红蛋白量(Hb)低于正常,按世界卫生组织建议诊断小儿贫血的标准为:6个月～6岁血红蛋白<110g/L;6～14岁<120g/L。我国小儿血液学会议暂定为:新生儿 Hb<145g/L、1～4月 Hb<90g /L、4～6个月<100g/L 者为贫血。

一、贫血的分类

(一)按贫血的严重程度分类

1.轻度

Hb 为 110g/L～90g/L(新生儿为 145g/L～120g/L)。

2.中度

Hb 为 90g/L～60g/L(新生儿为 120g/L～90g/L)。

3.重度

Hb 为 60g/L～30g/L(新生儿为 90g/L～60g/L)。

4.极重度

Hb<30g/L(新生儿为<60g/L)。

(二)按病因分类

根据贫血发生的原因将其分为造血不良、溶血性和失血性三类。

(三)按红细胞形态学分类

依据红细胞平均体积(MCV)、红细胞血红蛋白(MCH)和红细胞平均血红蛋白浓度(MCHC),将贫血分为四类。

二、临床常见的贫血疾病

不同病因引起的贫血在实验室检查及治疗原则上具有不同点。

三、贫血患儿的护理

(一)护理评估

各种类型的贫血,因其病理生理基础均为红细胞数和血红蛋白量减少,血液携带氧降低,故均有共同的临床表现。

1.一般表现

血红蛋白降至 80g/L(8g/dL)以下时,可出现皮肤、黏膜苍白,以唇、口腔黏膜、睑结膜、手掌和指甲床等处较为明显。重度贫血时皮肤往往呈蜡黄色,可有低热,甚至影响体格发育。

2.造血器官反应

婴儿贫血时,由于其造血器官功能尚不稳定,遇到各种刺激如感染、营养缺乏时,往往恢复到胎儿期的造血状态,骨髓外的造血器官发生增生性反应,肝、脾及淋巴结可见不同程度的肿大,末梢血液中可出现有核红细胞、幼稚粒细胞。而再生障碍性贫血一般很少有肝、脾肿大。

3.各系统症状

(1)循环和呼吸系统:贫血时,由于组织缺氧常引起心跳加快和呼吸加速,活动后常有心悸、气急。贫血严重时心脏可扩大,心尖区可闻及收缩期杂音,甚至发生充血性心力衰竭。

(2)消化系统:贫血可引起胃肠蠕动及消化酶的分泌功能下降,从而出现食欲减退、恶心、腹胀或便秘等现象。

(3)神经系统:常表现为精神不振、注意力不集中、易疲倦或情绪易激动等。年长儿可有头痛、昏眩、眼前有黑点或耳鸣等。

（二）护理诊断

1.潜在并发症——感染

与免疫力低下、白细胞质与量异常有关。

2.潜在并发症

出血。

3.活动无耐力

与贫血致组织缺氧有关。

4.知识缺乏

与家长及年长儿的营养知识不足有关。

（三）护理目标

（1）预防感染。

（2）预防或控制出血。

（3）接受安全的输血护理。

（4）患儿有足够的组织需氧量，逐步提高活动耐力。

（5）提供足够的营养和给予饮食指导。

（6）患儿家长掌握有关疾病的知识。

（四）护理措施

1.预防感染

（1）指导患儿保持个人卫生。

（2）给予高维生素、高热量和含铁的饮食：①少量多餐，鼓励病儿多进食；②进餐时保持愉快的心情，并提供安全、舒适、清洁的进餐环境；③注意色、香、味的调配，以增加食欲；④需要增加食物及维生素的供应。

（3）避免与已患感染病或感冒的小孩接触。

（4）患儿应经常洗净双手，工作人员及探视者亦然。

（5）日常生活中注意保暖，防止受凉，如有不适及时向医生报告，以采取应对措施。

（6）若有体温升高的现象，应报告医生。

2.预防及控制出血

请参考白血病"预防及控制出血的护理措施"。

3.输血的护理

（1）确定各项资料的正确性；如供血者血型及输血袋上的患者姓名、血液制剂的种类及其制造时间，通常须经两个以上护士的核对。

（2）检查血液有无异常混浊、变色或气泡。

（3）在输血前应测量儿童的体温以作为基准。

（4）给药应由另一静脉输液管道输入。药物不可以直接加入输血管道中，此外血液绝不可以与葡萄糖及水溶液一起输入,因为会发生溶血及血浆凝集的情形。

(5)在输血前后及给药时应以生理盐水冲洗管道。输注两个以上供血者的血液时应间隔输入少量生理盐水,以避免产生免疫反应。

(6)输血应使用新的输血套管,而且在输血后重新输液时,亦应更换新的输液套管。

(7)输血时应注意输血量和速度。除大量出血需及时补充血容量而快速输入外,一般不宜太快,以免发生心力衰竭及肺水肿。贫血重者应输入浓缩红细胞,按每次 10mL/kg 计量。对于贫血合并肺炎的患儿,每次输血量以 5～7mL/kg 为宜,速度更应减慢。

(8)输注成分血时还需注意:①成分血(除红细胞外)必须在 24 小时内输完(从采血开始计时);②由于一次输入多个供应者的成分血,故在输血前根据医嘱给予抗过敏药物,以减少过敏反应的发生;③如患儿在输成分血的同时还需输全血,应先输成分血后输全血,以保证成分血的新鲜输入。

(9)密切观察输血反应的各种征兆:通常反应是在输血后 15～20 分钟内发生的,此时需有人陪伴小孩不可离开。其输血反应的症状和征象如下:①不安、易受刺激;②寒战、体温上升;③脉搏和呼吸突然改变;④皮肤出疹子或颜色改变;⑤小便性质和外观的改变;⑥出血现象;⑦疼痛、胸部紧闷。若怀疑有输血反应,应立即通知医生停止输血.但仍需以生理盐水维持输液管的通畅。

4.减少组织需氧量

请参考白血病"减少组织需氧量的护理措施"。

5.提供足够的营养,合理安排饮食

(1)给予高热量、高蛋白、高维生素及含无机盐丰富的饮食。

(2)缺铁性贫血的饮食:

①婴儿每天需 7～10mg 的铁质,可由母奶或添加铁的奶粉及麦粉供给;患儿其他各时期每天铁质的需要量分别为:幼儿及学龄前期 10mg,学龄期 10～16mg,青春期 16～18mg。

②食物的含铁量从高到低依次为:黑木耳、海带、肝、肉、豆、蛋、鱼、菠菜,牛奶最少。肉类中颜色愈深者含铁质愈丰富。一般由饮食所摄取的铁质其吸收率为 6%,而贫血者吸收率可达 35%。

③婴儿膳食的种类较少,且多为缺铁食品,应指导按时添加含铁丰富的辅食或补充铁强化食品,如铁强化牛奶、铁强化食盐。人乳含铁虽少,但吸收率高达 50%,一般食物吸收率仅为 1%～22%,应提倡人乳喂养婴儿。

④护理人员要教导父母及患儿有关药物的使用方法,口服铁剂最好在饭后 1 小时内马上给予,且不要和牛奶或制酸剂一起服用,以免影响铁质的吸收。而铁质与维生素 C 一起服用会促进铁质的吸收,所以服药时可喝含维生素 C 的果汁,例如橙汁、柠檬汁等。

⑤服用铁剂时大便会呈黑色,这是因未被吸收的一部分铁质随之排出之故,所以应该向患儿及家属解释,以减轻疑虑。若使用液态铁剂,则须以吸管摄取,以防牙齿着色。

⑥服用适量钙剂,有助于结合一些会干扰铁质吸收的物质。

⑦当口服铁剂治疗无效时,则可采用深部肌内注射,注射部位宜轮流,抽药和给药必须使

用不同的针头,并依 Z 字形的注射方式,以防铁剂渗入皮下组织,造成注射部位疼痛、皮肤着色、局部发炎等副作用。

(3)G-6-PD 缺陷者应避免进食蚕豆及其制品,忌服可引起溶血的药物。

(4)地中海贫血患儿服用铁剂不仅无效,反而有含铁血黄素沉着的可能,应避免。

(5)营养性巨幼红细胞性贫血患儿应及时添加含有丰富维生素 B_{12} 及叶酸的食物,如肝、肾、肉类、家禽、新鲜绿叶蔬菜等。

6.向患儿或家长讲解疾病的有关知识

(1)教导父母保护患儿避开感染源,并接受常规的预防注射。注意天气变化时给予穿着适当的衣着,并避免与上呼吸道感染患者接近以免受传染。

(2)生活规律及给予健康的生活环境,如足够的休息,新鲜的空气、阳光,注意营养,多补充含叶酸的水果、蔬菜及含铁的食物。

(3)对 β 型地中海贫血和镰刀状细胞贫血等遗传性疾病的患儿及父母进行遗传咨询,使家长了解本病的遗传规律以及筛查基因携带者的重要性。

(4)向患儿及家属解释为了鉴别诊断需要抽骨髓做组织活检。

(5)患有镰刀状细胞的贫血者平时就必须要预防镰刀状细胞贫血危机的发生,其三大预防原则如下:

①预防感染:感染会增加组织的耗氧量,因此父母应注意减少患儿可能受到感染的危险因素,若有感染则要立即治疗并加以护理。

②避免缺氧:必要时,患儿须卧床休息以减少能量消耗。

③避免脱水:摄取足够的水分,可以预防血栓形成及减轻血液黏稠度。

(6)按医嘱给药,定期复诊。

第四节　出血性疾病的护理

出血性疾病是由于正常的止血机制发生障碍,引发自发出血或轻微损伤后出血不止的一组疾病。其发病机制有三方面因素:微血管壁的异常;血小板质或量的改变;凝血功能的障碍。

一、病情评估

询问和观察出血发生的时间、部位、范围,有无诱因或原因,询问患者有无局部受压或受伤;有过敏史者,应注意有无食用异性蛋白,服用易致过敏的药物等。消化道出血者有无呕血或便血,出血量的大小,出血是否停止或继续,有无伴随头晕,尿量减少等低血容量表现。血友病患者关节和肌肉出血时有无关节、肌肉疼痛等情况。患儿出血后是否经过止血处理,其用药的效果如何。患儿的精神状态,有无烦躁不安、紧张等心理反应及程度。出血类型不同,其表现也不同(表 5-1)。

表 5-1 出血性疾病临床表现

疾病 \ 因素	血小板、血管性疾病	凝血性疾病
性别	多见于女性	多见于男性
阳性家族史	少见	多有
出血诱因	多为自发出血	多为外伤后出血
出血部位及表现	多见于皮下瘀点、瘀斑	多见关节腔,肌肉及内脏出血
迟发出血	少见	多见
疾病过程	短暂,常反复发作	常为终身性

二、护理常规

1.休息及饮食

血小板低于 20×10^9/L 时减少活动,增加卧床休息时间,防止身体受外伤,避免情绪激动。鼓励进食高蛋白高维生素易消化或半流质,禁食过硬粗糙的食物。保持大便通畅,大便时不可过于用力,必要时用开塞露协助。出血严重者应绝对卧床休息。

2.皮肤出血的预防及护理

保持床单平整,静脉穿刺时,尽量缩短压脉带的使用时间,勤剪指甲。尽量避免人为创伤,如肌内注射、拔牙等,必须注射或穿刺时应快速、准确,拔针后局部按压时间应适当延长,并观察有无渗血。穿刺部位交替使用。

3.鼻出血的预防及护理

保持室内相对湿度在 50%~60%,以防止鼻黏膜干燥而增加出血机会。鼻腔干燥时,可用复方薄荷油滴鼻。勿用力拧鼻,防止鼻腔压力增大使毛细血管扩张,渗血增多。防鼻部外伤。少量出血时,可局部压迫,出血较多时,需鼻腔填塞。双侧鼻腔填塞者,被迫张口呼吸,应加强口腔护理,保持口腔湿润。

4.口腔、牙龈出血的预防及护理

指导患者用软毛牙刷刷牙,忌用牙签剔牙,鼓励进食清淡、少渣软食,尽量避免食用油炸食品或质硬的水果。保持口腔清洁,用氯己定漱口。牙龈渗血时,可用肾上腺素棉球贴敷牙龈,及时清除口腔内陈旧血块,预防感染。

5.关节腔出血或深部组织血肿的预防及护理

减少活动量,避免过度负重和易致创伤的运动。一旦出血,立即停止活动,卧床休息,抬高患肢并固定于功能位。开始局部用冰袋冷敷,使出血局限。当出血停止后改为热敷,以利于瘀血消散。

6.内脏出血的护理

消化道少量出血者,可进食温凉的流质饮食;大量出血者应禁食,建立静脉通道,配血和做好输血准备,保证液体、止血药物和血液制品的输入。准确记录出入量。

7.眼底及颅内出血的护理

　　眼底出血时,应减少活动,嘱患者不要揉眼。若患者突然视力模糊、头晕、头痛、呼吸急促、喷射性呕吐甚至昏迷,提示颅内出血的可能,应及时与医生联系,并协助处理:立即去枕平卧,头偏向一侧;保持呼吸道通畅,吸氧;按医嘱快速静脉滴注 20% 甘露醇等;观察意识状态及瞳孔大小。

第六章　急诊科护理

第一节　心肺脑复苏

心肺复苏(CPR)是针对呼吸、心搏骤停所采用的抢救措施,即以人工呼吸代替患者的自主呼吸,以心脏按压形成暂时人工循环并诱发心脏的自主搏动。对缺氧耐受最差的是脑组织,大脑在血液供应停止后4min开始出现不可逆性损害或脑死亡,故心肺复苏扩展为心肺脑复苏(CPCR)。美国心脏协会2015年更新了心肺复苏指南和心血管急救指南,指出院外心搏骤停成人急救生存链中的环节:①立即识别心搏骤停并启动急诊医疗服务体系;②及时高质量心肺复苏;③快速除颤;④基础及高级急救医疗服务;⑤高级生命维持和骤停后护理。任何环节的缺失都可能使患者丧失生存的机会。心肺脑复苏应力争在心搏骤停后4min内开始,且完整的心肺脑复苏包括基础生命支持、进一步生命支持和延续生命支持三部分。

一、基础生命支持

基础生命支持(BLS)是心搏骤停患者初期现场实施急救的相关技术,其中C-A-B三步骤的使用是基础生命支持最主要的组成部分。其目的是通过某些技术方法或手段,尽可能为脑、心等重要脏器提供血液供应,延长机体耐受缺氧时间,为后期的抢救创造条件。基础生命支持阶段工作主要包括快速判断心搏、呼吸骤停并启动急诊医疗服务体系,建立有效循环(circulation,C),保持呼吸道通畅(airway,A),实施人工呼吸(breathing,B),有条件的进行早期除颤(defibrillation,D)、转送等环节。

(一)建立有效循环(C)

建立有效循环的方法通常使用胸外心脏按压。在开始进行胸外心脏按压之前,应快速判断是否存在心搏骤停,同时启动急诊医疗服务体系并置患者为复苏体位。方法:迅速判定现场无危险因素影响后,随即轻拍患者肩部,并大声呼叫以确定患者意识状态。专业人员要求10s内完成颈动脉搏动判别,即成人用示指和中指的指腹触摸喉结旁开2cm处的一侧颈动脉(禁止同时检查双侧),一旦确定患者意识丧失或心搏骤停,应立即通过急救电话(120)启动急诊医疗服务体系。摆放复苏体位时,应将患者平卧于硬质平面上(地面或床板),头不可高于胸部,搬动时避免躯干扭曲,且头颈部应与躯干始终保持在同一个轴面上,双上肢置于身体两侧,松开衣领和腰带。

胸外心脏按压是指持续而有节律地按压胸骨下段,心脏受到挤压和胸腔压力发生变化而建立暂时的人工循环的方法,提供给全身主要脏器血流供应,以维持重要脏器的功能。操作方法和要求:抢救者根据患者平卧位置高度采用立或跪的方式在其一侧,快速确定按压位置即胸骨中下 1/3 交界处。以掌根部按压,手指尽量翘起,肘关节伸直,双肩位于双手的正上方,每次按压后放松压力使胸廓充分回弹,但掌根部不得离开胸部按压部位。成人按压频率为 100~120 次/min,按压深度为 5~6cm,按压与放松时间大致相等。有效的按压可以触及患者颈动脉或股动脉的搏动。

(二)保持呼吸道通畅(A)

心搏骤停后导致呼吸道梗阻的因素很多,舌后坠、呕吐物、呼吸道分泌物是常见原因。通畅呼吸道是人工呼吸先决条件,要保持呼吸道通畅,首先要清理呼吸道。将患者头偏向一侧,用手指套或手指缠纱布的方法清除口腔分泌物和阻塞物,有义齿的一并取出,然后以仰头举颏法消除由于舌后坠引起的呼吸道梗阻。仰头举颏法是一只手放在患者前额,用手掌把额头向后推,使头后仰,另一只手的手指在下颌骨的下方,向上抬颏,上抬过程应避免压迫下颌软组织,导致气道梗阻。如患者有可能存在颈部损伤,可选择托颌法保持呼吸道通畅。

(三)实施人工呼吸(B)

人工呼吸是用人工方法借助外力来推动肺、膈肌或胸廓的活动,使气体被动进入或排出肺内,以保证机体氧的供给和二氧化碳的排出。人工呼吸方法较多,如口对口人工呼吸、口对口鼻人工呼吸、口对面罩人工呼吸、球囊面罩人工呼吸等。现场急救最常用的是口对口人工呼吸,施救者在保持患者呼吸道通畅的基础上充分换气,并以自己的口唇包住患者的口唇,同时以拇指和示指将患者鼻孔捏闭,对准患者呼吸道用力吹入 500~600mL 的气量,达到胸廓抬举为准,然后迅速松开患者口鼻,使患者胸廓自然回缩产生呼气运动。人工呼吸吹气量不宜过多、速度不宜过急,以免导致胃胀气。每个口对口人工呼吸单元吹气 2 次,每次吹气时间 1s 以上,成人通气频率为 8~10 次/min。

单人急救时,施救者位于患者一侧颈胸水平,交替完成胸外心脏按压和人工呼吸。两个施救者时,一人位于头部水平负责人工通气,另一人位于胸部水平负责胸外心脏按压。成人胸外心脏按压与人工呼吸比均为 30:2,为保证胸外心脏按压质量,按压人员 2~3min 更换一次,要求更换过程尽可能加快,从而减少胸外心脏按压中断时间。

二、进一步生命支持

进一步生命支持(ACLS)是在基础生命支持基础上,借助急救设备、救急药物、特殊技术等进行的复苏过程。只要条件具备,进一步生命支持可以和基础生命支持同时开始。其内容包括:继续初期复苏工作,同时借助特殊设备与技术,建立和维持有效的呼吸和循环功能;进行必要的生理功能监测,识别和治疗心律失常;建立和维持静脉输液,纠正水、电解质和酸碱平衡紊乱;使用急救药品等。

（一）电击除颤

电击除颤是目前治疗室颤最有效的方法，因早期多不具备电击除颤设备，故在本阶段患者心电图类型一旦确定为室颤，可以使用除颤器进行非同步电击除颤。早期室颤多为粗颤，此类型电击除颤易于成功，随时间推移心肌长时间缺氧，粗颤转为细颤，则电击除颤将不易成功，故基础生命支持阶段如有条件，应尽早实施电击除颤并给予药物治疗以提高成功率。

自动体外除颤器的不断普及，使心搏骤停患者在现场急救中应用电击除颤成为可能，并逐步过渡成为基础生命支持阶段一项重要内容。电击除颤对于室颤类型的心搏骤停患者有较高的治疗成功率，心搏骤停发生 1min 内进行电击除颤成功率为 90%，但随使用时间推移成功率迅速下降，故早期电击除颤成为该类型心搏骤停的关键性治疗，应力争在心搏骤停后 2min 内实施。自动体外除颤器的使用非常简单，按照其标示和语音提示操作即可，它可以自动分析和选定电击除颤类型。

（二）维持有效的通气

有条件者宜实施行气管插管，必要时可行气管切开术，能较持久地保持呼吸道通畅。采用机械通气代替口对口人工呼吸更有效，如下列方法。

1.简易呼吸器

由呼吸囊、活瓣和面罩装置组成的最简单且有效的人工呼吸器，便于携带，已广泛应用于临床。简易呼吸器也可适用于有气管插管者和转运中的患者，以 10～15L/min 流量接入氧气后，可使吸入的氧气浓度增至 75% 以上。

2.全自动呼吸机

其可按要求调节氧气浓度、呼吸频率、通气量、通气压力，并有监测和报警系统。使用这种呼吸器不仅能进行有效的机械通气，而且能纠正患者的某些病理生理状态，是进行长时间人工呼吸的理想设备。

（三）复苏药物的应用

1.用药目的

①增强心肌收缩力，促发心脏复跳；②防治心律失常；③维持水、电解质、酸碱平衡；④防治脑水肿。

2.用药途径

首选给药途径是静脉给药，其次是气管内给药。①静脉给药：中心静脉置管或静脉穿刺给药是复苏药物主要的给药途径，故应尽早建立静脉通路，以便于从静脉中输入复苏药物。②气管内给药：适用于气管插管的患者。将肾上腺素、利多卡因、阿托品等药物，以注射用水适当稀释，用细导管经气管直接注入气管下端，能很快吸收，给药剂量应为静脉给药剂量的 2～3 倍。

3.常用复苏药物

（1）肾上腺素：又称为副肾素，是心脏复苏的首选药物，可以增加心率、增强心肌收缩力、增加周围血管阻力；能兴奋心脏起搏点及心传导系统，激发心肌自主收缩，并可使室颤由细颤转为粗颤,提高电击除颤成功率:每次静脉用量为 1mg,必要时每 3～5min 可重复给药,复苏成功后应立即控制该药使用,避免血压突然上升而引发脑出血。

(2)阿托品:阿托品属于 M 胆碱受体阻断剂,可以干扰乙酰胆碱和拟胆碱药的作用,降低胃肠平滑肌的张力和蠕动。有解除迷走神经对心脏的抑制作用,加快心率,解除小血管痉挛,提高窦房结的兴奋性,促进房室传导,对心动过缓有较好疗效。阿托品适用于治疗心室停顿和无脉性电活动类型的心搏骤停患者,但这两种类型的主要原因是严重的心肌缺血,最有效的治疗方法是通过胸外心脏按压和肾上腺素作用改善冠状动脉灌注和心肌供氧,因此 2010 年美国心脏协会复苏指南中已经不推荐在心室停顿和无脉性电活动所致心搏骤停中常规使用阿托品。

(3)利多卡因:利多卡因是治疗室性心律失常的有效药物,能抑制室性心律失常,消除室颤。首量为 1mg/kg 静脉注射,必要时以 2～4mg/min 的速度静脉滴注,一般静脉给药 1～2min 起效,维持 10～20min。但 1h 剂量不超过 200mg,用药过程加强监护,用量过大可以导致中毒。其常为胺碘酮的替代药物。

(4)碳酸氢钠:当 pH 值低于 7.20 时人体容易发生顽固性室颤,故对已经存在的严重代谢性酸中毒、高钾血症等,可以考虑使用碳酸氢钠溶液。该药物是复苏后纠正代谢性酸中毒的首选药物,但在复苏期间不主张常规使用。碳酸氢钠使用剂量过大,可以产生高钠血症、碱中毒及低钾血症等。

(5)氯化钙:氯化钙可增强心肌收缩力,适用于高血钾、低血钙、高镁血症等引起的心搏骤停,但其也不作为复苏的常规用药。

(四)监测

复苏期间应重视循环、呼吸和肾功能的监测。应尽快监测心电图,心搏骤停时的心电图可能是心室停顿、心电-机械分离,也可能是室颤,其临床表现虽然相同,但治疗差异很大。如心室停顿和心电-机械分离患者,电击除颤时心肌活动正好处在心动周期的相对不应期,则可能形成室颤,必须避免电击除颤。在复苏过程中还可能出现其他心律失常,心电图监测可以明确其性质,为治疗提供依据,同时密切监测血压并维持其稳定。在进行人工呼吸或机械通气时应维持动脉血氧分压(PaO_2)在正常范围;至少 PaO_2 不低于 60mmHg;动脉血二氧化碳分压($PaCO_2$)在 36～40mmHg,检测尿量、尿比重有助于判断肾灌注和肾功能的变化,对难以维持循环稳定的患者监测中心静脉压。

三、延续生命支持

延续生命支持(PLS)是进一步生命支持的进一步延续。脑复苏是复苏的最终目的,尽早、全面、积极地进行脑复苏是整个复苏过程中最关键也是最重要的一步。

1.脑保护与脑复苏

(1)降温治疗:降温可使脑细胞的氧需要量降低,从而维持脑氧供需平衡,起到保护作用,是脑复苏治疗的重要组成部分。体温每降低 1℃,可使脑细胞代谢率下降 6%～7%,颅内压下降 5.5%。脑温以 28℃ 为最佳,颅内压可以降低到原来的 70% 左右。降温开始时间越早越好,降温前先用辅助降温药物(冬眠药物)防止寒战反应,然后戴冰帽重点对脑部降温,并在颈侧、腋窝、腹股沟等处放置冰袋。因体温降至 28℃ 时容易引发严重的心律失常,故一般体温降至 33～34℃。降温幅度可因患者而异,但以降温达到足以使肌张力松弛、呼吸和血压平衡为准。降温需维持到患者意识开始恢复或好转时为止,通常以听觉恢复为指标。一般需要 2～3d,严重者可达 1 周以上。复温时只需先自下而上逐步减少冰袋使体温缓慢回升即可,一般 24h 体温提升 1℃～2℃ 为宜。待体温恢复 1～2d 后再停用辅助降温药物。辅助降温药物主要作用是消除寒战、解除血管痉挛、改善微循环血流灌注和辅助降温,常用冬眠合剂。

(2)脱水治疗:应用利尿剂配合降温处理,减轻脑水肿和降低颅内压,利于脑功能恢复。脱水治疗一般以渗透性利尿为主,快速利尿药(如呋塞米)为辅助措施。常用 20% 甘露醇 250mL 快速静脉滴注,15～30min 滴完。必要时可用呋塞米 20～40mg 以保持利尿有效。也可以使用 20% 甘露醇与 50% 葡萄糖注射液交替输入。血浆白蛋白作用缓慢但能持久,并且有利于维持血浆胶体渗透压和血容量,以缓解因脱水而导致血容量减少的不利影响。

(3)激素治疗:肾上腺皮质激素在脑复苏中的应用有很多优点,可以稳定溶酶体膜,消除自由基,保持血-脑屏障和毛细血管的完整性,减轻脑水肿,恢复 Na^+-K^+ 酶原功能等。激素的应用宜尽早开始,可用氢化可的松或地塞米松静脉滴注。

(4)高压氧治疗:高压氧(HBO)能够快速大幅度提高组织氧含量和储备,尤其是对脑水肿条件下的细胞缺氧治疗效果确切。将患者置于 2～3 个标准大气压的高压氧舱内,可提高血氧分压、增加血氧含量、提升血氧弥散能力,有利于脑细胞的功能恢复。

(5)改善脑细胞代谢的药物:促进脑细胞代谢可选用脑活素、辅酶 A、细胞色素 C、多种维生素、能量合剂等药物。

2.维持循环功能稳定

循环功能的稳定是复苏措施能否奏效的先决条件,心搏恢复初期,患者往往伴有血压不稳定或血压偏低的状态,维持血压在正常或稍高于正常水平有利于脑内微循环血流的重建。该阶段可能仍需要药物支持,但应该尽早脱离药物支持,因为循环功能在无任何药物和技术支持下的稳定才是真正意义上的循环功能稳定。

3.维持呼吸功能稳定

自主呼吸恢复的早晚,提示脑功能的损害程度。在自主呼吸未完全恢复时,仍需要机械通气来维持呼吸功能。即使自主呼吸恢复,初期往往不正常,还应根据血气分析结果随时调节 PaO_2、$PaCO_2$ 等指标。避免低氧血症的发生,保证心、脑等重要器官的氧合功能。

4.纠正水、电解质紊乱及酸碱失衡

心搏、呼吸骤停后可以导致代谢性酸中毒和呼吸性酸中毒的发生,同时伴有水、电解质紊乱。酸中毒是导致循环功能和呼吸功能不稳定、诱发心律失常及低血压的主要因素。通过维持良好的心、肺、肾功能,可以纠正水、电解质紊乱及酸碱失衡,稳定的内环境将为复苏成功提供良好的内部条件。

5.积极治疗原发病与防治并发症

导致心搏骤停的原因多种多样,积极进行病因治疗以防止心搏骤停的再次发生。同时预防心搏骤停后可能导致的并发症,如观察有无因心脏按压而引起的肋骨骨折、血气胸等情况,一旦发现,应及时给予必要的治疗与护理。

四、复苏后的监测与护理

患者复苏成功后初期病情仍极不稳定,随时有呼吸、心搏再度停止的危险。严密的监测和完善的护理是避免再度出现心搏骤停的重要保障。

1.循环系统的监测与护理

复苏后常需进行心电监护及动脉压、中心静脉压、尿量监测。

(1)基础生命体征监护:护理人员应每 15min 测量并记录脉搏、心率、血压一次直至平稳。血压应维持在(90~100)/(60~70)mmHg。脉压小于 20mmHg 时,可以使用血管活性药物。

(2)心电监护:复苏后应进行心电监护,密切观察心电的变化,随时对各类心律失常给予相应的处理。

(3)微循环灌注监测:护理人员应通过四肢温度、湿度,皮肤、口唇、甲床的色泽及静脉充盈情况,动态监测末梢循环。中心静脉压及尿量也反映了血液灌注情况,对指导药物使用有重要意义。

2.呼吸系统的监测与护理

(1)呼吸道监护:监测呼吸频率、呼吸节律等。常规吸氧,及时清除呼吸道分泌物,时刻保持呼吸道通畅。

(2)机械通气监护:自主呼吸未恢复的患者及通气或换气障碍患者应进行机械通气治疗。根据病情变化随时调整潮气量、呼吸频率、吸气与呼气之比;合理控制氧流量和氧浓度。患者气管插管超过 48~72h,应考虑做气管切开,否则气管黏膜受压太久可能发生坏死。护理人员必须加强呼吸道护理,做好气道湿化,防止感染。

3.脑功能的监测与护理

(1)昏迷患者的监护:注意观察并记录神经系统变化、瞳孔变化、神经反射变化。发现眼球活动,提示中脑功能开始恢复;出现听觉,则为大脑功能恢复前兆,提示患者即将清醒。

(2)清醒患者的监护:监测清醒患者的意识变化,及时发现定向障碍、表情淡漠、嗜睡等情况。

4.肾功能的监测与护理

(1)尿量监护:复苏后容易发生持续低血压而致急性肾衰竭,护理人员应密切监测患者尿量的变化。如使用血管收缩剂,应每小时监测尿量一次,每8h结算一次出入量,每24h合计一次,及时发现尿量减少并针对原因纠正尿量减少。

(2)功能监护:如发现尿比重、尿管型异常,以及血尿素氮和血肌酐水平升高,应警惕肾衰竭,及时给予相应处理。

5.预防感染

复苏后的患者代谢功能紊乱,机体免疫力低下,容易发生感染。特别是长时间机械通气的患者,应注意预防肺部的感染,严格执行吸痰导管的消毒和无菌操作。对长时间留置导尿管的患者,要预防泌尿系统感染,定时更换导尿管。每天用 0.1%苯扎溴铵(新洁尔灭)棉球擦洗尿道外口及会阴部,并更换引流瓶。

第二节　急诊血液净化技术

血液净化疗法已有近 50 年历史。早在 1913 年,Abel 等即用火棉胶制成透析器,成功进行了活体动物透析试验,并将透析器取名为"人工肾";但直至 1943 年 Kolff 将醋酸纤维膜"人工肾"用于临床抢救急性肾功能衰竭获得成功,才迎来透析疗法的新纪元,"人工肾"亦成为透析疗法的同义语。就理论而言,凡可经肾脏滤出的药物或毒物皆可采用血液净化疗法将之清除:但在临床应用上,应考虑若药物或毒物的毒性作用过于迅速,即便净化疗法十分彻底,仍无法改善患者症状或挽救其生命。近年来血液净化在急性中毒治疗中的作用引起了高度重视。

血液净化是指将患者的血液引出体外,并通过一种净化装置,利用弥散、对流、超滤、吸附等原理去除其中的有害物质,从而达到净化血液及治疗疾病的目的。血液净化治疗主要包括血液透析、血液滤过、血液透析滤过、单纯超滤、连续性肾脏替代、血浆置换、血浆吸附、血液灌流及腹膜透析等。

毒药物在血液净化的清除率的计算:$C=QB(A-V)/A$。其中 C:清除率;QB:血液流速;A:人工肾脏之前的毒药物血中浓度;V:人工肾脏之后的毒药物血中浓度。

影响血液净化清除毒药物的因素有:①血液流速;②蛋白质结合比例;③脂溶性或水溶性;④分子质量大小;⑤体积分布。体积分布有效的透析治疗及血液灌流不一定表示有相当量的毒药物被清除,因为各种毒药物体积分布不同,其在血管内及血管外的分布不一样。体积分布大的毒药物,如洋地黄及三环抗抑郁剂中毒,则无法以血液净化法有效地去除毒性;⑥透析膜的物理特性,如孔及面积的大小;⑦超过滤量(脱水)的大小;⑧透析液及血液中的浓度差异及时间;⑨吸附剂的材质及数量:⑩交换的新鲜血浆或全血的数量。

一、适应证

1.血液透析

利用弥散、对流、超滤等原理清除血液中有害物质和多余水分,是最常用的肾脏替代疗法之一,也可用于药物或毒物中毒等。当有以下情况时,应酌情提前考虑血液透析疗法:

(1)急性心力衰竭,顽固性高血压。

(2)急性肾损伤。

(3)严重高热或低体温。

(4)尿毒症脑病。

(5)严重水、电解质和酸碱平衡，如高钾血症，高磷血症，代谢性酸中毒。

(6)药物或毒物中毒。

2.血液滤过

血液滤过模仿正常人肾小球滤过和肾小管重吸收原理，以对流方式 M 除体内过多的水分和尿毒症毒素。与血液透析相比，血液滤过具有对血流动力学彩哨小，中分子物质清除率高等优点。适合急、慢性肾衰竭患者，特别是伴以下情况：

(1)常规血液透析易发生低血压。

(2)常规血液透析不能控制的体液过多和心力衰竭。

(3)顽固性高血压。

(4)严重继发性甲状旁腺功能亢进。

(5)尿毒症神经病变。

(6)心血管功能不稳定、多脏器衰竭及病情危重患者。

3.血液透析滤过

是血液透析和血液滤过的结合，所以具有 2 种治疗模式的优点，可通过弥散和对流 2 种机制清除溶质，在单位时间内比单独的血液透析或血液滤过清除更多的中小分子物质。适应证同血液滤过。

4.单纯超滤

是通过对流转运机制，采用容量控制或压力控制，经过透析器或血滤器的半透膜等渗地从全血中除去水分的一种治疗方法。在单纯超滤治疗过程中，不需要使用透析液和置换液。其适应证主要有：

(1)难治性心力衰竭。

(2)急慢性肺水肿。

(3)药物治疗效果不佳的各种原因所致的严重水肿。

5.连续性肾脏替代治疗(CRRT)

是所有连续、缓慢清除水分和溶质治疗方式的总称，指一组体外血液净化的治疗技术。传统 CRRT 技术每天持续治疗 24h，目前临床上常根据患者病情治疗时间做适当调整。CRRT 的治疗目的已不仅仅局限于替代功能受损的肾脏，近来更扩展到常见危重疾病的急救，成为各种危重病救治中最重要的支持措施之一。其适应证如下：

(1)肾脏疾病

①重症急性肾损伤(AKI)血清肌酐增至基线水平 2~3 倍；尿量<0.3mL/(kg·h)持续 24h 以上或无尿达 12h；伴血流动力学不稳定和需要持续清除过多水或毒性物质，如 AKI 合并严重电解质紊乱、酸碱代谢失衡、心力衰竭、肺水肿、脑水肿等。

②慢性肾衰竭合并急性肺水肿、尿毒症脑病、心力衰竭、血流动力学不稳定等。

(2)非肾脏疾病包括 MODS、感染性休克、ARDS、挤压综合征、乳酸性酸中毒、急性重症胰腺炎、心肺体外循环手术、慢性心力衰竭、肝性脑病、药物或毒物中毒、严重液体潴留、需要大量补液、电解质和酸碱代谢紊乱、肿瘤溶解综合征、过高热等。

6.血浆置换

是一种用来清除血液中大分子物质的血液净化疗法。其基本过程是将患者血液经血泵引出,经过血浆分离器,分离血浆和细胞成分,去除致病血浆或选择性地去除血浆中的某些致病因子,然后将细胞成分、净化后血浆及所需补充的置换液输回体内。其适应证如下:

(1)免疫性神经系统疾病:重症肌无力、急性炎症性脱髓鞘性多发性神经病、Lambert-Eaton肌无力综合征、多发性硬化病、慢性炎症性脱髓鞘性多发性神经病等。

(2)风湿免疫性疾病:系统性红斑狼疮(尤其是狼疮性脑病)、难治性类风湿关节炎、系统性硬化症、抗磷脂抗体综合征等。

(3)消化系统疾病:重症肝炎、严重肝衰竭、肝性脑病、胆汁淤积性肝病、高胆红素血症等。

(4)肾脏疾病:抗肾小球基底膜病、急进性肾小球肾炎、难治性局灶节段性肾小球硬化症、系统性小血管炎、重症狼疮性肾炎等。

(5)血液系统疾病:多发性骨髓瘤、高球蛋白血症、冷球蛋白血症、高黏滞综合征(巨球蛋白血症、血栓性微血管病[血栓性血小板减少性紫癜/溶血性尿毒性综合(TTP/HUS)]、新生儿溶血性疾病、白血病、淋巴瘤、重度血型不合的妊娠、自身免疫性血友病甲型等。

(6)自身免疫性皮肤疾病:大疱性皮肤病、天疱疮、类天疱疮、中毒性表皮坏死松解症、坏疽性肢皮病等。

(7)器官移植:器官移植前去除抗体(ABO血型不兼容移植、免疫高致敏受者移植等)、器官移植后排斥反应。

(8)代谢性疾病:纯合子型家族性高胆固醇血症等。

(9)药物中毒:药物过量(如洋地黄中毒等)与蛋白结合的毒物中毒。

(10)其他:浸润性突眼等自身免疫性甲状腺疾病、多脏器衰竭等。

7.血液灌流

此技术是将患者血液从体内引到体外循环系统内,通过灌流器中吸附剂吸附毒物、药物、代谢产物,达到治除这些物质的一种血液净化治疗方法或手段。其适应证如下:

(1)急性药物或毒物中毒。

(2)重症肝炎,特别是暴发性肝衰竭导致的肝性脑病、碎胆红素血症。

(3)尿毒症,尤其是顽固性瘙痒、难治性高血压。

(4)银屑病或其他自身免疫性疾病。

(5)脓毒症或系统性炎症综合征。

(6)其他疾病,如甲状腺危象、肿瘤化疗等。

二、禁忌证

无绝对禁忌,但下列情况请慎用。

(1)药物难以纠正的休克和低血压。

(2)颅内出血或颅内压增高。

(3)严重心律失常。

(4)严重心肌病或难治性心力衰竭。

(5)活动性出血。

(6)存在血栓栓塞疾病高度风险的患者。

(7)非稳定器的心肌梗死或脑梗死。

(8)无法建立合适的血管通路。

(9)精神障碍不能配合治疗。

(10)对血浆分离器、灌流器、吸附器的膜或管道有过敏史,或对血浆、人血白蛋白、肝素等有严重过敏史。

三、时机选择

一般药物或毒物中毒在3h内进行血液净化治疗是最佳时机,此时血液中药物或毒物浓度达到最高峰。中毒后到采用血液净化的时间长短会影响治疗效果,我们的原则是只要有血液净化的指征就应尽早进行,但有时中毒时间并不一定对血液净化的效果起决定作用。

四、治疗准备

(1)止痉治疗。

(2)抗休克治疗。

(3)解毒药物的补充治疗。

(4)抗感染治疗。

五、透析机

1.透析液供给系统

从反渗水进入透析机开始,到透析液进入透析器之前为止,是将人工配置的浓缩的透析液与透析用水按比例稀释后供给透析机使用。按如下三道程序进行:加热→按比例配置→透析液检测。

(1)加热为避免患者出现过冷或者过热的不适,透析液通常加热至35℃～37℃。在此系统中设有温度报警系统,温度过高时可自动断电以保安全。在此过程中,水中溶解的部分气体也可随温度的升高挥发出来,起到部分除气的作用。

(2)透析液的除气系统带有容量控制系统的透析设备都配备有除气系统,多通过负压使水气分离,由排气泵将气体排出机器。透析液中的气体若不除去,将使透析液电导度的测定产生误差,造成假漏血报警,通过透析膜进入患者的血中形成空气栓塞,并可影响超滤控制系统的准确性。

（3）透析液的配比将按一定处方配置的透析液经透析用水稀释配成所需浓度的透析液。通常用 1 份浓缩透析液与 34 份透析用水混合成 35 份标准透析液。

（4）透析液检测包括透析液电导度、温度、pH 值及漏血的检测。

2.血液循环控制系统

（1）动脉血路包括有血泵、肝素泵、动脉壶和动脉压监测器。

（2）透析器在空心纤维透析器出现之前,曾有过转鼓型、蟠管型和平板型透析器。空心纤维透析器具有体积小、透析有效面积大、效率高、预充血量小及使用方便等优点,是目前使用最为广泛的透析器。但由于其管腔纤细,易出现凝血堵管现象。

在透析器中,影响透析效率的关键部位是透析膜,它决定了透析器的主要技术指标。一种好的透析器应当具有高的清除率和超滤率、好的生物相容性和耐高压性。

（3）静脉血路包括有静脉壶、静脉压监测器、空气探测器和静脉夹。

3.超滤控制系统

（1）压力超滤控制通过调节超滤负压来控制超滤液最。准确性低是其最主要的缺点,而且无法连续显示超滤量。

（2）容量超滤控制通过容量平衡来控制超滤量,其准确性高,而且可随时显示超滤量。

六、血透透析液

透析液的组成成分为 Na^+（136±2）mmol/L,K^+ 2.0～2.5mmol/L,Ca^{2+} 2.0mmol/L,镁离子 0.25～0.5mmol/L,碳酸氢钠 25～30mmol/L,醋酸根离子 3.5～4.0mmol/L,葡萄糖 100～150mg/dL。

七、人工肾的构造及原理

人工肾的基本结构包括三个部分:

1.透析器

由透析膜及其支架构成,是血液和透析液在膜内外进行透析的场所,常用的透析器分以下四种类型:①管型透析器。按照 Kolff 创始的蟠管型透析器改进而成,把透析膜制成的管绕在特制的塑料网架上构成,透析时血液在透析管内运行,透析液在管外的塑料网中流动,透析面积在 0.8～1.5m² 之间,应用正压透析。②平板型透析器。Kiil 在 20 世纪 60 年代早期制成了标准平板透析器,主要构件为三块有机玻璃（或聚丙烯）平板,两平板之间夹有两层透析膜,血液流经两膜之间,透析液流经膜外。一个透析器共有四层透析膜,透析面积约 1m² 左右,可反复使用,但消毒不严密是其缺点。改进后的多层平板透析器,体积小,透析面积大,容量甚小,甚至不需预充血,使用方便,清毒亦较可靠。③空心纤维型透析器。1967 年应用醋酸纤维制成空心纤维型透析器以后,现在又有应用铜仿、聚丙烯腈、聚甲基丙烯酸甲酯等材料制成各种性能的空心纤维透析器。这种透析器具有体积小(直径 8～10cm,长 25～30cm),透析面积大(1.0～1.5m²),容量小(80～100mL),透析效果好,并有一定的滤过性能等优点。④直接血液灌流器。在小颗粒石油炭外面包裹一层生物蛋白半透膜,这种小颗粒称为人造细胞。将人造细胞 300mL 装入一个有上下进出孔的硬塑料罐(8×10cm)中,颗粒的表面积可达 25 000cm²,动脉血由下孔入罐,经人造细胞后由上孔流出,回入静脉中。这种直接血液灌流可将血中尿毒素的一部分吸除,但这种方法不能纠正水与电解质紊乱,对于药物中毒治疗效果好。

2.透析液供给装置

由透析液的循环装置和透析液的供给系统两部分组成。透析液的循环一般用泵推动;透析液的供给则有许多种形式,目前多使用浓缩原液,通过人工肾的自动装置按比例稀释。有些装置其透析液流经透析器后即流入下水道,有些则透析液经吸附装置处理后可再度使用。

3.自动监视装置

为了保证透析过程中透析器中血液和透析液的正常循环,人工肾需具备自动监视系统,包括温度自动控制系统,透析负压装置,透析液流量调节装置,静脉压表,浓度监视系统,漏血监视系统等。透析中如出现异常情况,即自动报警,并切断电路,这样就增加了透析的安全性。

八、操作流程

(1)物品准备:血液透析器、血液透析管路、穿刺针、无菌治疗针、生理盐水、碘伏和棉签等消毒物品、止血带、一次性手套、透析液等。

(2)开机自检。

(3)血液透析器和血液透析管路的安装。

(4)密闭式预冲。

(5)建立体外循环(上机)。

(6)回血下机。

(7)测量生命体征,记录治疗单。

(8)治疗结束。嘱患者平卧十至二十分钟,生命体征平稳,穿刺点无出血。

(9)交代注意事项。

九、并发症及处理

1.透析中低血压

指透析中收缩压下降>20mmHg,或平均动脉压降低 10mmHg,并有低血压症状。常见原因如下:

(1)血管收缩功能障碍包括透析液温度较高、降压药物、进食、中重度贫血、自主神经功能障碍(如糖尿病神经病变)及采用醋酸盐透析者。

(2)心脏因素如心脏舒张功能障碍、心律失常(如房颤)、心脏缺血、心包填塞、心肌梗死等。

(3)容量相关性因素包括超滤速度过快$[0.35mL/(kg \cdot min)]$。设定的干体重过低、透析机超滤故障或透析液钠浓度偏低等。

(4)其他少见原因如出血、溶血、空气栓塞、透析器反应、脓毒血症等。治疗措施：头低位，停止超滤；补充生理盐水 100mL 或白蛋白溶液等，转换治疗模式，必要时停止透析，应用升压药物；对可纠正诱因进行干预。

2.高血压

透析过程中除血压下降外，也可有少数患者出现血压升高。表现为透析前血压正常，透析开始后血压升高，或透析前已有血压升高，透析过程中血压继续上升至较高水平，引起高血压危象、脑病、脑血管意外等严重并发症的发生。①应限制饮食，避免透析间期水分摄入过多；②通过增加透析次数、延长透析时间来增强脱水，避免迅速和过度超滤；③初始透析采用诱导透析，防止失衡综合征的发生；④合理制定透析液钠离子浓度；⑤透析前力争控制血压在正常范围，透析过程中突然出现高血压、通常对降压药反应较差、但伴大量脱水者同时易出现低血压，因此可选择起效快、作用时间短的药物舌下含服，一般 15min 见效。口服药物效果不佳者，可用硝酸甘油 $5\sim100mL/min$ 静脉点滴，适用于伴心绞痛、心衰患者。如血压仍不下降，可用硝普钠 50mg 加入 5% 葡萄糖 500mL 静脉点滴，滴速根据血压调整。对于顽固性高血压难以控制者，可选择血液滤过，多可取得良好的效果。

3.心律失常

除原有的心脏疾患外，与透析相关的因素主要是电解质、酸碱平衡紊乱。首先应保证电解质及酸碱的平衡；抗心律失常药物的应用与普通的心律失常一致，但应作剂量的调整。

4.头痛

常见原因有透析失衡综合征、严重高血压和脑血管意外等。对于长期饮用咖啡者，由于透析中咖啡血浓度降低，也可出现头痛表现。如无脑血管意外等颅内器质性病变，可应用对乙酰氨基酚等止痛对症治疗。

5.恶心和呕吐

常见原因有透析低血压、透析失衡综合征、透析器反应、糖尿病导致的胃轻瘫。透析液受污染或电解质成分异常（如高钠、高钙）等。在针对病因处理基础上采取对症处理，如应用止吐剂，神志欠清者避免发生误吸事件。

6.皮肤瘙痒

皮肤瘙痒是透析患者常见不适症状，透析治疗会促发或加重症状。可能与尿毒症本身、透析治疗及钙磷代谢紊乱等有关。可对症应用抗组胺药物、外用含镇痛剂的皮肤润滑油等。

7.胸痛和背痛

常见原因是心绞痛（心肌缺血），其他原因还有透析中溶血、低血压、空气栓塞、透析失衡综合征、心包炎、胸膜炎等。

8.失衡综合征

指发生于透析中或透析后早期，以脑电图异常及全身和神经系统症状为特征的一组病症。

由于血液透析快速清除溶质，导致血浆渗透压下降，水向脑组织转移，从而引起颅内压值高、颅内 pH 值改变，轻者可表现为头痛、恶心、呕吐及躁动，重者出现抽搐、意识障碍，甚至昏迷。轻者仅需减慢血流速度，对伴肌肉痉挛者可同时输注高张盐水或高渗葡萄糖；重者（出现抽搐、意识障碍和昏迷）立即终止透析，并做出鉴别诊断，排除脑血管意外，同时予输注甘露醇。

9.透析器反应

临床分为 2 类：A 型透析器反应为患者对与血液接触的体外循环管路、透析膜等物质发生快速的变态反应，常于透析开始后 5 分钟内发生，可表现为皮肤瘙痒、荨麻疹、咳嗽、喷嚏、流清涕、腹痛、腹泻，甚至呼吸困难、休克、死亡等。A 型反应应立即停止透析，夹闭血管路，丢弃管路和透析器中的血液。予以抗组胺药、激素或肾上腺素治疗。若为 B 型反应常于透析开始后 20~60 分钟出现，多表现为胸痛和背痛，应予鼻导管吸氧及对症处理。通常不需要终止透析。

10.急性循环衰竭

主要由于体液过多引起；高血压、贫血、冠状动脉硬化及尿毒症心肌病为其诱发因素。患者出现肺水肿及心力衰竭，处理方法是加强超滤，紧急时可将透析器内血液放出一部分，保存于血库中，待血容量减少时再行输入。

11.感染

由于肾功能不全和免疫机能低下，感染发生率高，必须保持透析室环境清洁，预防交叉感染。透析患者发生乙型肝炎与反复输血有关，应用小型透析器后输血大为减少。对患者及工作人员进行肝炎抗原的检测，发现带病毒者应即隔离。

12.肌肉痉挛

透析中低血压、低血容量、超滤速度过快及应用低钠透析液治疗等导致肌肉血流灌注降低是最常见原因；血电解质紊乱和酸碱失衡也可引起肌肉痉挛，如低镁血症、低钙血症、低钾血症等。治疗根据诱发原因酌情采取措施、可快速输注生理盐水、高渗葡萄糖溶液或甘露醇溶液，对痉挛肌肉进行外力挤压按摩也有一定疗效。

第七章　手术室护理

第一节　神经外科手术的护理

一、立定向脑内病变活检术

(一)概述

脑内病变活检术采用的定向仪为圆形或矩形框架,靠螺钉尖钻入颅骨板障将其固定在患者头部,框架上的参照点供 X 线、CT 及 MRI 检测定位。

(二)适应证

(1)诊断不清的脑深部占位病变,以往采用开颅手术探查,创伤大。而立体定向活检若证实为恶性肿瘤,可行化疗或放疗,若证实为生殖细胞瘤等对放射性敏感的肿瘤,可采用放疗或化疗。

(2)脑内多发或弥散性占位病变及累及双侧大脑半球的占位病变。

(3)手术风险大和性质不明的颅底肿瘤。

(4)可疑为病毒性脑炎或全身性疾病造成的脑内病变,亦需在治疗前确定病理性质。

(三)麻醉方式

一般采取局部麻醉,小儿及不配合患者可用基础麻醉或全身麻醉。

(四)手术体位

一般采用坐位,也可根据脑内病变活检部位决定患者的体位。额叶及基底节病变活检采取仰卧位,顶叶、颞叶病变活检采取半坐位,枕叶及小脑病变活检采取俯卧位,鞍区病变经鼻腔活检采取平卧仰头位。

(五)手术切口

一般采用冠状缝前,矢状缝旁开 3cm,脑干病变若选用前额入路,在冠状缝后 1～2cm,中线旁 3cm 处。

（六）手术步骤及手术配合

手术步骤	手术配合
1.安装立体定向头架	在局部麻醉下将立体定向头架固定在患者头部,头架边缘尽量与听眦线平行
2.影像学扫描	行 CT 或 MRI 增强扫描确定病灶位置,将获取的图像输入立体定向手术计划系统或通过手工方法进行标志点的配准和拟穿刺靶点的坐标确定
3.消毒、铺单	递擦皮钳夹小纱布蘸 4％碘酒、酒精消毒手术野皮肤和立体定向头架,常规铺单
4.安装导向器	将立体定向仪的导向器安装在头架上,根据计算的靶点坐标值调整导向器上的 X、Y、Z 值
5.头皮切开	递局部麻醉药注射器在头皮穿刺点进行局部麻醉,递 11# 手术刀切开头皮约0.5cm,压迫止血
6.颅骨钻孔	将定向钻头安装在头架上,递电钻钻孔。应穿透硬脑膜,防止进针时硬膜剥离形成硬膜外血肿
7.穿刺活检	将穿刺活检针缓慢穿刺至靶点,取数块病灶组织送活检
8.拔出活检针	缓慢拔出活检针,取下导向器和立体定向头架,消毒皮肤切口,包扎止血

二、颅骨成形术

（一）适应证

（1）颅骨缺损直径在 3cm 以上,使脑的保护受到影响者。

（2）有严重的自觉症状,如头晕、头痛、头位改变时症状加重者,局部疼痛,有搏动感。

（3）有严重精神负担,如怕声响、怕震动、怕受外伤、易激惹等。

（4）大型骨缺损有碍外观者。

（5）缺损区存在癫痫灶者。

（二）麻醉方式

局部麻醉或全身麻醉。

（三）手术体位

按缺损部位采取相应的体位。

（四）手术切口

沿缺损边缘做马蹄形切口,一般按照原切口入路。

（五）手术步骤及手术配合

手术步骤	手术配合
1.皮肤常规消毒、铺单	递干棉球塞住两侧外耳道后，递擦皮钳钳夹小纱布，蘸4%碘酒、酒精消毒手术野皮肤，递对折中单1块铺于头、颈下方，递2把布巾钳将中单固定于头架两侧；顺序递横折1/3朝自己、横折1/3朝助手、竖折1/3朝助手的治疗巾3块，铺盖于切口周围；递全打开的治疗巾1块，请巡回护士放托盘在托盘架上压住治疗巾，将剩余的2/3布单外翻盖住托盘；递对折治疗巾1块，布巾钳2把；铺甲状腺单，铺盖头部、胸前托盘及上身，贴60cm×45cm手术膜；托盘铺大单；递治疗巾1块，艾利斯钳2把固定于托盘下方与切口之间布单上，形成器械袋
2.皮瓣形成	切口两侧各置1块干纱布，递22#刀切开皮肤及帽状腱膜层，每切一段，递头皮夹钳钳夹头皮止血。出血部位递双极电凝止血，更换手术刀片，递22#刀，有齿镊游离、翻转皮瓣，递头皮拉钩牵开皮瓣，固定在托盘上，双极电凝止血，递盐水纱布覆盖保护
3.剥离骨膜，检查骨折情况	递骨膜剥离器
4.显露并处理好骨缺损缘	递脑压板将硬脑膜剥离至骨缺损缘，递咬骨钳咬除不整齐的骨缺损缘，使其整齐且呈斜坡状
5.植入并固定植片	递已灭菌的植片置于缺损处，递钛板剪将钛板修整，递钛钉固定。如颅骨缺损较大，递6×17圆针、1#丝线将缺损中央的硬脑膜吊在植片上
6.放置引流管，关闭切口，包扎切口	递生理盐水冲洗伤口内积血；递过氧化氢和双极电凝，彻底冲洗止血，于伤灶处放置引流管。清点器械、脑棉、缝针递酒精小纱布消毒切口周围的皮肤，逐层缝合切口，覆盖敷料，包扎伤口

三、颅骨肿瘤切除术

（一）适应证

（1）骨瘤较大，直径在2cm以上，且有局部不适感及影响美观者。
（2）骨瘤已向内生长，并出现颅内压迫症状者。
（3）骨瘤虽较小，但患者精神负担重，亦可考虑手术。
（4）骨瘤较小，但影响到外形美观者。

（二）麻醉方式

局部浸润麻醉，若骨瘤范围较大，亦可选用全身麻醉。

（三）手术体位

体位选择的原则是既要充分显露手术野，又要使患者手术过程舒适。一般采用头架固定，可根据肿瘤部位选择仰卧位、仰卧头侧位（头转向健侧20°～40°，术侧肩下垫一软垫）、侧卧位等。

（四）手术切口

根据骨瘤的大小和部位,可选择直切口、S形切口、梭形切口、弧形切口与瓣形切口。

（五）手术步骤及手术配合

手术步骤	手术配合
1.皮肤常规消毒、铺单	同"颅骨成形术"
2.皮瓣形成	切口两侧各置1块干纱布,递22#刀切开皮肤及帽状腱膜层。每切一段,递头皮夹钳钳夹头皮止血。出血部位递双极电凝止血,更换手术刀片,递22#刀,有齿镊游离、翻转皮瓣,递头皮拉钩牵开皮瓣,固定在托盘上,双极电凝止血,递盐水纱布覆盖保护
3.骨瘤暴露	递22#刀切开骨膜,递骨膜分离器剥开骨膜,充分暴露出骨瘤与所侵犯的颅骨。骨面有出血时,递骨蜡涂抹止血
4.骨瘤切除	若骨瘤不大,递锐利骨凿沿颅骨外板切线方向凿除骨瘤而保留内板或用磨钻将骨瘤磨至颅骨板障。凿平后围绕在骨瘤的四周,递脑棉片覆盖1圈,保护健康组织。递电凝灼烧瘤床,如有出血可用骨蜡止血。如需连同内板一并切除的骨瘤,递弓形钻在骨瘤四周正常颅骨上钻孔4～6个。递咬骨钳依次咬除颅骨或递线锯锯开骨瘤处骨瓣,再递骨膜分离器撬起骨瘤骨瓣,全部取下骨瘤。骨窗缘有出血时,递骨蜡止血。骨缺损处可用仿生颅骨行一期修补
5.切口缝合包扎	清点器械、脑棉、缝针。缝合头皮各层。递敷料覆盖切口,绷带包扎

四、颅后窝开颅术

（一）适应证

（1）颅后窝肿瘤,包括小脑、小脑脑桥角、第四脑室、脑干、枕大孔区、颈静脉孔区、松果体区等部位的肿瘤。

（2）颅后窝其他病变,如动脉瘤、动静脉畸形、小脑出血、炎性病变、先天性畸形、外伤性血肿、寄生虫病等手术。

（3）某些镇痛手术,如三叉神经痛、舌咽神经痛等。某些脑积水的手术,如侧脑室-枕大池分流术。

（二）麻醉方式

全身麻醉,气管内插管。

（三）手术体位

侧卧位、俯卧位或坐位。头架固定,无论采用何种体位,均要求头部尽量前屈以利显露。双眼涂眼药膏或眼贴膜覆盖。

(四)手术切口

有正中线直切口、旁中线直切口、钩状切口、倒钩形切口。此节以最典型和最常用的枕下正中切口颅后窝开颅术为例,枕后正中直线切口,上起自枕外粗隆上 3～4cm 下至第 4 颈椎棘突水平。

(五)手术步骤及手术配合

手术步骤	手术配合
1.手术野皮肤常规消毒、铺单	配合同"颅骨成形术"
2.切开皮肤与斜方肌之半棘头肌	递 22# 刀、有齿镊,切开皮肤。递头皮夹钳及头皮夹,钳夹切缘止血,递单极电凝切开枕骨粗隆以上骨膜和其下正中白线,向深层至枕大孔边缘。递骨膜分离器向两侧分离附着于枕骨的肌肉及肌腱,显露寰椎后结节和枢椎棘突。递 10# 刀、脑膜有齿镊及剥离子分离寰椎后弓骨膜,递骨膜分离器向外剥离枢椎棘突及两侧椎板上的肌肉。递双极电凝及骨蜡止血,用颅后窝牵开器撑开切口
3.颅骨开窗	递颅骨钻,在一侧枕骨鳞部钻一孔。递咬骨钳将枕骨逐步咬除,咬除范围:上至横窦,侧至乙状窦,下至枕骨大孔后缘。必要时咬开寰椎后弓,也可用铣刀切开骨瓣
4.切开硬脑膜	递脑膜有齿镊、脑膜剪,剪开硬脑膜。递双极电凝止血,硬脑膜 Y 形切开后向上及两侧悬吊牵开
5.显露颅后窝	显露颅后窝结构
6.缝合切口	清点器械、脑棉、缝针,递 6×17 圆针、1# 丝线缝合硬脑膜(减压时不缝),放置引流管。递酒精小纱布消毒切口周围皮肤,递 9×17 圆针、7# 丝线缝合帽状腱膜。递 9×28 角针、1# 丝线缝合皮肤,递酒精小纱布消毒切口周围皮肤
7.包扎切口	递敷料覆盖切口,绷带包扎

五、慢性硬脑膜下血肿钻孔引流术

(一)适应证

确诊为慢性硬脑膜下血肿,伴有颅内压增高或脑受压症状,血肿量在 30mL 以上者。

(二)麻醉方式

局部麻醉或全身麻醉气管内插管。

(三)手术体位

仰卧位头转向健侧,患侧肩下垫枕。

(四)手术切口

在血肿最厚处,做长约 4cm 的纵行切口。

（五）手术步骤及手术配合

手术步骤	手术配合
1.手术野皮肤常规消毒、铺单	配合同"颅骨成形术"
2.切开皮肤、腱膜、骨膜，钻骨孔，切开硬膜	递22#刀切开皮肤、皮下组织、帽状腱膜及骨膜，电凝止血，递乳突牵开器牵开，用颅骨钻钻孔。递硬膜镊及硬膜剪，切开硬膜
3.清除血肿	递12#导尿管以不同方向插入血肿腔，递助洗器或注射器吸取生理盐水反复冲洗至流出液体变清亮为止
4.留置引流管，缝合切口	递9×28角针、4#丝线全层缝合头皮，覆盖敷料，包扎切口

六、凹陷性骨折游离骨片整复术

（一）适应证

（1）位于重要功能区，凹陷深度在1cm以上者。

（2）骨折片刺破硬脑膜，造成出血和脑损伤者。

（3）由于凹陷骨折的压迫引起偏瘫、失语和局限性癫痫者。

（4）位于额面部影响外观者。

（5）骨折片压迫静脉窦引起颅内压增高者。

（二）麻醉方式

局部麻醉或全身麻醉，气管内插管。

（三）手术体位

仰卧位，头转向健侧；顶枕部者可取侧卧或俯卧位。

（四）手术切口

绕凹陷骨折边缘，要据骨折部位、大小等画出适当的切口线，多为马蹄形切口。如有伤口可用原切口或根据凹陷骨折位置适当延长伤口。

（五）手术步骤及手术配合

手术步骤	手术配合
1.手术野皮肤常规消毒铺单	配合同"颅骨成形术"
2.切开皮肤、皮下组织及帽状腱膜	切口两侧各置1块干纱布，递22#刀切开皮肤及帽状腱膜层。每切一段，递头皮夹钳钳夹头皮止血。出血部位递双极电凝止血，更换手术刀片，递22#刀、有齿镊游离、翻转皮瓣，递头皮拉钩牵开皮瓣，固定在托盘上，双极电凝止血，递盐水纱布覆盖保护

手术步骤	手术配合
3.取下骨折骨瓣	递骨膜剥离器剥离骨膜。递颅骨钻在凹陷骨折的周边钻 4 个骨孔,用骨刮匙扩大骨孔。小的凹陷性骨折可试用神经外科分离器,直接从颅骨钻孔处插入,撬起凹陷的骨折块以达到复位的目的。递线锯导板和线锯,在各骨孔间锯断,用骨膜分离器插入硬脑膜外与颅骨内板之间进行剥离。取下整个骨瓣,骨窗周围用骨蜡涂抹止血
4.检查硬脑膜及脑膜下	用助洗器吸生理盐水冲洗手术野。检查脑膜是否完整,脑膜下有无血肿或脑挫裂伤。如有出血可用脑棉片压迫或明胶海绵双极电凝止血。如有骨折片刺入脑内,应摘除骨片,递吸引器及双极电凝清除积血和挫碎的脑组织。如系开放骨折,以过氧化氢溶液及生理盐水反复冲洗术野。彻底止血后,递 6×17 圆针、$1^{\#}$ 丝线缝合硬脑膜
5.整复骨折	递骨折复位器械,整复凹陷骨折
6.放回骨瓣,依次缝合切口各层	清点器械、脑棉、缝针,递 6×17 圆针、$1^{\#}$ 丝线缝合硬脑膜。放回整复好的骨瓣及皮瓣,递酒精小纱布消毒切口周围皮肤。递 9×17 圆针、$4^{\#}$ 丝线缝合帽状腱膜及皮下组织
7.缝合皮肤,覆盖切口	清点器械、脑棉、缝针,递酒精小纱布消毒,递有齿镊,9×28 角针、$1^{\#}$ 丝线缝合皮肤,再次消毒皮肤,覆盖敷料,绷带包扎

七、动脉瘤手术

(一)适应证

颅内动脉瘤。

(二)麻醉方式

气管插管全身麻醉,股静脉插管,桡动脉有创血压监测。

(三)手术体位与切口

患者取仰卧位,肩下垫一长海绵垫,头向对侧倾。不同部位的动脉瘤采用不同的切口。

(四)手术物品准备

1.特殊物品

电钻、铣刀、脑自动牵开器、蛇牌显微器械、动脉瘤针、动脉瘤钳、各型号动脉瘤夹、血管夹、长柄弹簧剪、长柄微型剥离子、弹簧钩、显微钩刀、手术显微镜。

2.药品

乳酸钠林格液、复方氯化钠、5%葡萄糖氯化钠、20%甘露醇、呋塞米、氨茶碱、地塞米松、盐酸肾上腺素、罂粟碱等。

3.其他物品

常规脑科开颅器械一套,敷料包(脑科包＋脑外加)。

（五）手术步骤及配合

（1）用甲紫做头皮切口记号，根据不同部位的动脉瘤采用不同的切口。

（2）手术野皮肤常规消毒，铺巾，粘贴无菌手术贴膜，保护手术切口。用安尔碘再次消毒手术野，局部用 0.5% 普鲁卡因溶液做浸润麻醉。

（3）切开皮肤、皮下组织帽状腱膜，干纱布拭血，电凝，头皮夹止血。

（4）用电刀切开颞肌筋膜、肌肉直达颅骨，用骨膜撬把头皮、颞肌和其筋膜及骨膜作为一层向前翻起，用弹簧钩把颞肌向前外侧牵开，暴露蝶骨大翼外侧部。

（5）以翼点为中心游离骨瓣，备电钻、铣刀，翻开骨瓣，用咬骨钳或电钻咬去或磨去蝶骨嵴 1/2～1/3，达眶上裂边缘，骨蜡止血。肌肉表面用盐水纱布敷盖，骨窗缘填塞吸收性明胶海绵，并用 4×10 弯圆针、细线悬吊硬脑膜于骨窗周围软组织上。用生理盐水冲洗手术野。

（6）用 11 号尖头刀、脑膜剪沿颅底剪开硬脑膜，用 4×10 弯圆针、细线悬吊硬脑膜，放置脑自动拉钩。在吸收性明胶海绵或脑棉片保护脑皮质下，用脑压板分别翻起额叶和颞叶，逐步深入手术部位。准备好长柄枪状镊、细吸引头、长柄剥离子、长柄弹簧剪刀，暴露动脉瘤。

（7）动脉瘤的处理。若动脉瘤颈窄和有适当长度者，用钝头微剥离子游离瘤颈后，直接用弹性动脉夹夹闭；若动脉瘤颈宽和短时，可用双极电凝镊间断地夹住瘤颈，在弱电流下形成合适的瘤颈后再按上述方法处理。双极电凝应连续滴水以减少电凝镊尖粘连。

（8）生理盐水冲洗手术野，并用 3% 罂粟碱的小棉片敷贴于瘤动脉，以防血管痉挛。

（9）清点脑棉片，放置引流，关颅。

（六）手术护理要点

（1）器械护士应熟悉和了解手术步骤，及时备好所需用的器械并正确传递。

（2）注意固定好双极电凝镊的连接线，并随时清除黏附于镊子头的焦烟组织，用湿纱布擦拭干净，不可用刀刮，以免损伤镊尖镀铬面，影响使用。

（3）供应大小适合的脑棉片、吸收性明胶海绵。

（4）准备好两套吸引器装置，5 根长短及管径粗细不同的吸引器管和头，以备在手术中及时更换。

（5）协助麻醉师做好术中动脉压的监测，控制血压于较低水平，以减少术中出血和预防术中动脉瘤破裂。在分离动脉瘤时使平均动脉压降至 8.0～9.3kPa，持续时间不得超过 30min。开放腰大肌引流，缓缓放出脑脊液，使脑压进一步降低，以利显露动脉瘤。动脉瘤夹闭成功后，协助麻醉师及时恢复血压，以改善脑缺血、缺氧。适当输血。

（6）术中严密观察患者的生命体征，坚守岗位，保证手术中物品的供应。

（7）巡回护士要根据手术的需要，随时调节好灯光。

第二节 泌尿外科手术的护理

一、睾丸切除术

(一)术前准备

1.器械敷料

小儿阑尾器械、剖腹单、基础敷料包、手术衣、持物钳、灯把手。

2.一次性物品

1-0 丝线、2-0 丝线、3-0 丝线、小儿阑尾针、4-0 羊肠线、手套、电刀手柄、吸引器连接管、吸引器头、敷贴。

(二)手术体位

水平仰卧位。

(三)麻醉方法

硬膜外麻醉。

(四)手术配合

(1)常规消毒铺巾。

(2)切口:术前已确诊为睾丸肿瘤,行同侧腹股沟斜切口;非睾丸肿瘤者行阴囊外上部切口;双侧非睾丸肿瘤切除者采用阴囊正中切口。如未明确睾丸病变性质者,采用阴囊高位切口。

(3)分离精索:如为睾丸肿瘤,经腹股沟切口。依次切开皮肤、皮下及腹外斜肌腱膜,牵开腹内斜肌,分离精索,直至腹股沟内环附近,于内环略下方先分离、结扎切除输精管,再用血管钳钳夹并切断精索血管,用 1-0 丝线于近端结扎,7×17 圆针、2-0 丝线缝扎。

(4)切除睾丸:将精索远端向上牵拉,用手指沿远端精索伸入阴囊内,于睾丸壁层鞘膜外进行分离,将阴囊内容物拉出切口之外,于睾丸底部钳夹,切断并结扎睾丸韧带。

(5)引流缝合:彻底止血后,于阴囊底部另作一小切口,放入橡皮片引流,再缝合切口。用 2-0 丝线间断缝合腹外斜肌腱膜,3-0 丝线缝合切口。阴囊正中切口用 4-0 肠线缝合。

(五)手术配合注意事项

(1)手术前严格执行查对制度,认真做好患者的心理护理。

(2)手术结束后将阴囊托起,或加压包扎,以防阴囊内出血血肿形成。

二、阴茎下曲矫正及尿道成形术

（一）术前准备

1.器械敷料

小儿阑尾器械、尿道成形专用器械、剖腹单、基础敷料包、手术衣、持物钳、灯把手。

2.一次性物品

1-0丝线、2-0丝线、3-0丝线、2-0羊肠线、5-0可吸收线、小儿缝合针、50mL注射器、电刀手柄、吸引器连接管、手套、敷贴、6#或8#Forley导尿管、引流袋、膀胱造瘘管或膀胱穿刺套装（14#Forley导尿管）。

（二）手术体位

水平仰卧位。

（三）麻醉方法

硬膜外麻醉或气管内插管全身麻醉。

（四）手术配合

（1）常规消毒铺巾。

（2）自尿道外口插入6#或8#Forley导尿管，50mL注射器向膀胱内注入生理盐水使膀胱充盈。

（3）于耻骨联合上2cm处行膀胱穿刺造瘘，置入膀胱造瘘管，6×14角针2-0丝线固定。如果用膀胱穿刺套装，直接置入14#Forley导尿管，打气囊固定即可。

（4）用1-0丝线牵引包皮于龟头侧，取阴茎腹侧正中切口，绕过尿道外口延至阴茎头，将阴茎腹侧皮肤向外侧分离，彻底切除尿道周围的瘢痕组织，充分伸直阴茎。

（5）修剪尿道外口组织至正常宽度。

（6）取阴囊正中带蒂皮瓣长约3cm、宽约1cm，注意保护皮瓣血运，上翻于阴茎，皮瓣呈对边吻合，用5-0可吸收线连续缝合，成形的新尿道与原尿道外口间断吻合。于冠状沟环切包皮，游离阴茎皮肤。包皮正中戳孔，转移至腹侧，包埋成形尿道。5-0可吸收线缝合阴囊、阴茎皮肤及包皮，包扎切口。

（五）手术配合注意事项

（1）患儿体位宜妥善固定，注意保护皮肤防止损伤。

（2）手术前做好患者的心理护理。

（3）备好各种用物。确保各仪器处于功能位。

三、腹腔镜精索静脉高位结扎术

(一)术前准备

1.器械敷料

腹腔镜胆囊器械、腹腔镜器械(10mm 电子镜、10mm Trocar 1 个、5mm Trocar 2 个、气腹针 1 个、分离钳 2 把、剪刀 1 把、二氧化碳管 1 套)、剖腹单、基础敷料包、手术衣、持物钳。

2.一次性物品

1-0 丝线、3-0 丝线、腹腔镜缝针、敷贴、手套、5mL 注射器。

3.仪器

腹腔镜、气腹机。

(二)麻醉方法

气管插管全身麻醉。

(三)手术体位

水平仰卧位。

(四)手术配合

(1)常规消毒铺巾。

(2)脐下缘穿刺 1 个 10mm Trocar 观察通道,直视下于左、右两侧麦氏点各穿刺 1 个 5mm Trocar。

(3)镜下观察内环口及输精管位置后,于腹股沟外环头侧,精索静脉上方剪开或撕开后腹膜 1～2cm。

(4)牵拉患侧睾丸,可见精索静脉随之移动,游离精索静脉后在其上下端 1-0 丝线双重结扎,腹膜后切口可不予缝合。

(5)关闭气腹,缝合穿刺口,敷贴粘贴切口。

(五)手术配合注意事项

(1)术前认真访视患者,做好患者的心理护理。

(2)术中严格执行查对制度。

(3)术前应备齐用物,确保各种仪器处于功能位。

四、腹腔镜鞘状突高位结扎术

(一)术前准备

1.器械敷料

腹腔镜胆囊器械、腹腔镜器械(3mm 镜子、5mm Trocar 2 个、气腹针 1 个、分离钳 1 把、穿刺针 1 个、二氧化碳管 1 套)、剖腹单、基础敷料包、手术衣、持物钳。

2.一次性物品

1-0 丝线、手套、敷贴、5mL 注射器。

3.仪器

腹腔镜、气腹机。

（二）麻醉方法

静脉复合麻醉。

（三）手术体位

水平仰卧位，臀部垫高。

（四）手术配合

（1）常规消毒铺巾。

（2）于脐孔上缘、左侧腹直肌外缘平脐水平，切开皮肤 3mm，穿刺建立操作通道。

（3）置入腹腔镜探查腹腔，可见患侧鞘状突呈喇叭口状，腹膜突入腹股沟管。

（4）于患侧内环口体表投影处切开皮肤 2mm，刺入带线穿刺针。在操作钳的辅助下，于腹膜外缝合鞘状突内侧半圈，刺破腹膜进入腹腔，分离钳拉住缝线，留线拔针，缝线两端留在体外。再次将带线穿刺针刺入缝合外侧半圈后，把第二根线内侧线端插入第一根线线圈内，拔出穿刺针。然后抽出第一根线时将第二根线带出。将鞘膜囊内气体或液体挤回腹腔，皮下打结，完成鞘状突的荷包缝合。

（5）关闭气腹，包扎切口。

（五）手术配合注意事项

（1）术中注意小儿气腹压力。保持呼吸通畅。

（2）其余同阴茎下曲矫正术。

五、腹腔镜肾上腺肿瘤剜除术

（一）术前准备

1.器械敷料

腹腔镜肾上腺器械、腹腔镜器械（气腹针 1 个、10mm Trocar 1 个、5mm Trocar 3 个、10mm 电子镜、分离钳 2 把、剪刀 1 把、扇形拉钩 1 把、普通钛夹及施夹器 1 把、冲洗吸引器 1 套、电凝线及电凝钩 1 套、超声刀刀头及手柄 1 套）开胸单、基础敷料包、手术衣。

2.一次性物品

1-0 丝线、2-0 丝线、3-0 丝线、手套、手术薄膜、敷贴、潘氏引流管、吸引器连接管。

3.仪器

腹腔镜、气腹机、超声刀。

（二）麻醉方法

气管插管全身麻醉。

（三）手术体位

经腹腔入路常采用 70°侧卧位，经腹膜后入路多采取 90°侧卧位。

（四）手术配合

腹膜后肾上腺切除术

1.Trocar 位置

放置第一只 10mm Trocar 于患侧腋中线髂嵴上 2cm 处，作为观察镜通道。腹膜后间隙建立后，在腹腔镜直视下于腋前线及腋后线肋缘下 1～2cm 处，穿刺置入两只 5mm Trocar 作为腹腔镜操作通道。

2.腰大肌显露

将腹腔镜镜头指向背侧，稍加分离即可清晰地显露腰大肌。

3.肾上腺的显露

肾筋膜前叶与融合筋膜之间、肾筋膜后叶与侧椎筋膜之间、腰方肌与腰大肌前方均为无血管平面。以电钩或吸引器于无血管三角区向头侧分离，可直达肾脂肪囊上极。于肾脂肪囊内作钝性分离，即可显露肾上腺外侧支。

4.肾上腺的游离

解剖肾上腺外侧上角，电凝锐性分离肾上腺侧面、下面、前面，完全游离肾上腺。

5.确认和结扎肾上腺静脉

于左肾上腺下内方左肾静脉及肾上腺之间可分离出左中央静脉，右肾上腺静脉位于右肾上腺及腔静脉之间，同样可选择结扎或钛夹夹闭肾上腺静脉。

6.肾上腺切除及取出

解剖分离肾上腺的上面和后面，最后完整切除肾上腺或腺瘤。标本通过第一穿刺孔或体表小切口取出。

（五）手术配合注意事项

（1）仪器设备应于手术前妥善放置在适当位置，并调整好参数，以利手术顺利进行。

（2）术中严格执行查对制度。密切观察病情。保持静脉通路通畅。

（3）体位摆放要以充分暴露手术野、使患者舒适为原则，固定要牢固，腰桥对准手术部位。

（4）各种导光纤维用后擦拭干净盘好，不可打折成角。

（5）镜子等精密仪器应轻拿轻放，避免震动。

（6）缝合切口前将腰桥摇平，以减轻腰部张力。

（7）腹腔镜器械应严格按照内镜消毒规范认真刷洗消毒。

六、腹腔镜肾囊肿去顶减压术

(一)术前准备

1.器械敷料

腹腔镜肾囊肿器械、腹腔镜器械(气腹针 1 个、10mm Trocar 1 个、5mm Trocar 2 个、10mm 电子镜、分离钳 2 把、剪刀 1 把、冲洗吸引器 1 套、电凝线及电凝钩 1 套、超声刀刀头及手柄 1 套)开胸单、基础敷料包、盆、手术衣。

2.一次性物品

1-0 丝线、2-0 丝线、3-0 丝线、手套、敷贴、潘氏引流管、5mL 注射器。

(二)麻醉方法

气管插管全身麻醉。

(三)手术体位

经腹腔途径常采用 70°侧卧,而经腹膜后入路多采取 90°侧卧位。

(四)手术配合

1.经腹腹腔镜肾囊肿去顶减压术

(1)Trocar 位置:于患侧锁骨中线脐水平下 4cm 处建立第一只 Trocar,作为观察镜通道。在腹腔镜的直视下于锁骨中线外侧 2cm 肋缘下 2cm 及 5cm 处穿刺置入两只 Trocar 作为操作套管。

(2)切开侧腹膜:于结肠脾曲外侧缘以电钩切开侧腹膜,使结肠充分下移,稍加分离则可暴露肾脂肪囊。

(3)肾囊肿显露:根据局部的隆起初步判定囊肿位置,切开肾周筋膜及脂肪囊,暴露肾脏。沿肾被膜分离找到肾囊肿并逐步分离至囊肿完全显露。

(4)囊肿去顶:用电钩于囊肿中心切一小切口,吸出积液。用抓钳提起囊壁,在距肾皮质 0.5cm 处剪除囊壁。将腹腔镜伸入囊内,观察囊内情况,如有囊内间隔或复合囊肿,在明确与肾盂无相通后,可行切除或再次去顶减压。以电凝棒将残留囊壁电灼,以防止复发。

(5)止血:电凝残留囊壁边缘,创面冲洗后彻底止血,放置引流管,清点用物,缝合切口。

2.腹膜后腹腔镜肾囊肿去顶减压术

(1)Trocar 位置:放置第一只 Trocar 于患侧腋中线髂嵴上 2cm 处,作为观察镜通道。腹膜后间隙建立后,在腹腔镜的直视下于腋前线及腋后线肋缘下 2cm 处穿刺置入两只 Trocar 作为腹腔镜操作通道。

(2)腰大肌显露:在腹膜后间隙稍加分离即可清晰地显露腰大肌。

(3)肾囊肿的显露:以电钩通过肾筋膜后叶与侧椎筋膜之间无血管平面向头侧分离,直至肾脂肪囊清晰显露。切开肾脂肪囊后,沿肾被膜分离即可找到肾囊肿并逐步分离至囊肿完全显露。

(4)囊肿去顶:用电钩切开囊肿中心,吸出积液。剪除囊壁后将腹腔镜伸入囊内,观察囊内情况,以电凝棒电灼残留囊壁黏膜以防止复发。

(5)止血:电凝残留囊壁边缘,创面彻底止血,放置引流管,清点用物,缝合切口。

七、肾切除术

(一)术前准备

1.器械敷料

剖腹器械、肾切除专用器械、开胸单、手术衣、基础敷料包、盆。

2.一次性物品

1-0 丝线、2-0 丝线、3-0 丝线、剖腹针、电刀手柄、吸引器连接管、手套、敷贴、手术薄膜、潘氏引流管、引流袋。

(二)手术体位

90°侧卧位。

(三)麻醉方法

气管插管全身麻醉。

(四)手术配合

(1)常规消毒铺巾。

(2)于腰部肋缘下切开,自肋脊角开始,斜行向下至髂棘上方两横指处为止。

(3)切开皮肤、皮下组织、电刀止血,两块纱布垫保护切口两侧,洗手换刀。

(4)拉钩撑开切口,暴露腰部肌层,切开背阔肌、腹外斜肌,用弯血管钳止血,1-0 丝线结扎。用腹腔拉钩暴露切口,切开腰筋膜及腹横肌深达肾周围脂肪囊。

(5)腹腔自动拉钩撑开,推开腹膜,切开肾周围脂肪囊,以手指剥离周围脂肪、筋膜及粘连,切勿撕破肾包膜囊,完全游离肾脏至肾蒂部。

(6)分离输尿管,剥开周围粘连至输尿管下段,用大弯血管钳夹住、切断输尿管,残端用丝线双重结扎。

(7)肾脏及上段输尿管全部游离后,用三把肾蒂钳夹住肾蒂血管,仔细检查后离断肾蒂。8×20 圆针、1-0 丝线缝扎肾蒂血管,松去钳子,再重复缝扎一次。

(8)肾蒂结扎后,仔细检查,如无出血,即可冲洗切口,放置引流管。

(9)清点器械、敷料、常规缝合切口。以 10×28 圆针、1-0 丝线缝合腰背筋膜及肌肉,3-0 丝线缝合皮下,10×28 角针、3-0 丝线缝皮。

(10)纱布覆盖切口,敷贴固定,引流管连接引流袋。

(五)手术配合注意事项

(1)术前认真检查肾蒂钳,保证功能良好。

（2）其余同腹腔镜肾上腺肿瘤剜除术。

八、肾部分切除术

（一）术前准备

1.器械敷料

剖腹器械、肾切除专用器械、开胸单、基础敷料包、手术衣、盆。

2.一次性物品

1-0 丝线、2-0 丝线、3-0 丝线、电刀手柄、吸引器连接管、手套、敷贴、手术薄膜、剖腹缝针、潘氏引流管、引流袋。

（二）麻醉方法

气管插管全身麻醉。

（三）手术体位

90°侧卧位。

（四）手术配合

（1）常规消毒铺巾。

（2）做标准肾脏切口或腰部斜切口。

（3）手指钝性游离肾脏，周围粘连多时，注意勿撕破肾包膜。暴露病变区域，分离肾门周围组织直至肾门充分暴露。

（4）分离上段输尿管及肾蒂周围组织，露出肾蒂血管，用肾蒂钳夹住肾蒂，暂时阻断血循环，减少术中出血，记录阻断时间，定时开放。

（5）根据需切除的区域，确定刀切平面，用长刀柄、小圆刀片，环形或纵行切开病变区的肾包膜。用黏膜剥离子推下肾包膜，切除肾脏病变部分。

（6）肾结石患者，应注意预防结石遗留，可用手轻轻探查肾盂，但勿使肾盂裂伤。

（7）放开肾蒂钳，仔细观察有无出血，注意肾脏颜色。肾脏若全部游离，需用 6×14 圆针、2-0 丝线间断缝合肾包膜几针，固定肾脏。

（8）清理切口，清点器械、敷料，放置负压引流管，逐层关闭切口。

（五）手术配合注意事项

（1）及时记录肾脏阻断时间，每 30 分钟放松 1 次，必要时应提醒手术者，以免阻断时间过长，引起肾脏坏死。

（2）余同肾切除术。

九、腹腔镜单纯性肾切除术

(一)术前准备

1.器械敷料

腹腔镜肾器械、腹腔镜器械(气腹针 1 个、12mm Trocar 1 个、10mm Trocar 1 个、5mm Trocar 2 个、10mm 电子镜、分离钳 2 把、剪刀 1 把、扇形拉钩 1 把、普通钛夹及施夹器 1 把、冲洗吸引器 1 套、电凝线及电凝钩 1 套、超声刀刀头及手柄 1 套、后腹膜腔囊扩张气囊、12mm hemolock 夹钳)开胸单、手术衣、基础敷料包、盆。

2.一次性物品

1-0 丝线、2-0 丝线、3-0 丝线、电刀手柄、吸引器连接管、手套、敷贴、手术薄膜、剖腹缝针、潘氏引流管、引流袋、50mL 注射器。

3.仪器

腹腔镜、气腹机、超声刀。

(二)手术体位

经腹腔入路常采用 70°侧卧位,经腹膜后入路多采取 90°侧卧位。

(三)麻醉方法

气管插管全身麻醉。

(四)手术配合

1.经腹腹腔镜肾切除术

(1)Trocar 的位置:观察通道多建立于患侧髂前上棘上方二横指处。气腹建立后,直视下于患侧锁骨中线外侧 2~3cm、脐上 2cm 处穿刺 5mm Trocar 作为操作通道。需镜下打结或牵开脏器时可于腋前线适当位置置入第四个 Trocar 辅助。

(2)切开后腹膜:于升(降)结肠反折处切开后腹膜,右侧从盲肠部向上切开至肝水平,左侧从髂总血管处切开至脾脏下缘,钝性分离腹膜,使结肠充分下坠,显露 Gerota 筋膜。

(3)输尿管游离:输尿管常位于性腺静脉深面,在肾下极内侧稍加分离即可显露,小心地将右输尿管游离出来。

(4)肾脏前方的游离:切开 Gerota 筋膜并解剖显露肾上极,柔和分离,将肾上腺与肾脏分离开,小心仔细向下分离达肾脏的前面。

(5)肾蒂的解剖和处理:仔细分离肾静脉的分支后分别以钛夹夹闭或结扎。以抓钳、吸引器或电钩等器械完成对肾蒂的解剖分离。肾蒂离断时应先动脉再静脉,肾动脉可以以 3 个 Hemolock 夹夹闭后切断,肾动脉近端留置 2 个 Hemolock 夹。

(6)肾脏的切除:向后侧逐步解剖分离肾蒂残端,向上后方抬起肾脏以充分游离肾脏后方,直接在肾被膜表面操作,完成对整个肾脏的游离。用钛夹夹住或丝线结扎输尿管,在钛夹间切断输尿管,完成肾脏的切除。

(7)标本取出:将切除的标本放入标本袋内,可采用2、3穿刺孔间小切口将标本取出。

2.腹膜后腹腔镜肾切除术

(1)Trocar 的位置:观察通道多建立于患侧腋中线髂前上棘上方二横指处。采用球囊扩张或直接扩张法建立腹膜后腔隙。气腹建立后,直视下于患侧腋前线及腋后线肋缘下 3cm 处穿刺 5mm Trocar 作为操作通道。需镜下打结时可于腋中线肋缘下置入第四个 Trocar 辅助。

(2)输尿管的显露及游离:腹腔镜进入后腹膜腔后,可清楚地看到腰大肌,通过肾筋膜后叶与侧椎筋膜之间无血管平面向腰大肌内侧稍向深处分离,即可显露输尿管,钝性分离输尿管周围组织使输尿管游离。

(3)游离肾蒂并处理:沿输尿管内缘向上游离即可到达肾盂和肾蒂。首先游离暴露出肾动脉并以钛夹夹闭或结扎。肾静脉常位于肾动脉下方,离断肾动脉后可游离肾静脉,而后分别游离切断肾上腺静脉等其他小分支。肾静脉可经结扎后或以切割缝合器离断。

(4)肾脏的游离:消除血运的肾脏将变软、变小,所以在 Gerota 筋膜下可轻易的将整个肾脏游离。

(5)切断输尿管:用钛夹夹闭输尿管,切断输尿管,完成肾脏的切除。

(6)标本取出:将切除的标本放入标本袋内可采用 2、3 穿刺孔间小切口将标本取出,放置引流管。

十、腹腔镜根治性肾切除术

(一)术前准备

同腹腔镜单纯性肾切除术。

(二)麻醉方法

气管插管全身麻醉。

(三)手术体位

经腹腔入路常采用 70°侧卧位,经腹膜后入路多采取 90°侧卧位。

(四)手术配合

1.Trocar 的位置

观察通道多建立于患侧腋中线髂前上棘上方二横指处。采用球囊扩张或直接扩张法建立腹膜后腔隙。气腹建立后,直视下于患侧腋前线及腋后线肋缘下 3cm 处穿刺 5mm Trocar 作为操作通道。需镜下打结时可于腋中线肋缘下置入第四个 Trocar 辅助。

2.输尿管的显露及游离

明确判定腰大肌后,在肾下极 Gerota 筋膜外,通过前述的肾筋膜后叶无血管区向腰大肌内侧稍向深处分离,即可显露输尿管,并使之游离。

3.肾蒂显露及游离

肾蒂血管游离必须在 Gerota 筋膜外进行,同时应注意肾门淋巴结情况,尽力做到整块切除。肾蒂离断仍要遵循先动脉再静脉的原则,避免术中肿瘤血行播散。动静脉的离断方法与单纯性肾切除相同。

4.切断输尿管

将输尿管尽量向远侧游离后,以钛夹夹闭或丝线结扎输尿管并切断输尿管。

5.肾脏的游离切除

由于在 Gerota 筋膜外为疏松结缔组织构成的无血管区,以电凝钩将整个肾脏及肾脂肪囊游离,完成肾脏的切除。游离顺序多为肾脏背侧、上极、腹侧至下极。

6.淋巴结清扫

彻底清扫肾门周围淋巴结。

7.标本取出

将切除的肾脏、肾周脂肪及肾门淋巴结放入标本袋内,采用 2、3 穿刺孔间小切口将标本完整取出。

十一、输尿管切开取石术

(一)术前准备

1.器械敷料

剖腹器械包、膀胱专用器械、剖腹单、基础敷料包、手术衣。

2.一次性物品

手套、1-0 丝线、2-0 丝线、3-0 丝线、手术薄膜、敷贴、潘氏引流管、8# 普通尿管、双 J 管(F6、F7)、导丝、液状石蜡、5-0 可吸收线、20mL 注射器。

(二)麻醉方法

硬膜外麻醉或腰麻。

(三)手术体位

输尿管上段取石术的体位同肾切除术,中段及下段取石术取水平仰卧位,患侧可稍垫高。

(四)手术配合

1.显露上段输尿管

(1)切口:上起第 12 肋间或略下,下至髂前上棘内上方。

(2)切开肌层:切开腹外斜肌、腹内斜肌及腹横肌。在切断腹横肌时,注意避免损伤肋下神经、血管、髂腹下神经和髂腹股沟神经。

(3)显露输尿管:进入腹膜后间隙之后,可见输尿管位于腹膜后的腰大肌之前,精索内动、静脉(或卵巢动、静脉)横越输尿管,应加保护,避免损伤。

2.显露中段输尿管

(1)切口:上起髂嵴中点上方两横指,顺腹外斜肌至腹直肌外缘。

(2)切开肌层:切开腹外斜肌、腹内斜肌及腹横肌,进入腹膜后间隙。

(3)显露输尿管:将腹膜及腹腔内容物向内拉开,此处输尿管常与腹膜粘连,易与腹膜一起被拉开而不易找到。精索内(卵巢)血管在此段输尿管的外下侧跨过髂动、静脉。

3.显露下段输尿管

(1)切口:上起髂前上棘内侧约2cm处,向下向腹中线作弧形切口,至耻骨联合上1cm处。

(2)切开肌层:沿肌纹切开腹外斜肌,切断腹内斜肌及腹横肌,再横行切断联合肌腱,必要时可切开腹直肌前鞘。肌肉切开后,在切口下角可看到腹壁下动、静脉,应避免损伤。必要时也可将其结扎、切断,以利手术进行。

(3)显露输尿管:在输尿管下段,女性有子宫动、静脉,男性有输精管和精索内动、静脉跨越,分离时应注意保护。

4.明确结石部位

用手指沿输尿管触摸,常可摸到一处鼓起的硬性团块,即为结石嵌顿之处。如不能明确,应随时参考X线片,然后钝性分离该段输尿管周围组织。

5.切开输尿管取石

在结石上、下端各用一纱布带牵拉输尿管,以防结石滑走。在输尿管周围放纱布垫,以防切开输尿管时脓液或尿液外溢污染周围组织。纵行切开结石处的输尿管,用弯止血钳或镊子取出结石。

6.探查

用吸引器吸尽外溢的尿液。经输尿管切口插入输尿管导管,上至肾盂、下至膀胱,探查输尿管有无结石、狭窄或其他原因造成的梗阻。

7.缝合输尿管

用5-0可吸收线线间断缝合输尿管2～3针。缝线仅可穿过外层和肌层,避免穿过黏膜,取出切口周围的保护纱布垫,将周围的脂肪组织覆盖输尿管缝合处,用1～2针可吸收线固定脂肪组织。

8.缝合切口

检查伤口无出血及异物存留,在输尿管切口旁置引流管。将手术台放平,逐层缝合肌肉、皮下组织及皮肤。

(五)手术配合注意事项

(1)取出结石要妥善保管。

(2)余同腹腔镜肾上腺肿瘤剜除术1～3条。

十二、后腹腔镜输尿管切开取石术

(一)术前准备

1.器械敷料

腹腔镜输尿管器械包、腹腔镜器械(气腹针1个、10mm Trocar 1个、5mm Trocar 3个、10mm电子镜、分离钳2把、剪刀1把、扇形拉钩1把、持针器1把、冲洗吸引器1套、电凝线及电凝钩1套、超声刀刀头及手柄1套)开胸单、基础敷料包、盆、手术衣。

2.一次性物品

手套、1-0丝线、2-0丝线、3-0丝线、手术薄膜、敷贴、潘氏引流管、8#普通尿管、双J管(F6、F7)、双J管导丝、输尿管导管、后腹腔扩张气囊、液状石蜡油、5-0可吸收线、20mL注射器。

3.仪器

腹腔镜、气腹机、超声刀。

(二)麻醉方法

气管插管全身麻醉。

(三)手术体位

同腹腔镜肾癌切除术。

(四)手术配合

(1)于髂嵴上方置入第一个Trocar。建立后腹腔、充入二氧化碳,压力为12~14mmHg。直视下置入其他Trocar,腹腔镜探查手术野,了解有无活动性出血和腹膜损伤。根据术前定位,在结石段输尿管相应平面切开肾周筋膜,在脂肪囊内寻找输尿管。

(2)游离输尿管:在结石上方用钳子轻夹输尿管,防止结石滑至肾盂。用腹腔镜精细剪刀在结石段输尿管上方全层剪开输尿管壁,松动并取出结石。探查输尿管内有无残余结石及其他病变,并作相应处理。

(3)置入双J管:经穿刺套管将双J管前端置入后腹腔,拔出套管针重新置入,将双J管尾端置于套管外,经输尿管切口将双J管插入输尿管内。

(4)用5-0可吸收线全层缝合输尿管切口。检查手术野无活动性出血,腹膜后留置潘氏引流管,经腋中线切口引出体外。放出后腹腔内气体,常规缝合切口。

(五)手术配合注意事项

(1)妥善保管取出的结石。

(2)余同腹腔镜肾上腺肿瘤剜除术。

十三、后腹腔镜输尿管癌根治术

（一）术前准备

同腹腔镜肾癌切除术，另备电切器械一套（12°膀胱镜、封闭鞘、可旋转外管鞘、内管鞘、被动式工作把手）、电切环、艾力克。

（二）麻醉方法

气管插管全身麻醉。

（三）手术体位

先截石位，电切输尿管口，再改健侧90°侧卧位。

（四）手术配合

（1）取截石位，探查整个膀胱，确定有无肿瘤及其他病变，对患侧输尿管口进行电切，围绕管口电切一周，切至脂肪层。

（2）改健侧90°侧卧位手术步骤同腹腔镜根治性肾切除术。

（五）手术配合注意事项

（1）术中设置电切功率90W，电凝功率70W，球状电极电凝功率100W。

（2）同腹腔镜根治性肾切除术。

十四、膀胱切开取石术

（一）术前准备

1.器械敷料

剖腹器械、膀胱专用器械、剖腹单、基础敷料包、盆、手术衣、持物钳。

2.一次性物品

1-0丝线、2-0丝线、3-0丝线、剖腹针、手套、电刀手柄、手术薄膜、敷贴、菌状引流管、潘氏引流管、液状石蜡油、2-0肠线（或2-0可吸收线）、20mL注射器。

（二）麻醉方法

硬膜外麻醉。

（三）手术体位

水平仰卧位，骶尾部垫高。

（四）手术配合

（1）术前留置尿管，注入生理盐水200～300mL充盈膀胱并用血管钳夹闭导尿管。

（2）切口：耻骨上正中切口。

（3）切开膀胱：用纱布推开腹膜后，将膀胱壁四角用4把组织钳夹住提起，切开膀胱，显露结石。

(4)取出结石:取石钳取出结石。仔细探查膀胱,确认无结石残留。

(5)膀胱造瘘:2-0 肠线(或 2-0 可吸收线)全层缝合膀胱,置菌状引流管行膀胱造瘘。膀胱前间隙置潘氏引流管。

(6)清点器械敷料,关腹。

(五)手术配合注意事项

(1)术中密切观察患者生命体征的变化。

(2)保持静脉通路通畅。术中防止电烫伤。

(3)缝合膀胱前要清点器械敷料。

(4)取出结石要妥善保管。

十五、膀胱部分切除术

(一)术前准备

1.器械敷料

剖腹器械、膀胱专用器械、剖腹单、基础敷料包、盆、手术衣。

2.一次性物品

1-0 丝线、2-0 丝线、3-0 丝线、剖腹针、手套、手术薄膜、敷贴、22# 菌状引流管、潘氏引流管、液状石蜡油、2-0 肠线(或 2-0 可吸收线)、20mL 注射器、无菌导尿包。

(二)麻醉方法

硬膜外麻醉。

(三)手术体位

水平仰卧位。

(四)手术配合

(1)术前留置导尿管,注入生理盐水 200～300mL 充盈膀胱,并用血管钳夹闭导尿管。

(2)切口:耻骨上正中切口。

(3)切开膀胱:用纱布推开腹膜后,将膀胱壁四角用 4 把组织钳夹住提起,然后切开膀胱,显露肿瘤。

(4)切除病变:用高频电刀或组织剪在距肿瘤边缘 2cm 处,将以肿瘤为核心的膀胱壁作部分切除。粘连的腹膜一并切除。如果肿瘤位于输尿管口,应将输尿管口连同下端输尿管一并切除,将输尿管重新吻合于膀胱壁无肿瘤部位。

(5)止血:病变部膀胱壁切除后,如有活动出血,即予缝扎或电凝止血。

(6)冲洗膀胱:用灭菌蒸馏水冲洗,以破坏残存肿瘤细胞。

(7)膀胱造瘘:2-0 肠线全层缝合膀胱,膀胱内置 22# 菌状引流管行膀胱造瘘。膀胱前间隙置潘氏引流管。

(8)清点器械敷料,关腹。

十六、全膀胱切除术

(一)术前准备

1.器械敷料

剖腹器械、膀胱专用器械、剖腹单、基础敷料包、盆、手术衣。

2.一次性物品

1-0 丝线、2-0 丝线、3-0 丝线、剖腹针、手套、电刀手柄、3L 手术薄膜、敷贴、菌状引流管、潘氏引流管、8# 普通尿管、F6 输尿管导管、双 J 管(F6,F7)、双 J 管导丝、液状石蜡、2-0 肠线、5-0 可吸收线、20mL 注射器。

(二)麻醉方法

气管插管全身麻醉。

(三)手术体位

水平仰卧位,骶尾部垫高。

(四)手术配合

1.切口

下腹正中切口或弧形横切口。

2.探查腹腔

切开前腹膜,探查肝脏及腹膜后和盆腔淋巴结有无转移,如肝脏无转移,可行手术。盆腔以上淋巴结如有肿大,应首先将高位的肿大淋巴结送冰冻切片检查,明确有无转移;有转移者不宜手术。

3.切断输尿管

在盆腔边缘切开后腹膜,游离两侧输尿管至膀胱入口处,远端结扎及缝扎,留待与膀胱一并切除。近端内插入输尿管导管,用丝线固定导管,将其放入橡皮手套内以免尿液污染创口。

4.分离膀胱

继续将膀胱顶部和后部腹膜剥离,当腹膜与膀胱壁粘连,疑有局部浸润时,应在距粘连部边缘 2cm 以上处环形剪开腹膜,使粘连部腹膜保留在膀胱壁上,留待一并切除。然后,从后腹膜侧切口将腹膜向侧壁分离,分别切断、1-0 丝线结扎闭塞的脐动脉和输精管。沿两侧输精管下段向内、向下分离,直至膀胱底部。将膀胱上动脉切断和结扎。将髂总动脉分叉处以下的淋巴结与输精管一起向下分离。钝性分离膀胱和前列腺,直至前列腺顶部。分离前列腺和直肠之间的 Denovillier 筋膜时,注意防止损伤直肠前壁。将耻骨前列腺韧带分离切断,结扎其间的阴茎背深静脉。

5.切断尿道

将尿道内导尿管拔出,尿道用长钳钳夹后切断,将近端向上翻起,远端用 2-0 肠线缝扎。

6.局部清理

将膀胱及前列腺侧韧带和供应膀胱及前列腺的膀胱下动脉切断、结扎。将前列腺、精囊、膀胱及局部淋巴结(髂血管附近、股神经之内及腹主动脉分叉之下的淋巴结)一并取出。

7.乙状结肠或回肠代膀胱

双侧输尿管乙状结肠用 5-0 可吸收线吻合或回肠膀胱吻合,内置 F6 双 J 管。肠管端端吻合。

8.腹壁造瘘

代膀胱腹壁造瘘。如不行肠代膀胱,将双侧输尿管直接用 5-0 可吸收线行腹壁造瘘。

9.引流缝合

在膀胱窝置潘氏引流管,切口逐层缝合。

(五)手术配合注意事项

(1)术中严格无菌操作,接触肠道器械应单独放置。

(2)手术时间较长,术中加强患者的皮肤护理。

(3)保持通畅的静脉通路,术中加强病情观察。

(4)术前备好各种引流管。

十七、腹腔镜根治性全膀胱切除术

(一)术前准备

1.器械敷料

腹腔镜膀胱器械包、腹腔镜器械(气腹针 1 个、10mm Trocar 1 个、5mm Trocar 4 个、10mm 电子镜、分离钳 2 把、剪刀 1 把、扇形拉钩 1 把、普通钛夹及施夹器 1 把、冲洗吸引器 1 套、电凝线及电凝钩 1 套、超声刀刀头及手柄 1 套、Ligasure 手柄 1 套)剖腹单、基础敷料包、手术衣。

2.一次性物品

电刀手柄、吸引器连接管、5-0 可吸收线、手套、1-0 丝线、2-0 丝线、3-0 丝线、手术薄膜、敷贴、普通引流管、潘氏引流管、8# 普通尿管、单 J 管(F6、F7)、单 J 管导丝、液状石蜡、5-0 肠线、20mL 注射器等。

3.仪器

腹腔镜、高频电刀、超声刀、血管结扎束。

(二)麻醉方法

气管插管全身麻醉。

（三）手术体位

30°头低足高卧位，臀部垫高。

（四）手术配合

（1）建立人工气腹，气腹压力在 12～14mmHg，置入观察镜及操作器械。

（2）进入腹腔后，沿着膀胱直肠陷凹腹膜返折处横向打开腹膜，分离腹膜找到输精管，仔细分离后用 1-0 丝线结扎离断输精管。

（3）提起输精管，在膀胱背侧游离出精囊。在精囊下方分离横行剪开狄氏筋膜，暴露直肠前脂肪组织，在前列腺后方分离至前列腺尖部。

（4）借助输精管与输尿管交叉的解剖关系，提起输精管在其后外方分离出输尿管，至近膀胱入口处，远端结扎后离断输尿管。

（5）在耻骨后间隙的疏松结缔组织中分离出膀胱前壁，直至盆内筋膜返折处和耻骨前列腺韧带，用电凝钩依次打开。

（6）用 2-0 可吸收线在前列腺尖部两侧缝扎阴茎背静脉复合体后切断，进一步游离至前列腺尖部。

（7）超声刀结合单、双极电凝或 Ligasure 切断膀胱前列腺侧韧带，其内包括膀胱上动脉、膀胱下动脉等血管，电凝彻底止血。处理前列腺侧韧带，以创造操作空间。

（8）提起膀胱，紧贴前列腺尖部离断膜部尿道，用 2-0 可吸收线缝合尿道断端。

（9）沿髂总血管及髂外血管至腹股沟内环处将血管周围的淋巴脂肪组织切除，应仔细电凝，防止创面广泛渗血。

（10）扩大脐下观察镜 Trocar 孔，小切口长约 4～6cm，将切除的膀胱连同清扫的淋巴脂肪组织取出。

（11）留置盆腔内引流管。

（五）手术配合注意事项

（1）体位摆放要以充分暴露手术野、使患者舒适为原则。

（2）腹腔镜器械应严格按照内镜清洗消毒规范认真刷洗消毒。

（3）余同腹腔镜肾上腺肿瘤剜除1～3条。

十八、腹腔镜前列腺癌根治术

（一）术前准备

1.器械敷料

腹腔镜前列腺器械、腹腔镜器械（0°10mm 电子镜、气腹针、10mm Trocar 1 个、5mm Trocar 4 个、分离钳 2 把、剪刀 1 把、扇形拉钩 1 把、转换器 1 个、普通钛夹及施夹器各 1 个、超声刀头及手柄 1 套、电凝线及电凝钩 1 套）、剖腹单、基础敷料包、手术衣、盆。

2.一次性物品

1-0 丝线、2-0 丝线、3-0 丝线、腹腔镜针、吸引器管、手套、手术薄膜、敷贴、潘氏引流管、液状石蜡油、5mL 注射器、20mL 注射器、PDS 缝线、2-0 可吸收线、22#硅胶 Forley 导尿管。

3.仪器

腹腔镜、超声刀、双极电凝或血管结扎束、气腹机。

（二）麻醉方法

气管插管全身麻醉。

（三）手术体位

30°头低足高位,臀部垫高。

（四）手术配合

(1)建立操作通道:一般采用 5 部位穿刺法,脐下置入直径为 10mm 观察镜 Trocar,4 个器械操作 Trocar 分别置入左、右麦氏点,腹直肌两侧外缘平髂嵴水平,必要时可在耻骨联合上两横指处置入另一个 5mm Trocar。

(2)麻醉成功后,在脐下刺入气腹针,建立人工气腹,气腹压力 12～14mmHg。

(3)置入观察镜后,在腹腔镜监视下,分别置入器械操作 Trocar。

(4)横向打开膀胱直肠陷窝最下方的腹膜返折处,找到输精管,在精囊后方向下游离。

(5)提起两侧输精管,在精囊后平面分离前列腺后间隙,可见紧张的狄氏筋膜并切开,分离直肠前列腺间隙至前列腺尖部。

(6)在耻骨后间隙分离,电凝切开盆内筋膜返折处和耻骨前列腺韧带。

(7)2-0 可吸收线在前列腺尖部两侧缝扎阴茎背静脉复合体后切断,进一步游离至前列腺尖部。

(8)剪刀在前列腺膀胱交接处剪开膀胱颈,将尿管提起,仔细剪开膀胱颈后壁,将游离的精囊和输精管残端提出,暴露出前列腺后间隙。

(9)超声刀凝断前列腺后壁两侧的血管束,钝性分离前列腺后壁,注意保留前列腺后外侧的海绵体神经血管束。

(10)进一步游离前列腺尖部,用剪刀整齐剪断。用 2-0 可吸收线在膀胱和尿道之间吻合,先在 5～7 点之间做连续缝合,置入 22#硅胶 Forley 导尿管,然后依次在 1 点、11 点两处间断缝合打结。

(11)血 PSA 大于 10ng/mL 的患者行盆腔淋巴结清扫术。

(12)将切除的标本装入自制的标本袋,从脐下扩大的 Trocar 切口取出。从一侧的麦氏点 Trocar 口放置耻骨后引流管。

（五）手术配合注意事项

(1)腹腔镜器械刷洗应严格按照内镜消毒规范认真刷洗。

(2)余同腹腔镜肾上腺肿瘤剜除 1～5 条。

十九、经尿道膀胱肿瘤电切术

(一)术前准备

1.器械敷料

电切器械、27#电切镜1套(12°镜子、封闭鞘、可旋转外管鞘、内管鞘、被动式工作把手、电切环)、剖腹单、基础敷料包、手术衣、持物钳。

2.一次性物品

手套、无菌保护套、一次性灌注连接管、3L手术薄膜、20mL注射器、22#三腔硅胶尿管,无菌液状石蜡油。

3.电切灌注液

5%的甘露醇液。等离子电切,使用灌注液为0.9%的生理盐水注射液。

4.仪器

摄像显示系统、冷光源、奥林巴斯电刀。

(二)手术体位

截石位,臀部超过床沿5cm。

(三)麻醉方法

硬膜外麻醉或气管插管全身麻醉。

(四)手术配合

(1)建立静脉通路,麻醉成功后摆截石位。电刀负极板紧密粘贴在患者腿部,调节好电刀的功率,脚踏板置于术者的右侧。连接好专用接水槽。

(2)常规消毒铺巾。电切器械安装后涂无菌液状石蜡油备用。

(3)正确连接电切镜各导线。灌注连接管同时连接两袋灌注液,将灌注液调整至适宜高度,保证一定的压力。

(4)置入电切镜,探查膀胱的情况,寻找肿瘤并认真观察输尿管口的位置。

(5)观察清楚后行经尿道膀胱肿瘤电切术(TURBT),将肿瘤完全切除,深达深肌层,范围超过肿瘤2cm。

(6)肿瘤切除干净后,用Ellik冲洗,保留好标本。

(7)检查有无出血后置三腔硅胶尿管。送患者回病房交接。

(五)手术配合注意事项

(1)电切过程中应嘱咐患者不能随意活动,控制咳嗽,以免发生膀胱穿孔。

(2)术中如出现闭孔反射,应辅助按压同侧下肢。必要时备好局麻药,做闭孔神经封闭用。

(3)使用电刀时应注意防止电烫伤。

(4)TURS是TURP最危险的并发症,严重者可引起死亡。应严密观察病情,及时发现处理 TURS。

（5）术中随时观察并调节电切功率大小，一般功率为 100W，电凝功率为 80W，球状电极电凝功率为 100W。等离子电切功率为 280W，电凝功率为 80W，球状电极电凝功率为 150W。

（6）术中及时更换电切液，保持术野的清晰。

（7）各种导光纤维使用时及术后处理，不可打折成角。

（8）镜子等精密仪器应彻底清洗，轻拿轻放，避免震动。

（9）妥善保留好标本送病理检验。

二十、经尿道前列腺电切术

（一）术前准备

同经尿道膀胱肿瘤电切术。

（二）手术体位

同经尿道膀胱肿瘤电切术。

（三）麻醉方法

同经尿道膀胱肿瘤电切术。

（四）手术配合

（1）建立静脉通路，麻醉成功后摆截石位。电刀负极板紧密粘贴在患者腿部，调节好电刀的功率，脚踏板置于术者的右侧。连接好专用接水槽。

（2）常规消毒铺巾，电切器械安装后涂无菌液状石蜡油备用。

（3）正确连接电切镜各种导线。灌注连接管同时连接两袋灌注液，将灌注液调整至适宜高度，保证一定的压力。

（4）提起阴茎经尿道缓慢置入电切镜，首先观察膀胱的情况，注意有无憩室、肿瘤和结石，观察三角区和左右输尿管口位置与增大腺体的关系。观察尿道内口形态、前列腺、尿道长度、精阜、侧叶与精阜的关系。

（5）观察清楚后进行经尿道前列腺电切（TURP）术，电切的过程中要保持灌注液的持续灌注，以保证术野的清晰。灌注液的温度为 30℃～35℃，因低温灌注液对心血管系统的影响很大，加温后可减少心血管并发症。

（6）密切观察病情，警惕经尿道前列腺电切综合征（TURS）的发生。

（7）腺体切除后用艾力克（Ellik）吸出切除的组织。然后观察是否有出血并彻底止血，检查排尿控制情况。

（8）留置导尿管与无菌尿袋相接，收集切除的组织送病理。

（9）协助患者穿好衣裤后送回病房。

（五）手术配合注意事项

（1）前列腺电切的患者多为老年患者，因此应做好心理护理、皮肤护理。术前详细了解有无心血管及其他系统的疾病。

(2)余同经尿道膀胱肿瘤电切术。

二十一、输尿管镜气压弹道碎石术

(一)术前准备

1.器械敷料

电切器械,基础敷料包、手术衣、持物钳。

2.一次性物品

手套、液状石蜡油、16#Forley 导尿管、3L 脑科手术薄膜、无菌保护套、20mL 注射器、F5 双 J 管、3L 生理盐水。

3.仪器

摄像及显示系统、冷光源、WOLF 输尿管镜、瑞士产 EMS 第三代气压弹道联合超声碎石机、压力灌注泵、空气压缩机、输尿管镜异物钳、直径 1mm 气压弹道探针、弹道连接帽、回弹帽、斑马导丝。

(二)麻醉方法

硬膜外麻醉或静脉复合麻醉。

(三)手术体位

截石位。

(四)手术配合

(1)常规消毒铺巾。检查并正确连接各仪器,调节好功率,连接注水泵。

(2)输尿管镜置入膀胱后,患侧输尿管口置入斑马导丝,在其引导下将输尿管镜缓慢的置入输尿管内。

(3)行输尿管镜检查,发现结石行弹道碎石,持物钳取出结石。

(4)输尿管内留置双 J 管。

(5)退出输尿管镜,留置导尿管。护送患者回病房。

(五)手术配合注意事项

(1)卧位摆放时注意避免腓总神经受压损伤。

(2)硬膜外麻醉患者嘱其术中不能随意活动,控制咳嗽等,以免发生输尿管的损伤。

(3)碎石过程中减慢水流速度,将体位调整为头高足低位,以免结石被冲入肾盂内。

(4)输尿管镜及异物钳等精密仪器做好维护及保养。

二十二、经皮肾镜气压弹道联合超声碎石术

（一）术前准备

1.器械敷料

经皮肾镜器械、电切器械包、基础敷料包、手术衣、持物钳。

2.一次性物品

1-0 丝线、10×28 角针、手套、液状石蜡油、无菌引流袋、3L 脑科手术薄膜、无菌保护套、16$^\#$ Forley 导尿管、20$^\#$ T 形管、F5 双 J 管、F7 输尿管导管、3L 生理盐水。

3.仪器

摄像及显示系统、冷光源、WOLF 输尿管镜、经皮肾镜、瑞士产 EMS 第三代气压弹道联合超声碎石机、水压灌注泵、B 超机、空气压缩机、直径 3mm 的中空超声探针、直径 2mm 气压弹道探针、筋膜扩张器、穿刺针、F16 剥皮鞘、套叠式金属扩张器、斑马导丝。

（二）麻醉方法

全身麻醉，特殊情况下采用局麻。

（三）手术体位

截石位和俯卧位，或取 90°侧卧位。

（四）手术配合

（1）在上肢建立通畅的静脉通路，配合做好心电监护和气管插管全身麻醉。摆好截石位。通过尿道，在输尿管镜下行患侧输尿管逆行置 F7 输尿管导管。目的是术中注水形成人工肾积水以利于穿刺，并防止肾结石堵塞输尿管，留置 Forley 导尿管。

（2）取俯卧位，肾区腹侧用软枕垫高 30°，胸部放置一软枕，头脚稍低，双手自然放于头侧，头下垫一软头圈并偏向一侧，定时将头转向另一侧防止面部器官受压损伤。

（3）常规消毒铺巾后，在患者肾区粘贴 3 个脑科手术薄膜。

（4）检查摄像系统和光源系统，迅速接好各种导线及导水管。碎石采用 EMS Ⅲ代气压弹道超声碎石机。气压弹道能量设为 100%，频率设为 12Hz，超声能量设为 70%，占空比设为 70%。随时调节灌洗液的流量和水压，流量和压力太小，常会造成肾镜视野不清，影响器械操作；流量和压力过大，会造成结石被灌洗液冲走，使其位置不易固定，不利于取石，并增加水中毒的几率。

（5）灌洗液的连接将 3L 生理盐水灌洗液悬挂于输液架上，用无菌冲洗管一端连接灌洗液，经过水压灌注泵，另一端连接于肾镜的进水阀门开关上。

（6）使用 4.5MHz 的 B 超穿刺探头检查，穿刺点一般选择在 12 肋下或 11 肋间、肩胛下角线至腋后线范围。B 超引导下沿穿刺线将 17.5G 穿刺针置入肾盏后组，拔出针芯，助手向留置的输尿管导管内注入无菌生理盐水，形成"人工肾积液"，见尿液溢出。如无尿液溢出，则自针

鞘向肾内注水,如推注无阻力并在 B 超监视下见液体进入肾盏,说明针鞘远端位于肾盏内;如推注有阻力则应在 B 超监测下调整穿刺针的深度。自针鞘置入斑马导丝,退出针鞘。首先用筋膜扩张器扩张至 F16,保留导丝和 F16 剥皮鞘,输尿管镜观察是否位于肾盏内。如未进入肾盏,则将输尿管镜沿导丝置入肾盏内,再将剥皮鞘沿输尿管镜推入肾盏。然后将套叠式金属扩张器安装至 F16,通过导丝置入肾盏,退出剥皮鞘,套叠式扩张至 F22。沿扩张器将肾镜外鞘推入肾盏,保留导丝和肾镜外鞘,拔出套叠式扩张器,置入经皮肾镜。寻找结石,行经皮肾镜气压弹道联合超声碎石术(PCNL)。一般首先用直径 3mm 的中空的超声探针边粉碎结石边将碎石吸出体外。如结石硬度较高,则改用直径 2mm 气压弹道探针将结石碎成小块,再用超声碎石系统将结石进一步粉碎吸出。最后顺行向输尿管内置入 F5 双 J 管,留置 20# T 形管行肾造瘘。退出镜鞘,10×28 角针 1-0 丝线缝扎固定造瘘管。

(7)手术结束,关闭显示器、冷光源、摄像机、B 超机、水压灌注泵、空气压缩机、气压弹道联合超声碎石机,拔出电源。妥善放置各种导线及冲洗管。术后搬动患者过床时,注意造瘘管的移位及脱落以免造成出血。患者麻醉清醒后将其安全送回病房。

(五)手术配合注意事项

(1)涂红霉素眼膏,保护眼角膜。全身麻醉患者全身肌肉松弛,摆放体位时保护好各关节,以免发生脱位。俯卧位时注意面部的保护,避免长时间受压,应将头部置于软头圈上,并定期更换方向。

(2)患者的保温:非手术区加盖小棉被;灌注液加温至 30℃～35℃左右。

(3)为了保证术野的清晰,术中应保证生理盐水的连续灌注。

(4)术中注意患者体位的舒适与安全。及时观察尿液及灌注液的颜色,出血多时遵医嘱用止血药或中止手术。密切观察患者呼吸、脉搏、血压、心电图、血氧饱和度、灌洗液的出入量等,及时观察患者有无稀释性低钠血症的征象。

(5)弹道与超声功率的设置弹道的能量输出为 100%,使用连续冲击波模式;超声的能量输出为 70%,占空比为 70%。

(6)使用超声吸引时,一定要保持吸引有效,以确保超声碎石的效果与超声探针的保护。

(7)仪器的保护肾镜使用时应轻拿轻放,用后擦干上油;超声手柄与探针连接要紧密,以保证超声的有效传递;空气加压泵用后将余气放净,以免残留空气中的水分对仪器产生损伤;各导线用后擦净盘好放置,勿折弯。

(8)器械与管道使用前应严格灭菌。用后刷洗干净,管腔内保持干燥。

(9)术中搬动患者要注意各种引流管的保护,以免脱出。

二十三、成人尸体供肾摘取术

(一)术前准备

1.器械敷料

取肾器械包、一次性剖腹单、手术衣。

2.一次性物品

手套、输血器、器官袋、20mL 注射器、5mL 注射器、消毒液、剪刀、一次性手套、胶布、垃圾袋、踏板、尸袋、保温箱(无菌冰、肾保存液)。

(二)手术体位

水平仰卧位。

(三)手术配合

1.供肾切取

(1)戴手套穿衣服,整理器械台,协助术者穿衣戴手套。

(2)将尸袋下垫一踏板,消毒供者术区皮肤。铺单,双刀切皮。

(3)打开腹腔后先将肠管推向右侧,在结肠脾曲及降结肠外侧沟剪开后腹膜。术者游离左肾,上极连同肾上腺、下极将该侧输尿管及其一些周围组织一起剥离,于髂血管平面用血管钳夹住输尿管并提起,远心端剪断将夹持输尿管的血管钳一并暂放肾窝内,以防误伤。再将肠管推向左侧腹腔,将右侧升结肠盲肠外侧后腹膜剪开,同法游离右肾及输尿管。

(4)在肠系膜根部剪开能足够通过左肾的空间,于腹膜后将左肾及输尿管通过间隙移至右侧。先在肾蒂平面下 4~5cm 处,用两把长弯血管钳夹持腹主动脉及腔静脉,并在两把钳之间剪断大血管,随即提起夹有大血管的长弯血管钳,紧贴椎体前缘向上剪刀锐性分离,直至超过肾蒂平面上 2~3cm 处剪断大血管近心端。

(5)将十二指肠及胰头部推向左侧,剪刀分离便可整块摘取双肾和输尿管。肾蒂血管和肾动静脉相连的腹主动脉及下腔静脉。

(6)立即将双肾放入盆中,剪开腹主动脉后壁,于两侧肾动脉开口分别插入输血器(去头皮针并排好气),用 0℃~4℃肾保存液灌洗,肾脏变苍白即可。

(7)肾脏放入保温箱中,整理用物。

2.供肾修整

(1)供肾放置修肾器械台上的盆内,倒入 0℃~4℃肾保存液 250mL,用冰屑肾保存液一袋维持低温,将左右肾分开。

(2)左肾修整

①蚊式钳分离肾静脉,分别用 3-0 丝线结扎肾上腺、精索(或卵巢)静脉。

②在肾动脉的腹主动脉起始处,解剖分离主支肾动脉。分离至末梢处确证不是进入肾实质者再予处理。

③保留肾门及肾下极脂肪组织,保留输尿管系膜,避免过多修剪破坏输尿管血供,然后可剪除肾周多余的脂肪组织,小血管 3-0 丝线结扎。

④将 0℃~4℃肾保存液悬吊于 1m 高处,一般再次灌注 100~150mL 即可,最后用手捏住肾静脉残端,快速滴注灌注液,使肾静脉充盈,检查是否有破口,如有用 6-0 Prolene 线进行缝合。

⑤检查输尿管是否有破损,并予处理。

(3)右肾修整:同左肾,如肾静脉过短,利用腔静脉予以延长,6-0 Prolene 线吻合。

(4)修好肾脏装入肾袋,肾上极装入有标记一侧,外层装入肾保存液的冰泥,低温保存备用。

(四)手术配合注意事项

(1)做好取肾准备工作,手术器械物品及药物要完善齐全,严格无菌技术操作。

(2)备好冰屑,0℃~4℃肾保存液。

二十四、活体供肾切取术

(一)术前准备

1.器械敷料

活体供肾器械、修肾器械包、开胸单、基础敷料包、手术衣、盆。

2.一次性物品

吸引器连接管、手术薄膜、敷贴、潘氏引流管、8#导尿管、20mL 注射器、手套、1-0 丝线、2-0 丝线、3-0 丝线、0# PDS 线、6-0 Prolene 线、输血器、导尿包、F16 Forley 导尿管。

(二)麻醉方法

气管插管全身麻醉。

(三)手术体位

90°侧卧位。

(四)手术配合

活体供肾一般选择左侧,因左肾蒂易于暴露,左肾静脉较长,便于肾移植手术操作。

(1)建立静脉通路,协助麻醉,导尿,摆好体位,连接好电刀吸引器。

(2)常规消毒铺巾。酒精擦拭切口,纱布擦干贴手术薄膜。

(3)切皮,电刀依层切开皮下组织、止血,用 S 拉钩拉开充分暴露手术野,达肾脂肪囊。剪开肾周脂肪囊,肾周分离,用米氏钳、中长血管钳分离,2-0 丝线、3-0 丝线结扎。

(4)分别用 1-0 丝线结扎肾上腺、精索(或卵巢)静脉。保留肾门脂肪保证输尿管血供。在髂血管平面用血管钳夹住输尿管,尖刀切断,远心端 1-0 丝线结扎,保留输尿管系膜保证血供,向上分离达肾门处。

(5)用 20%甘露醇 250mL＋呋塞米 40mg,静脉快速静注,在利尿的情况下,分别在肾动静脉起始部予以钳夹、切断,立即移除供肾。然后 1-0 丝线行肾动、静脉双重结扎,肾动脉残端再用 1-0 丝线贯穿缝合结扎。

(6)摘取供肾立即浸入已铺好的修肾器械台上的 0℃~4℃的肾保存溶液内,将 0℃~4℃的肾保存液悬吊于 1m 高处,输血器排气去掉头皮针经肾动脉插管,立即进行灌洗。肾侧支动脉小于 1mm 者用 3-0 丝线结扎,否则应与主支肾动脉吻合,6-0 Prolene 线吻合血管,确保供肾质量。

(7)检查创腔有无活动性出血,器械、纱布是否遗留体腔,无误后在肾窝处放置潘氏引流管,经皮肤另戳口引出,缝合前先放下手术床的腰桥,抬高头部和下肢,使切口松弛。PDS 线逐层关闭肾周筋膜和各层肌肉,10×28 圆针、3-0 丝线缝皮下,10×28 角针 3-0 丝线缝皮。敷贴保护切口,接好引流袋。

(8)患者恢复水平仰卧位,一切正常后送患者回病房,与病房护士交接,整理手术间。

(五)手术配合注意事项

(1)备好冰屑,保持肾保存液维持在 0℃～4℃。

(2)因为两组手术,手术护士应分工明确,保证手术顺利进行。

(3)余同肾切除术。

二十五、后腹腔镜活体供肾切取术

(一)术前准备

1.器械敷料

腹腔镜肾器械、腹腔镜器械(气腹针 1 个、12mm Trocar 1 个、10mm Trocar 1 个、5mm Trocar 2 个、10mm 电子镜、分离钳 2 把、剪刀 1 把、扇形拉钩 1 把、普通钛夹及施夹器 1 把、冲洗吸引器 1 套、电凝线及电凝钩 1 套、超声刀刀头及手柄 1 套、后腹膜腔扩张气囊、12mm Hemolock 夹钳)修肾器械包、开胸单、手术衣、基础敷料包、盆。

2.一次性物品

1-0 丝线、2-0 丝线、3-0 丝线、电刀手柄、吸引器连接管、手套、敷贴、手术薄膜、潘氏引流管、引流袋、50mL 注射器、PDS 线、6-0 Prolene 线。

3.仪器

腹腔镜、高频电刀、超声刀。

(二)麻醉方法

气管插管全身麻醉。

(三)手术体位

90°侧卧位。

(四)手术配合

(1)Trocar 位置:于术侧腋中线髂前上棘上方二横指处(A 点)直接以 10mm Trocar 穿刺入腹膜后间隙。采用 Forley 尿管的球囊进行扩张或以镜体直接扩张法建立腹膜后腔,并建立气腹。直视下于患侧腋前线及腋后线肋缘下 2cm 处穿刺 5mm 或 10mm Trocar 作为操作通道,第四个 Trocar 于腋中线肋缘置入,用于牵开等辅助操作。

（2）游离肾脏：沿腰大肌与脂肪囊间的纤维组织用超声刀切开肾周筋膜，显露肾实质，用弯钳牵开肾周脂肪，用超声刀逐渐切断纤维组织或小血管。肾上极内侧、肾与肾上腺之间的侧支血管，用超声刀断之。切开肾筋膜及肾周脂肪囊，游离顺序一般为肾后侧、上极、外侧、内侧、下极，也有时混合进行，即完成肾完全游离。

（3）处理肾血管和输尿管

①肾血管：游离肾动脉时，用超声刀切断肾动脉周围纤维组织、肾动脉上的小分支动脉，将肾动脉分离至腹主动脉起始处，保证有足够长度的肾动脉。在切断肾静脉以前，一定要确定肾动静脉与其他组织无相连。否则，切断肾动脉、静脉后，再分离切断其他组织势必延长热缺血时间，增加术后肾功能延迟恢复的发生率。

②输尿管：沿肾门内侧向下贴腰大肌找到输尿管，一般游离至距离肾下极下方 7～8cm 即可，用 1-0 丝线结扎（或钛夹夹闭）远端输尿管，然后用超声刀切断。切断输尿管后再切断肾动脉及肾静脉。

（4）取出 Trocar 后，沿（A 点）向上作一长约 6cm 皮肤切口，切开皮下组织，用中等弯钳从扩开的后腹腔项起肌肉组织，用电凝逐层切断肌肉。操作者将手从此切口进入腹膜后腔隙，将供肾取出，置入 0℃～4℃冰水中，立即进行灌注。

（5）缝合切口：温盐水冲洗创面，从穿刺点放入引流管，缝线固定引流管。缝合穿刺点切口，取肾脏的切口，分层次缝合各层肌肉、皮下及皮肤。

二十六、同种异体肾移植术

（一）术前准备

1.器械敷料

肾移植器械、剖腹单、基础敷料包、手术衣、盆。

2.一次性物品

吸引器连接管、护皮摸、敷贴、抗负压吸引球、8# 导尿管、F20 或 F22 硅胶导尿管、F6 双 J 管、20mL 注射器、1mL 注射器、手套、1-0 丝线、2-0 丝线、3-0 丝线、5-0 及 6-0 Prolene 线、5-0 可吸收线、PDS 线、止血纱布、电刀手柄、吸引器连接管、肝素、肾保存液、液状石蜡油、20％甘露醇、人血白蛋白、呋塞米、庆大霉素。

（二）麻醉方法

气管插管全身麻醉。

（三）手术体位

水平仰卧位。

（四）手术配合

（1）建立两条静脉通路，应避开造瘘侧，一路静滴平衡液，另一路 5％葡萄糖＋甲泼尼龙 2

支,持续整个手术过程,持续静滴。

（2）协助麻醉,常规消毒,留置导尿管,并连接无菌生理盐水,以备充盈膀胱用,铺无菌巾。连接电刀吸引器。

（3）依次切开皮肤、皮下组织,腹外斜肌腱膜及其上端的肌纤维,腹内斜肌,暴露腹壁下动、静脉及精索,如有碍手术操作可用 2-0 或 1-0 丝线结扎。腹膜向上向左推开,翻转后腹膜,将右侧回盲部向上推开,即进入腹膜后间隙,使用自动拉钩充分暴露术野。

（4）游离髂血管,静脉吻合一般用供肾静脉与受者髂外静脉端侧吻合。动脉吻合一般选用受者的髂外动脉或髂内动脉,必要时可用受者的髂总动脉或腹主动脉吻合。

（5）将受者髂外静脉有限游离后,阻断静脉血流。在心耳钳间的髂外静脉表面用尖刀戳一小孔,血管剪刀剪一口径与供肾静脉口径相同的侧孔,并用 20mL 注射器抽取肝素盐水冲洗血管腔。5-0 Prolene 线进行吻合,用精细镊子和持针器,收紧最后一针时,在静脉腔内注入肝素盐水,使之充盈,然后缝线打结。

（6）进行动脉吻合,如选择髂内动脉游离时,要钝性游离。游离后,先在近心端用哈巴狗钳阻断血流,在远心端钳夹切断并用 1-0 丝线结扎动脉远端,肝素盐水冲洗血管腔,然后用 5-0Prolene 线进行供肾动脉与受者髂内动脉端端吻合。如选用髂外动脉,其吻合方法同静脉吻合法。

（7）开放血管前,于肾血管根部哈巴狗钳阻断血管,分别缓慢开放肾动脉及静脉,吻合口处有漏血补针,然后去除肾周冰屑,开放肾血流。肾门周围脂肪组织、输尿管与肾下极的"金三角"的出血点要仔细结扎,蚊式钳钳夹、3-0 丝线结扎。将供肾放入髂窝内。

（8）吻合动脉一半时,经静脉滴入 20％甘露醇 250mL＋呋塞米 60～100mL,开放后静滴入血白蛋白 100mL,放开尿袋向膀胱内注入甲硝唑或生理盐水 300mL＋庆大霉素 24 万 U。

（9）精细剪刀镊子修整供肾输尿管,其长度一般达耻骨即可。在膀胱充盈后,两把艾利斯钳提起膀胱,于前外侧壁纵行切开浆肌层约 2cm,使膀胱黏膜膨出,然后在切口下端剪开直径 5mm 小孔,放出膀胱内液体。在输尿管内放置双 J 管,下端置入膀胱内,用 5-0 可吸收线连续或间断缝合输尿管全层及膀胱黏膜。然后用 6×14 圆针、3-0 丝线间断缝合膀胱浆肌层,包埋输尿管。

（10）再次检查有无出血,放置负压引流管,清点器械及用物,10×28 圆针、1-0 丝线逐层关闭或用 PDS 线、10×28 圆针、3-0 丝线缝皮下组织,10×28 角针缝皮。

（11）整理用物,患者平稳后与麻醉师、术者将患者送回病房,并与病房护士交接。

（五）手术配合注意事项

（1）严格查对患者的姓名、床号、住院号、血型及其他用物、实验室检查,供者的血型。

（2）给患者输液输血及测血压时,不能在动静脉造瘘侧肢体。

（3）离体肾脏低温灌洗满意后放入无菌袋中,置入 0～4℃肾保存液保存。

（4）开放血管前,控制动脉收缩压在 150mmHg 左右,液体入量在 1500～2000mL 左右。

参考文献

[1]郭莉.手术室护理实践指南[M].北京:人民卫生出版社,2016.

[2]申文武,李小麟,黄雪花.精神科护理手册[M].北京:科学出版社,2015.

[3]张朝鸿,江领群.临床护理实践技能[M].北京:科学出版社,2016.

[4]唐前.内科护理[M].重庆:重庆大学出版社,2016.

[5]张晓念,肖云武.内科护理[M].上海:第二军医大学出版社,2015.

[6]席淑华.急危重症护理[M].上海:复旦大学出版社,2015.

[7]杨玉南,杨建芬.外科护理学笔记[M].3 版.北京:科学出版社,2016.

[8]丁炎明,张大双.临床护理基础技术操作规范[M].北京:人民卫生出版社,2015.

[9]李卡,许瑞华,龚姝.普外科护理手册[M].北京:科学出版社,2015.

[10]刘玲,何其英,马莉.泌尿外科护理手册[M].北京:科学出版社,2015.

[11]李玉翠,任辉.护理管理学[M].北京:中国医药科技出版社,2016.

[12]胡艳宁.护理管理学[M].北京:人民卫生出版社,2016.

[13]陈锦秀,全小明.护理管理学[M].北京:中国中医药出版社,2016.

[14]莫里森.脑卒中临床护理实践[M].天津:天津科技翻译出版社,2015.

[15]吴新民.麻醉学高级教程[M].北京:人民卫生出版社,2014.

[16]髓海英.临床及护理学[M].济南:山东大学出版社,2014.

[17]阚瑞云,韩永惠.实用精神科护理学[M].郑州:郑州大学出版社,2014.

[18]李秀云,殷翠.临床护理实践[M].北京:人民卫生出版社,2014.

[19]石兰萍.临床外科护理基础与实践[M].北京:军事医学科学出版社,2013.

[20]陈燕,李卫国.外科护理学[M].长沙:湖南科学技术出版社,2013.

[21]李胜云.手术室护理技术操作规范[M].郑州:郑州大学出版社,2013.

[22]曹新妹.实用精神科护理[M].上海:上海科学技术出版社,2013.

[23]杨莘.神经内科临床护理思维与实践[M].北京:人民卫生出版社,2013.

[24]古海荣,吴世芬.基础护理技术[M].北京:人民卫生出版社,2013.

[25]王彩云,贾金秀.神经外科临床护理思维与实践[M].北京:人民卫生出版社,2013.

[26]陈伟菊.内分泌科临床思维与实践[M].北京:人民卫生出版社,2013.

[27]罗健,刘义兰.消化内科临床思维与实践[M].北京:人民卫生出版社,2013.